COVID-19

新冠啓示錄

成大醫院抗疫紀實

李經維 總策劃

成大醫院團隊 合著

目錄 Contents

總策劃序　攻守有序　優雅抗疫　◎李經維　008
前　言　全力以赴！以專業和科學構築堅實的防疫堡壘　◎沈孟儒　015

PART 1 山雨欲來

二〇二〇年一月～二〇二一年四月

優先阻絕境外，防堵院內感染　020
・啟動防疫首部曲：高效率應變！10天內打造近百坪戶外檢疫站　023
・啟動防疫二部曲：導入無接觸電子化病歷，杜絕疫病入侵風險　031
・啟動防疫三部曲：開發肺炎AI輔助判讀，病例通報時間縮短5倍　039
・開放戶外「領藥快e通」，慢箋患者領藥免下車、不入院　044

PART 2

風狂雨急

二〇二一年五月～二〇二二年三月

分艙分流，務求清零

054

‧力拚為脆弱族群提供保護！「F‧A‧S‧T」5分鐘完成疫苗施打 058

‧機動性改善、簡化流程，一日完成萬人接種 063

‧支援南科電子廠員工篩檢，收治北病南送患者 069

‧斷絕感染鏈！進駐安南果菜市場篩檢近4000人 075

‧無懼、無拒、無距、無具，醫病與家屬都安心的負壓專責照護 081

‧研發全自助TOCC認證系統，紓解入院排隊人龍、3秒通關 086

‧適時滾動性修正自費採檢政策，建構疫情防護網 091

PART 3

風雨生信心

二〇二二年四月～迄今

應變減災，守護南台灣 098

• 擴充專責病房守護健康，入院前全面篩檢降低院內感染風險 101
• 跨科別團隊首創婦幼專責照護，確保孕產婦與新生兒安全健康 106
• 即時掌握孕產變化，「產房疫點靈」讓溝通更無礙 112
• 緊急開設戶外兒科急門診，小Q站即時照護確診兒童 118
• 支援拍攝疫苗注射數位課程，協助全國護理師順利完成施打 125
• 製作確診孕產婦及兒童照護懶人包，降低照顧壓力與焦慮 129
• 輕症居家照護中心成立，在家就能享有完整醫療追蹤 134

・輕症照護關懷不分國籍，善用各方資源突破語言障礙 139
・出院準備服務機制無縫接軌，返家後照護資源與追蹤不停歇 144

PART 4

兵馬未動，糧草先行

各就備戰位置的後勤支援部隊 150
・掌握新冠肺炎診斷的心臟，協助臨床診斷與治療 153
・重視民眾意見回饋，使服務更能切合就醫需求 162
・讓第一線同仁有子彈可打仗！力求以最高效率備齊物資 167
・站在最前線協力抗疫，也是後勤尖兵！各項防疫措施無役不與 179
・防疫升級！智慧醫療服務解決方案幕後推手 184

• 用科技化危機為轉機，即時掌握病情、零接觸、遠距照護智慧醫療 189
• 以守護醫療人員安全健康為己任！為全體員工加速接種疫苗 198
• 襄助各單位溝通協調與對外聯繫，使院務工作推展更順暢 204
• 角落裡的抗疫英雄！身處高風險環境仍堅守清消工作崗位 216
• 通關大小事謹慎以對，名副其實的「防疫守門員」 222

PART 5

醫護一千天抗疫有感

迎戰無情病毒，醫療團隊心路歷程分享 230
• 守住第一線！疫情下急診應變經驗傳承 233
• 身處 COVID－19風暴中心，落實全人、全方位的照護服務 238

◉關鍵時刻無所不在！身處前線的守護天使 245
◉挺過一波波疫情考驗！兒科照護紀實 261
◉專責加護病房戰疫全紀錄！重症團隊時刻嚴陣以待、照護品質無差別 276
◉安爸媽的心！高風險新生兒24小時都有兒科醫師standby 286
◉提供病人更好的照護！與疫共存的一千天照護現場 290
◉猶如小型醫院縮影！跨專科照護挑戰大，需不斷學習累積經驗 302
◉確診病童照護充滿各種考驗！勿忽略心理健康狀況 311
◉照顧確診產婦之新生兒格外提高警覺，獨立判斷及照護能力皆不可缺 315
◉傷痛帶來成長、經驗帶來勇氣！需不停轉換照護模式的兒科護理師 318

後記1 成功抗疫——抗疫成功之路 ◎柯文謙 325

後記2 節尾語 ◎林志勝 332

特別收錄 成大醫院防疫殊榮 334 成大醫院研究發表 339

〔總策劃序〕成大醫院院長 **李經維**

攻守有序 優雅抗疫

二〇一九年尾，人類文明發展的計時鐘，指針驟然停格，留下一段近乎失真的空白！身處其中的我們，同時成為這齣荒謬劇的劇本主角兼臨時演員，當下只覺風狂雨急、危疑震撼；事後追想卻是百感交集，也有幾許領悟。畢竟，我們沒有虛度，堅定的挺過了這場硬仗！

是幸也是不幸，無端承受了如此重擔，但也意外從中獲得勳賞！後來者會如何看待這段史料、審視我們這些倖存者？猶如《啟示錄（apocalypse）》所諭示：在巨災、破毀、歸零之後，剝極而復、否極泰來！人們重新思索為何會遭此劫難？往後該如何生活？如何演進？

比爾蓋茲早在二〇一五年，就已經預期二〇一八年會產生這樣的災難型瘟疫。果然讖語成真，大疫僅只比預估延緩了一年降臨！它是地球暖化、環境壓力遽升、經濟過度發展、人口擁擠、流動頻繁、居住活動空間窄化與劣化，甚至生活習性、工作態度失序等等破壞性因素催生而成！看似偶然，但以後見之明來看，卻也有其歷史上的必然性。

以絕佳應變力與執行力攻克疫情挑戰

為了應付如此狂暴卻無形的對手，各政府不得不祭出激烈、非比尋常、甚至侵犯人權的措施因應！影響所及，社會、經濟、政治、甚至國際關係的穩定性，都為之動搖！當中普遍存在的指標性特徵有三：（一）政府干預百姓自由與隱私的強度大增；（二）

經濟凋敝；（三）貧富差距拉大。此外，人類本性中的無知與自私，讓已然混亂的局面更加難解；口罩之亂、疫苗之爭、搶藥之謬、防護裝備爭奪等場景，輪番上演！

台灣四面環海，邊境管制較易收效，因此受創程度略輕；ＳＡＲＳ以來的經驗歷練，加上政府機關與各級衛生單位的全力動員，更是控制災損的重要功臣。南台灣與國家門戶桃園機場之間，尚有一段緩衝距離，構成另一重屏蔽。然而，捲入漩渦卻也只是早晚問題！更因為位處第二波接戰區，有些許時間準備，反而更有輸不起的壓力！

所幸成大醫院當時在沈孟儒院長堅定領導與各階層同仁的共同努力下，發揮創意格局、秉持專業素養、謹守敬業精神、不斷學習成長，遂能化險為夷，護持大台南全體鄉親，交出「罹病率低、重症率低」的亮眼成績單！當中有許多獨特建樹，是為成功抗疫的關鍵要素，例如：組合屋建造與產業界領袖善心捐助的小白宮設立，構成「阻絕境外」的重要防線；優先為目標族群施打疫苗，防護傳播鏈的樞紐成員免受重症侵襲，以阻斷疫情擴散，建構隱形卻具決定性的地域金鐘罩；開設台南首座「染疫孕產婦專責病房」，化解了衛生主管機關、台南其他醫療機構、乃至所有新冠陽性孕產婦同胞當下的燃眉之急，泯除一場政治上與醫療實務上潛在的災難性風暴，其後更創下百餘位新生嬰孩零感染的傲人成績。

在防疫戰得失中共同成長

放眼更大的尺度，我們也窺見其他層面種種具體而微的光明景象！像是人們開始重視家庭生活，選擇更親近大自然；看病文化改變，探病、陪病頻率減少；遠距醫療、遠距看病的觀念漸趨普及；醫藥界的技術進展加速，各界對於醫療人員的態度也有所調整，醫病對抗的心緒，稍見止戢。再者，我們在奮戰過程中持續整理了多篇文獻報導，刊登在國際知名的專業學術期刊中，也是另一項意外正向收穫！

當然，在一路顛簸前行期間，也難免發生糾結、誤解、爭執、甚至衝突！工作、值班的安排，酬賞獎金的分配爭議，病患對於等待或流程繁複的不耐抱怨，更有政策轉變頻繁形成的擾民紛爭，以及認知落差與立場不同造成陣營間的齟齬等等，不一而足。只有發揮愛心、耐性、同理與諒解，從更寬廣的視角看透爭執的過渡性本質，而能跳脫情感漩渦，取得最大共識，梳理出開通活路，讓組織持續運轉。箇中況味，難以言傳！可以說，真實的人生比故事還要離奇。

過去這段歷程裡，無論急診、加護病房、感染管制單位，以迄各級醫療與行政同仁，包括秘書室、醫事、資材、人事、法制、工務、資訊、勞安、總務、護理、藥劑、檢驗等部門，全體動員，將士用命，克服人力、物力、流程、甚至法律等等障蔽干擾，化不可能為可能，以安全、有效率、高品質的服務實績，贏得社會各界的掌聲與肯定！從來院就醫的人數、民意趨向，都能窺知一二。天道酬勤，得道多助，實非倖致。而各科部經過這番挑戰洗鍊，破除門戶之見、不分彼此、同舟共濟，則是一樁組織文化正向潛變的意外收穫；將危機變為轉機，此事可說立下最好的示範！

而在領導統御的原則拿捏上，則是如同雲品集團盛治仁總裁所揭櫫的「僕人領導學」——主人式服務、僕人式領導。「主人式服務」指的是對外場域：充分授權，讓第一線員工向客戶提供服務時，如同主人般擁有自主權限，保持應變彈性，以利達成使命；「僕人式領導」則是對內的心法，主管以服侍心態相待，把員工當成顧客，待之以誠，才可能上下一心。

訴諸文字誌念、分享經驗與反思

成大醫院於此役中不但擔任先鋒部隊，同時也是主力決戰的堡壘！在整場立體作戰史頁裡，發揮中流砥柱的穩定力量。當然，大台南地區醫療機構夥伴們的群策群力、眾志成城，也是成功抗疫的關鍵因素，值得驕傲、喝采與感激，藉此向大家致敬！

本書收集了時間、空間上三維立體的資訊總匯，涵括各層級的眾生圖像、時序整理、人物專訪、單位介紹、特殊故事、政策調整，務期以最大可能完整還原事實場景，才不致抹滅當事者的辛勞付出！在此特別要感謝醫務秘書許志新醫師與秘書室沈尚良、方舒慧、陳曉伶等同仁的奔走努力，使此書能順利編纂付梓。

期間亦曾浮現一項疑慮，即疫情已經進入尾聲，陸續也有同業分別刊印專書，為何還要選擇出版？我們以為：雖然醫界彼此必定有類同的經驗與感應，「共看明月應垂淚，一夜鄉心五處同」。但仔細剖析，每個機構仍具有其獨特的建樹和經歷，各擅勝場。因此，仍然具有其參照、分享、比對的價值，遂決定依計畫如期完成。

出版這一部敘事專輯，其目的不在展演、更非炫示，單純是一種負責、眷顧、誌記、崇實的心念！遭逢這樣的驚天巨變，若不能就第一現場當事人的視角，言說始末及身歷其境的感動，真是辜負了這一殊異旅程！經整理、沉澱與定稿，促使自己內觀反思，讓夥伴的行藏留下足跡，供同道借鏡共享、予後來者評價與學習！

謹以此書，獻給所有參與此一光榮戰役的親愛夥伴們！

〔前　言〕成功大學校長、前成大醫院院長　**沈孟儒**

全力以赴！以專業和科學構築堅實的防疫堡壘

我於二〇一九年八月接任成大醫院院長，上任三年期間有85%的日子以「專業」和「科學」率領同仁抗疫，群策群力克服各項任務及難題，這是我一生中最感動及難忘的時刻，也奠下了日後我全力投入公共事務、為社會服務的決心。

二〇二〇年初新冠肺炎（COVID-19）疫情迅速擴散至世界各地，引發全球大流行。自一月二十一日台灣第一例新冠肺炎確診後，我於次日立即召開緊急應變會議，並成立緊急應變小組，在院長指揮下，由副院長輪值坐鎮統籌所有人力、物資、設備及訊息，依據「醫院緊急災害應變指揮系統」（Hospital Incident Command system, HICS）的作業標準，即時整合各處室科部意見，回應各單位的需求，快速將檢疫站、人員調度安排、物資整備等重要事項逐一落實，以超前準備為醫院創造極大的優勢。

發揮大學醫院的社會角色，責無旁貸推動科學防疫

面對新興未知的傳染性疾病，成大醫院作為南部最大規模的大學醫學中心及設備完善的教學醫院，以「專業」和「科學」快速建立因應新冠肺炎應變機制。為阻絕病毒於院外，各處室全力趕工在一天時間搭起檢疫帳篷，10天完成檢疫組合屋，啟動新冠肺炎戶外檢疫站。此外，成大醫院與成功大學多學院跨領域合作，規劃設計防疫動線，並運用各種智慧醫療與AI技術，收集疫情最新資訊，開發防疫戰情系統、臨床

決策系統、胸部X光AI判讀、快篩數位平台、戶外領藥快e通等，建構科技、工程、醫學融合一體的防疫體系，守護第一線醫療人員健康，維持醫院照顧急、重、難、罕的能量，減少新冠肺炎所造成之危害和衝擊。

疫情爆發至今，成大醫院自始的目標就是保衛大台南民眾健康安全，建立科學防疫堡壘。在中央流行疫情指揮中心指示加強住院病人篩檢前，成大醫院已率先完成全院病人及陪伴者的總篩檢，確保院內無潛在的感染者；同時以科學證據滾動式調整醫院的防疫策略，鼓勵全院員工施打新冠肺炎疫苗，制定環境清潔消毒標準流程，堅守公共環境衛生，提供民眾與同仁安全安心的環境。

於疫情期間，成大醫院因為有全體同仁無私、為眾的奉獻，一起立下多項重要的里程碑，包括：開設中南部最多的重症專責病房；首創跨科別團隊婦幼專責照護產房及嬰兒室，讓確診孕婦安心迎接新生命；打造安全高效率疫苗接種門診，創下全國第一、單日疫苗施打量能達10080人次；建置「量大、速度、精準」檢驗模式，單日最高檢驗量可達3000例；承接市府防疫任務「安南專案大型篩檢站」，三日內緊急完成３９９６位民眾鼻咽取樣核酸篩檢，斷絕傳播鏈。並且涵蓋小至個人，大至家庭、社會民眾需求，提供多元衛教資訊的管道，諸如：拍攝ＣＯＶＩＤ－19疫苗教育訓練影片；編製孕產婦與兒童確診照護指引；成立輕症居家照護中心，提供24小時輕症在宅健康照護；突破語言障礙，確保外籍人士就診權益等，將全院齊心致力的防疫成果主動對外公開分享，共同為科學濟世盡一份心力。

「Never waste a good crisis.」這波新冠肺炎風暴打亂了原本的生活節奏，也改變了醫療型態。所幸憑藉著全體同仁義無反顧的傾力投入、跨科部的通力合作，用「專業」和「科學」化危機為轉機，負重前行；從守護在地到接軌國際，發揮大學醫院的實力，善盡社會責任，在相信科學、善用科技與保持善念下，攜手共進度過疫情難關！

PART 1

山雨欲來

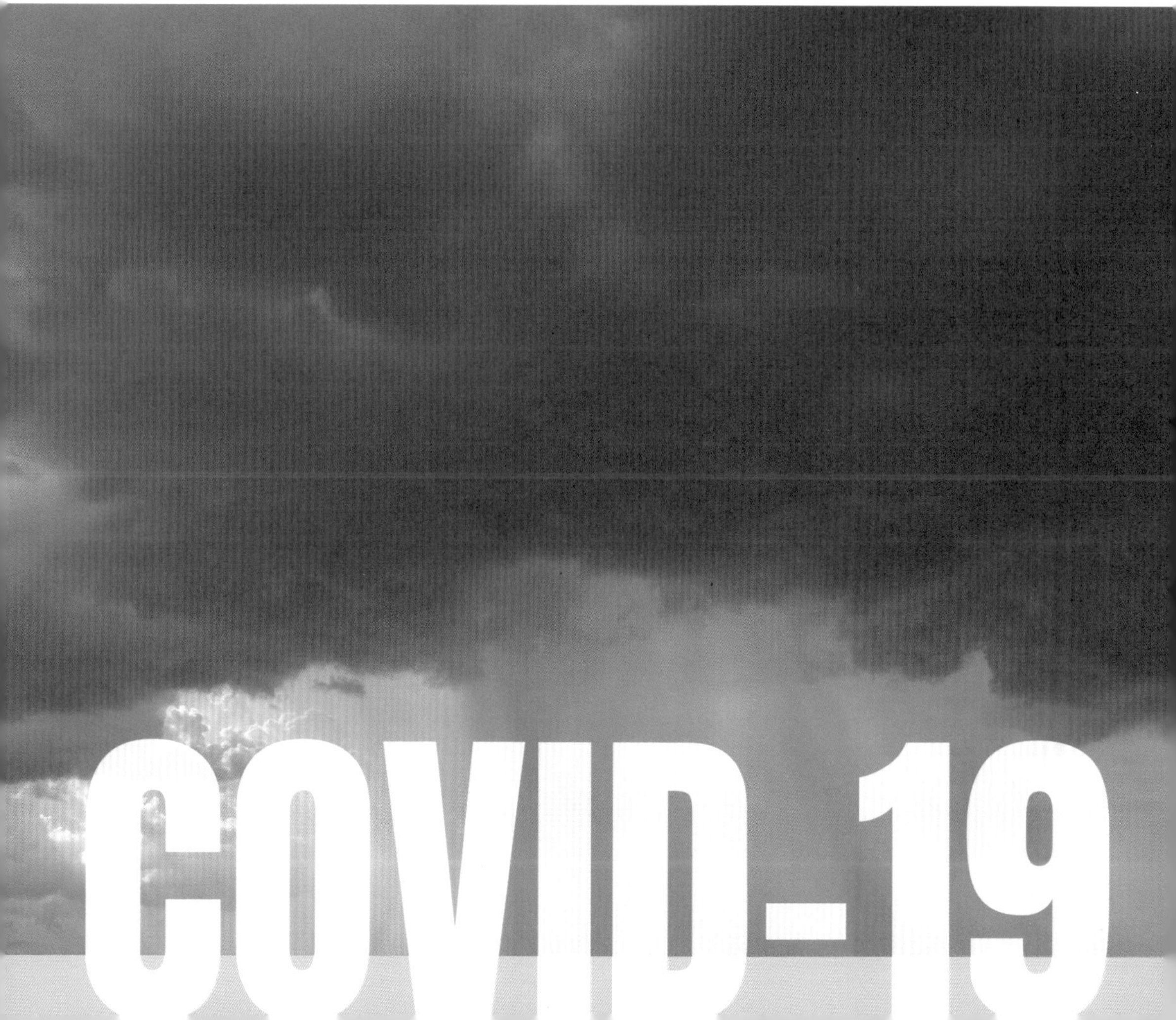

二〇二〇年一月～二〇二一年四月

優先阻絕境外，防堵院內感染

二〇二〇年新冠肺炎來襲，震撼全球人心。由於台灣經歷過二〇〇三年SARS疫情，因此格外謹慎；加上身為海島國家，只要做好風險管理及配套措施，便可成功防止疫情擴散，「超前部署，阻絕境外」即成為此階段的防疫策略。

至於成大醫院，則是透過以下三大策略達成防疫：

1. 安排所有就醫的高風險病人先至檢疫站進行檢疫，將住院病人及醫院同仁的曝觸風險減到最低。

2. 因病毒呈指數型增長、擴散全球，旅遊風險警示三天一變，所以必須根據就醫民眾旅遊風險採取不同的檢驗措施。在臨床醫學研究中心劉秉彥主任的協助下，醫院利用資訊輔助平台，讓民眾至檢疫站就醫時可以先填寫基本資料及旅遊史，由資訊系統判別是否為高風險，進而判斷是否需進行核酸檢驗及胸部X光檢驗。此舉大幅提升看診效率，減少病人停留時間，亦免去醫師看診還要記憶風險旅遊地區之勞。

3. 當病人進行X光檢驗時，藉由AI判讀平台可判斷是否患有肺炎，而能減少各科別支援醫師因經驗差異導致X光片判讀的不同。

此外，由於新冠肺炎與一般肺炎臨床症狀難以區分，必須等待ＰＣＲ結果進行確認，因此院方將４Ａ病房規劃為肺炎檢疫病房，由內科部醫師支援；全數需住院的肺炎病人務必先於４Ａ病房進行檢疫，排除新冠肺炎後才轉入一般病房。另設置12Ａ專責病房負責收治確診病人及具有高風險旅遊史或接觸史的病人，兩個病房功能不同，相輔相成。

所幸，在迅速因應與精準執行防疫措施下，終順利度過第一年的疫情。

〔品質中心主任、時任感染管制中心主任─陳柏齡〕

啟動防疫首部曲：
高效率應變！10天內打造近百坪戶外檢疫站

新型病毒來勢洶洶，國家防疫的重要課題與考驗是「如何有效將病源阻絕境外」。為此，當病源進入國內時，成大醫院首要考量是「如何有效將病源阻絕院外」，也就是防堵院內感染的風險。在二〇二〇年農曆新年即將來臨時迅速應變，運用急診室戶外停車場空間搭建多個帳篷，做為「臨時檢疫站」，守在急診處與院區的前端快速服務病人；緊接著搶建戶外組合屋檢疫站，為這場抗疫持久戰做好超前部署，給予病人暨醫療人員更安全、優質的檢疫作業區。

由於台灣一月二十一日發現首例境外移入新型冠狀病毒確診個案，醫院立刻在隔天、即小年夜前一天，先於急診室的半戶外廊道設置檢傷站，讓中港澳旅遊史併有發燒或呼吸道症狀者，在進入醫院前進行篩檢，防堵院內感染的風險。

然而，防疫如同作戰，成大醫院從一開始、自上到下均不敢鬆懈。不但指揮系統、醫療專業、資訊化暨軟硬體等各

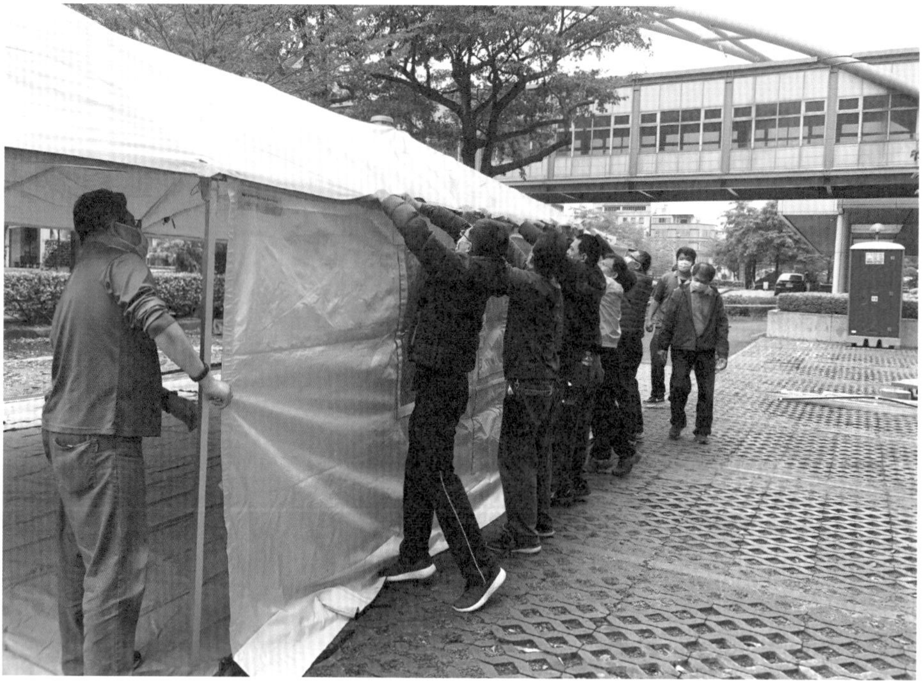

· 在戶外停車場空間搭建帳篷，做為臨時檢疫站。

方面，都在初期即已穩健運作，更秉持著「阻絕境外」、「預應式管理」等重要的傳染病防治思維。同時基於給予病人和醫療人員更安全、優質檢疫作業區的原則，在家家戶戶正準備圍爐團圓的除夕，便緊鑼密鼓地四處尋找搭建組合屋的廠商。但此時絕大多數的公司行號都進入春節連假，工務團隊只能不停撥打電話，終於找到一間將電話轉接至手機的廠商願意幫忙。

不眠不休興建組合屋，取代臨時檢疫帳篷

院內的工務室、臨床單位及施工廠商，在大年初二這天犧牲假期，一同前往場地會勘，選定急診室南側空地做為搭設基地。工務團隊更挑燈夜戰繪製相關建築圖面、製作初步規劃簡報，以利隔天一早能在院長親自主持的緊急應變小組會議中提交組合屋概念雛形報告，並於確定格局後立刻著手準備動工。考量到搭建工程必須先備料、找工人等前置作業，可是醫院大年初六便要開診收治病人，時效上緩不濟急，因此大

年初四、初五時即動員所有工務室人力，在寒流之下於急診西側搭起檢疫帳篷。

為了在最短時間內確保民眾的就醫安全，當時透過緊急採購、商借等各種管道調度，運用四種類型的帳篷，架構出遮蔽性較佳的臨時檢疫站，包括：尺寸最大，可容納約20～30人，且材質較厚、保暖相對較好的高規格野戰帳篷；以及約可容納8～9人的中型蒙古包；再搭配一般露營用休閒帳篷和園遊會頂蓋帳篷。此外也向衛生福利部胸腔病院租借X光巡迴車支援篩檢，避免高風險患者進入院內。

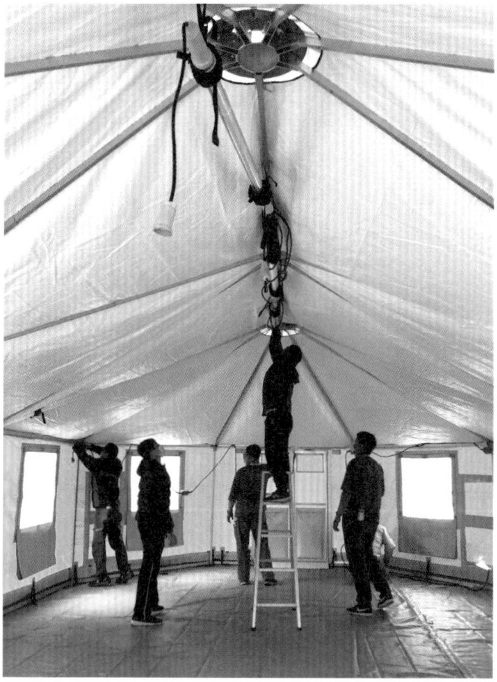

· 加設遮蔽性較佳、較保暖的臨時檢疫站。

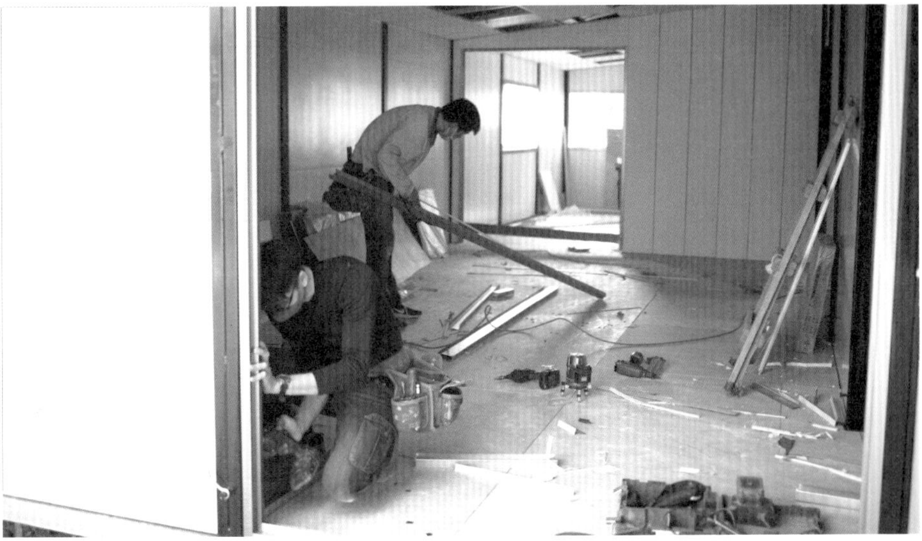

· 工務室、臨床單位及施工廠商不眠不休興建組合屋，取代臨時檢疫帳篷。

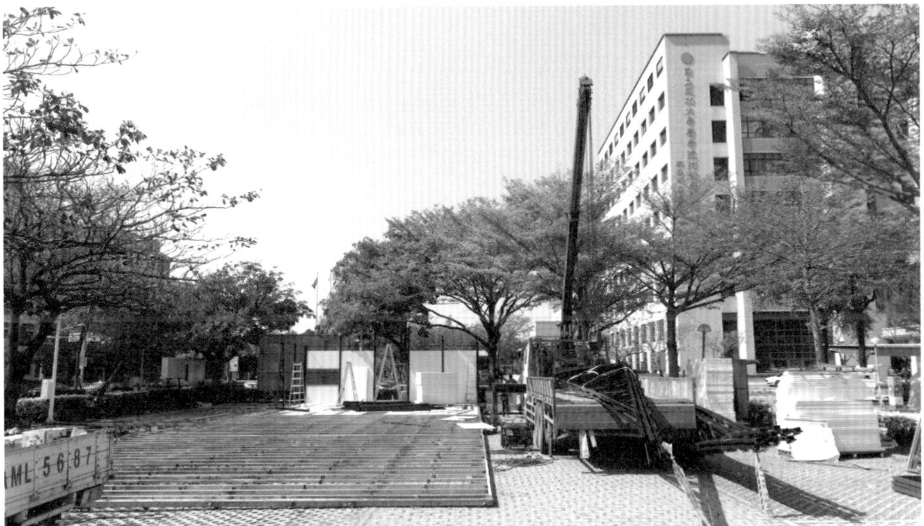

· 確定格局後立刻著手動工搭建組合屋檢疫站。

另一方面，提升防疫戰備規格的「組合屋檢疫站」也如火如荼地進行著。工務團隊秉持興建「防疫安全堡壘」的使命感，於廠商備料完成後展開一系列給水、排水、電力、照明、電話通訊、網路資訊、空調、簡易型化糞池配置等基礎作業，日夜趕工建蓋，在短短十日內從無到有、興建完工。原本偌大的空地上矗立起約95坪大的組合屋，屋內根據臨床治療需要，設置發燒篩檢區、候診區、治療區及X光區共

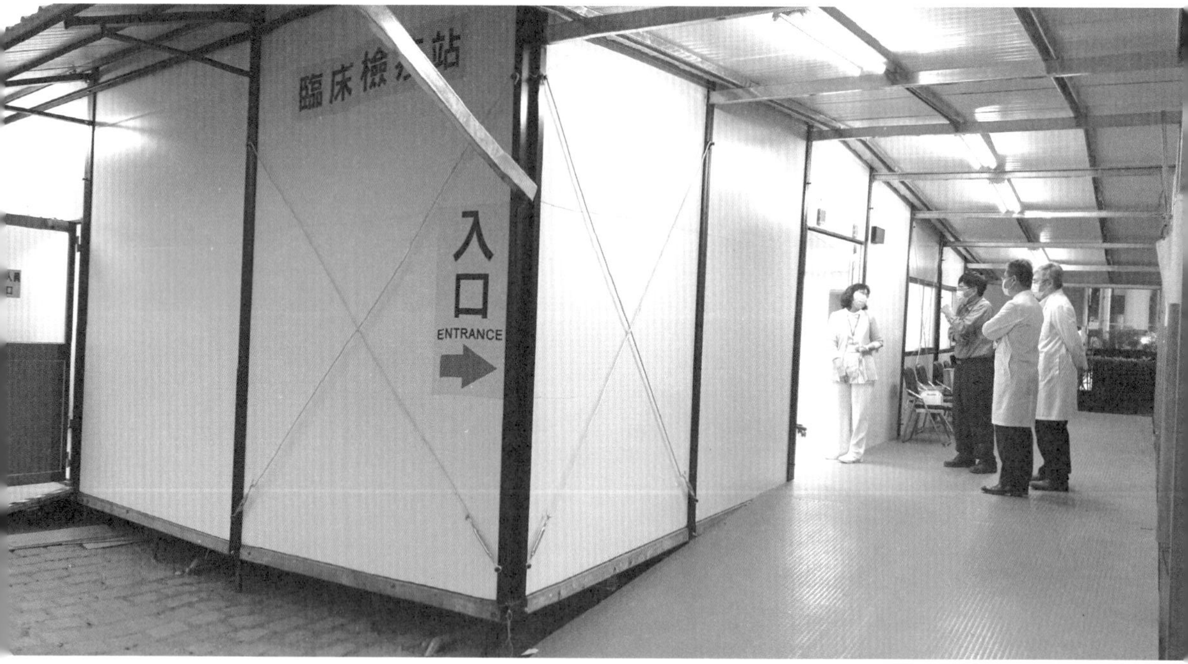

· 10 天完工、約 95 坪大的成大醫院戶外組合屋檢疫站全景。

四大區域；設有移動式X光機、讓病人自行填寫TOCC（旅遊史、工作史、接觸史、群聚史）的平板電腦，以及安全採檢設備暨必要醫療物資等，有助醫病雙方能夠更簡易且快速、精準地完成檢疫。

其後工務室更不時針對實際使用狀況優化空間，例如隨著天氣愈加溫暖炎熱而增設通風口、於屋頂塗上隔熱漆、加裝通風球來協助排熱降溫，以及增加簡易抽氣設備以降低感染風險等等。

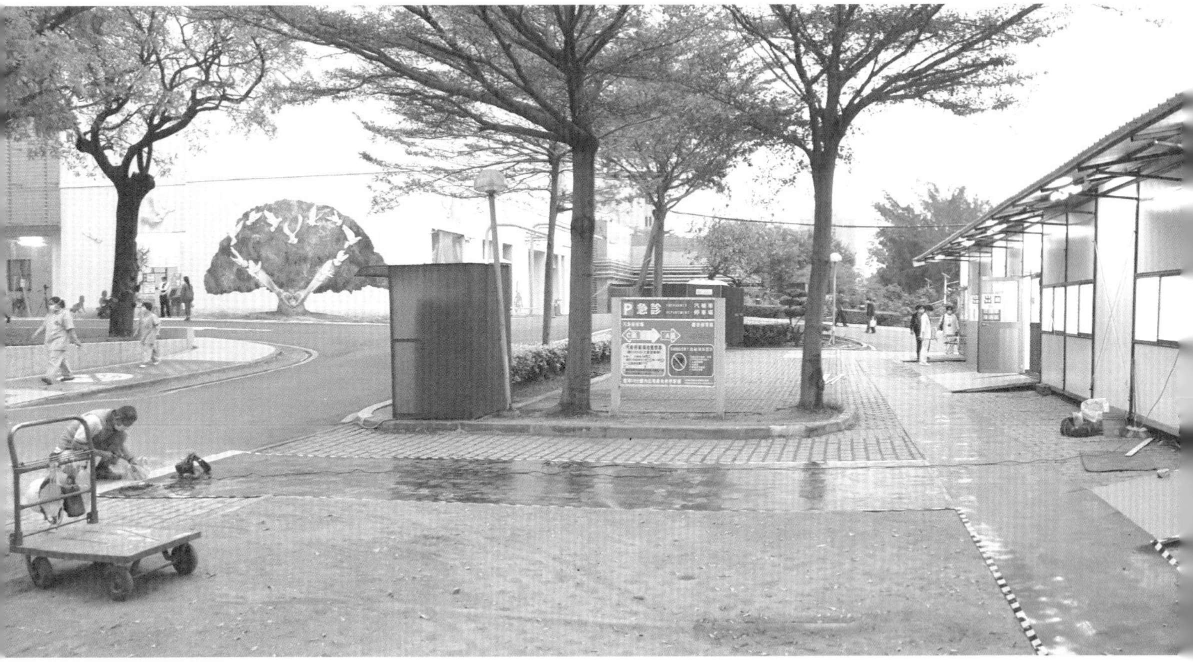

寒冬中的抗疫工作，病人辛苦，醫療人員也辛苦，然而成大醫院責無旁貸承擔防疫的國家重任，盡全力以最好的軟硬體守護病人、守護員工、守護台灣的平安。

〔時任工務室主任—陳天送〕

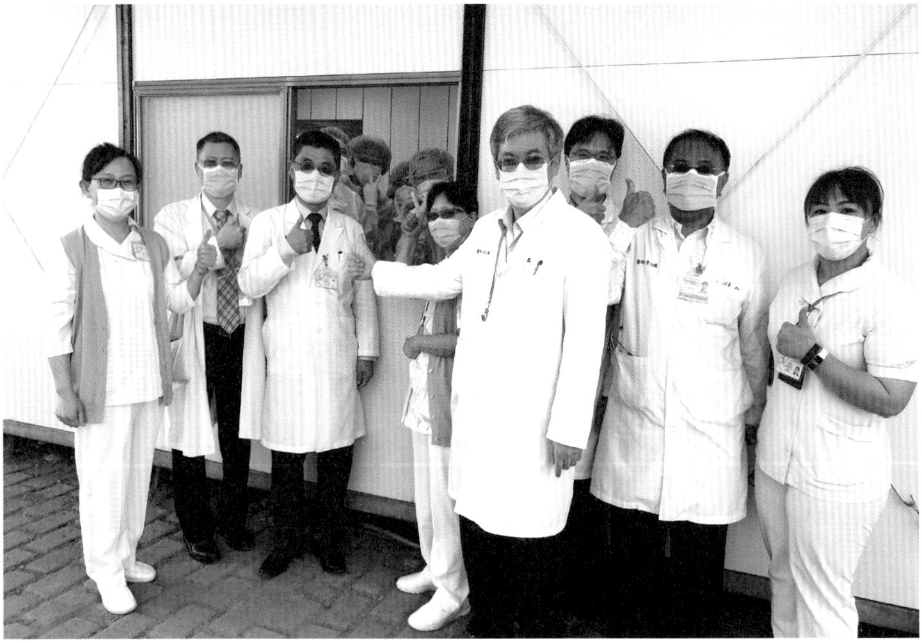

· 成大醫院團隊為持久抗疫超前部署，做好萬全準備，院長室團隊和醫護團隊於組合屋檢疫站合影。

啟動防疫二部曲：

導入無接觸電子化病歷，杜絕疫病入侵風險

為對抗新型冠狀病毒肺炎疫情，成大醫院首先在急診室外設立臨床檢疫站阻隔感染，所有醫護人員此時亦全副武裝、穿戴防護裝備，並由不同科部的醫師輪流支援，在悶熱環境下每日面對30至50名病人，進行一連串檢疫站作業。而這些遵照防疫規範所需的流程相當繁瑣，包括：一對一人工詢問病史、X光檢查判讀、採檢，最後依據隨時更新的衛生福利部疾病管制署（以下簡稱CDC）公告決定病人動向。

也就是說，當高風險病人踏入檢疫站開始，直到醫師做出臨床決策的那一刻，需花費很多時間。幾天下來，醫護人員已備感艱難，病人的壓力也達到了巔峰。同時過程中也發現存在不少問題：

一、以人工方式詢問病史時，必須使用筆紙，然此舉將增加病人與醫護人員之間的交叉感染風險，尤其紙本的健康自主管理表需病人填寫簽名後，再經由醫院統一寄回通報CDC，徒增交叉感染風險。

二、經病人、護理師、醫師填寫完成的病人篩檢表，後續需倚賴人工輸入電腦建檔以便追蹤，不僅增加值班人員的工作量，也使看診流程速度變慢，且人工輸入尚有誤植風險，可能造成之後醫師判斷錯誤或遺漏通報等情況。

三、若支援醫師非屬於感染科或放射科等本科專業，需等待放射科醫師完成判讀報告後才能做出病人動向的決策，漫長的等待導致病人產生負面情緒；若病人人數增多，放射科醫師工作量增加也容易造成疲勞、產生誤判。

四、隨著疫情變化多端，CDC每日不定時更新通報定義、採檢標準、臨床處置、重要表單等，院內感染管制中心亦同步更新防疫臨床決策流程。截至二〇二〇年四月二十日止，共歷經32版，多變的決策導致醫護人員很難保證目前的臨床判斷是採用最新資訊為依據，還得背誦一系列流程，難以快速完成分流。

五、病人從篩檢流程開始到最後採檢離開（包含住院或返家健康自主管理），平均花費時間為2個半小時。若以50位病人計算，檢疫站醫師配置為3至4人，保守估計每位病人光是排隊時間就是看診數倍之多。而台南天氣炎熱，恐造成病人不想等待而離開，若當中有一個疑似案例將因此錯失篩檢機會，後果不堪設想。

在希望依然保有精準醫療的前提下，亦能同時有效縮短篩檢流程，並減少行政作業流程與人、物力相關資源成本等耗損，於是成大醫院結合了大學醫院及頂尖大學的資源，啟動「科學」與「專業」參與抗疫，將檢疫前線最重要的ＴＯＣＣ病歷改為自動化。

電子決策系統輔助，提升抗疫應變能力

由於在二〇〇二年至二〇〇三年間台灣爆發嚴重急性呼吸道症候群冠狀病毒（SARS-CoV）流行病疫情時，院方即已建立相關人工詢問病史流程及具備製作紙本問卷等經驗。這次遂就過去已有的檢驗步驟與紙本問卷等基礎，與現代新興科技結合，因此整體系統雛型版本在不到一天時間內便能製作完成，檢疫站自二〇二〇年二月五日開始使用此決策系統，每日上午8點至晚間8點開放，其餘時間仍需直接前往急診進行檢疫。

當病人於檢疫站報到時，不像過去需以傳統手寫完成ＴＯＣＣ檢疫表格，而是使用院方新購的平板電腦進行填寫。待資料填入並送出後，即可直接匯入醫院的電子病歷系

統，方便醫護人員查看，並且可依感管中心發佈的公告立即更新題目。從病人手中回收平板時會以酒精徹底消毒兩次，全乾後才提供下一位病人使用。有鑑於台灣被感染者與疑似病患國籍多元，為使這些外國民眾得以填寫，同時解決外籍人士、新住民、移工等就診時難以描述病史，及醫護人員很難解釋專有名詞的窘境，決策系統囊括了英文、印尼文、日文、韓文、越南文等多國語言版本。

來到檢傷掛號處，護理師使用儀器量測病人的生命徵象，包含體溫、脈搏、呼吸、收縮壓、舒張壓和血氧等，再透過儀器將數據上傳到伺服器，決策系統便能立即抓取數據。為避免交叉感染，護理師會使用桌上型電腦登入決策系統進行護理師部分表單填寫，依據病患的 TOCC 結果分析病人初步流向，判斷可離院返家或繼續讓醫師看診。看診時，由醫師使用桌上型電腦登入決策系統進行表單填寫，並透過決策系統所呈現的 TOCC 與生命徵象結果分析是否已達到通報定義，且自動歸類合適的通報類別。若病人有疑似肺炎則收案入院；若為健康自主管理、居家檢疫、居家隔離等情形，則透過平板使用決策系統填寫自主健康管理表單並加上電子簽名，再統一由感管中心列印回報 CDC。系統上線啟用直至二〇二〇年五月二十二日下午5點10分打烊期間，研發團隊仍不間斷地調整進行改版與更新，以利臨床醫護與行政同仁作業更流暢，並且能隨時因應政府的政策與執行方案。

科技結合防疫，解決五大痛點

而此系統的開發與運用，為新冠疫情下就醫必要行為可能產生的問題帶來諸多改善：

一、提高準確性、減少近距離接觸

決策系統使病人能自行填寫於平板上，並可確保所有題目都已被完整納入，減少傳統一對一病史詢問易造成部分問題遺漏；也能讓護理師與病人保持社交距離，以保護院內員工安全。

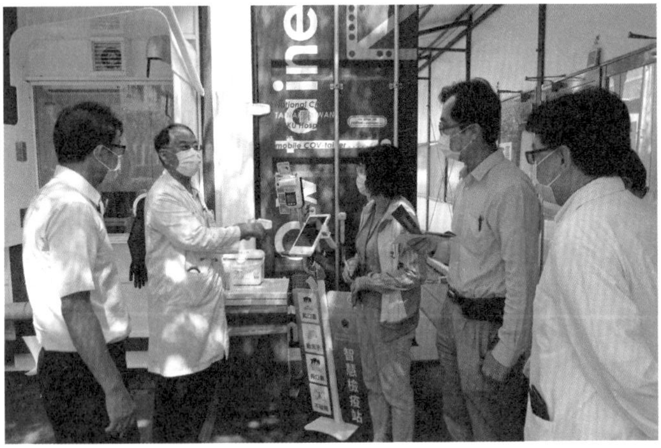

· 檢疫站運用電子決策系統輔助，病人由平板電腦填寫檢疫表格，匯入電子病歷系統。

二、資訊整合

藉由決策系統的自動電子病歷整合，且醒目標記關鍵資訊，從此不需再仰賴人工輸入電腦建檔，亦可幫助醫護人員即時掌握訊息、做好事前準備。

三、輔助醫療決策

決策系統提供自動更新最新通報指引，並將通報歸類、給予處置建議，讓醫師能隨時取得疫情最新資訊並快速建立臨床診斷，使所有科別的醫護人員都能容易且有信心的做出判斷。

四、阻絕交叉感染

ＣＤＣ提供的紙本健康自主管理表回報消毒不易具交叉感染疑慮，醫院回收後還需寄回，過程中可能會有遺失，亦造成大量紙張浪費。透過決策系統能使病人利用平板電子簽名，並儲存在資料庫中，再由感管中心統一列印回傳，免除了任何因紙本引發的風險。

五、縮短病人停留時間

根據二〇二〇年一月三十一至二〇二〇年三月十七日止，蒐集的急診281例與檢疫站的362例分析統計，計算病人由檢傷到看診完畢的平均停留時間，整體而言，急診使用決策系統後，病人停留時間可由153分鐘下降至100.5分鐘；檢疫站使用決策系統，病人停留時間可由52分鐘縮短到45分半鐘。使用系統前後，從一開始的病史詢問到最後醫師診斷，有助大幅提升效能，讓病人平均等待的時間，從原本150分鐘縮減至40分鐘。

回顧成大醫院檢疫站運用決策系統的114天裡，一共服務超過三千位病患，且有上百名醫護受惠，讓一線人員能迅速、精準完成臨床判斷，展現智慧醫療的關鍵價值。

〔臨床醫學研究中心主任—劉秉彥〕
〔臨床創新研發中心主任—蔡依珊〕

啟動防疫三部曲：開發肺炎ＡＩ輔助判讀，病例通報時間縮短5倍

前述提到建構於檢疫站電腦系統中的「智慧臨床決策輔助系統」，乃是將成大醫院研發的病歷自動化及肺炎ＡＩ輔助判讀兩項技術，再和每日即時更新、有時可能一日內更新數次的衛生福利部疾病管制署建議新冠肺炎病例的臨床決策資訊，加以整合而成。不僅能減少病人與醫護人員的群聚、降低傳染風險，也能有效縮減醫師判讀病歷的時間，減輕醫護人員壓力。

其中，為了幫助臨床醫師進一步鑑別診斷及加速疑似肺炎病人之分流，院方由影像醫學部AI團隊與成大資工系蔣榮先教授團隊攜手，以最快速度於3個月內平行開發出「MedCheX：AI輔助胸腔X光片判讀系統」，是胸部X光人工智慧判讀肺炎系統全新模型；成大資工系孫永年教授團隊則利用先前「AI生技醫療創新研究中心計畫」發展的肺結核X光片AI自動判讀模型，導入成大醫院的肺炎影像資料，開發出「胸腔X光片肺炎有無判讀系統」。

辨識新冠肺炎病徵，只需幾秒即可準確顯示

原本的檢疫流程是民眾進入醫院前，在接受旅遊史、接觸史等檢疫流程後，若有相關紀錄顯示可能受到感染或出現疑似症狀時，必須接受胸腔X光檢查，再由醫師判讀，找出肺炎病徵，決定是否進行RNA病毒檢測。如今則是於檢疫站完成胸腔X光拍攝，同步交由電腦判讀。

過去傳統的X光人工判讀，醫護人員必須花上很長一段時間，一張張仔細判斷；而放射科醫師在尖峰時間或身體狀況不佳時，難免也會有所疏漏；加上值班醫師還得等待放射科完成報告後上傳，才能進行後續的看診流程。現在透過人工智慧的協助，該系統利用熱區圖顯示風險較高的區域，幾秒內即可藉著顏色呈現罹患肺炎的機率並協助肺炎之病徵偵測。既免去了人力作業的耗時耗力，也能讓臨床醫師專心聚焦在少數的可能病灶區，再搭配人工專業的判斷，有效減輕因壓力與疲勞可能出現的誤判風險，提升肺炎判讀的效率與精準性。

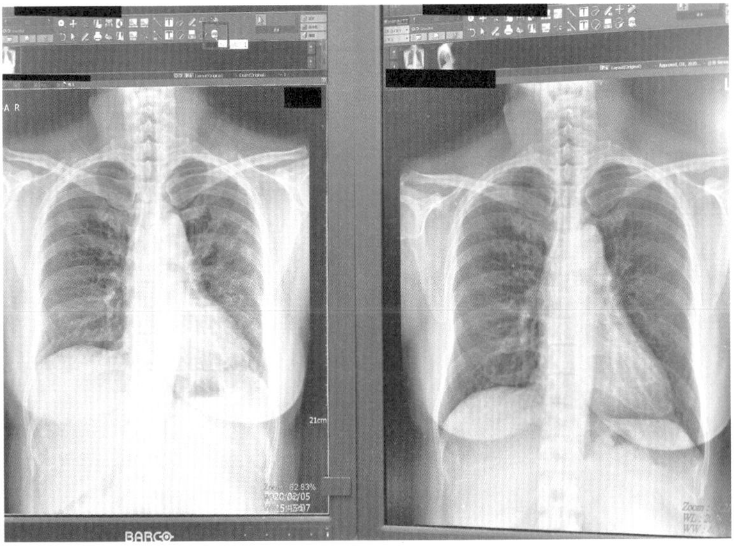

· 透過 AI 系統快速辨識肺炎病徵。

在二〇二〇年用於輔助超過152例疑似新冠肺炎篩檢中發現，系統敏感度可達到八成以上、準確性則超過九成。若以實際應用的成效而言，病人自檢疫站進入到判定為需要通報之病例的時間，得以從2小時縮減到20分鐘，檢疫、篩選流程一氣呵成，也降低了第一線醫護人員所需人力及暴露於感染的風險。

目前肺炎AI輔助系統運作於成大醫院，支援醫師做出臨床判斷。然因模型訓練是以PA view的胸部X光片為訓練資料，若以AP view胸部X光片、孩童影像、品質不佳影像及帶有胸腔植入物的影像進行分析，

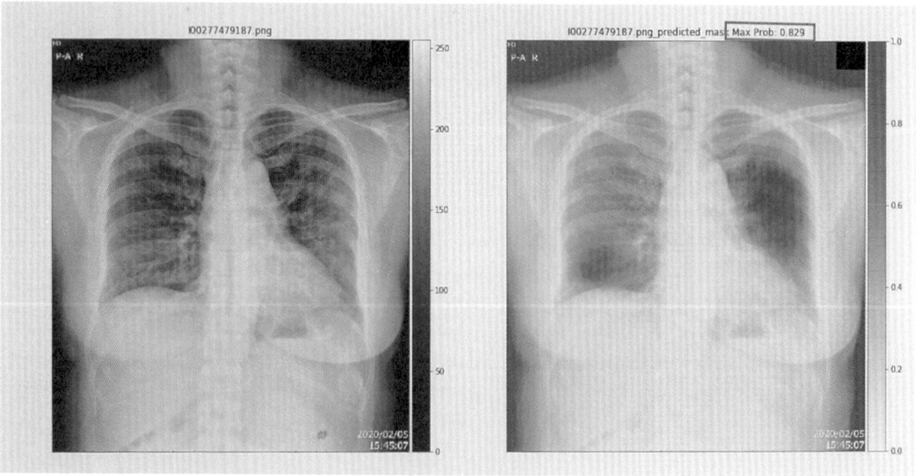

· 有問題高風險的 X 光片電腦會標記出來（藍紫色部分）。

可能造成過度判讀。所以系統亦提供了回饋機制供醫師使用，未來希望能定期透過回饋之影像，續而對模型進行增強與修正，達到永續經營的目標。

此一透過ＡＩ創新研究中心及智慧防疫等專案計畫的相關成果，乃是迅速整合了長期累積之既有研究能量，將智慧科技導入院方的臨床決策輔助系統，快速因應檢疫及防疫監測的社會重大需求，使科技研發成果得以實質提供協助。同時，這次研發集結了醫院、醫學院、電機資訊學院、理學院、管理學院等，以跨領域、跨系院、跨團隊方式結合醫療資源，運用「科學」與「專業」參與抗疫，顯示政府補助高等教育發展，落實大學發展前瞻研究，快速實際盡到社會責任實踐，並產出讓民眾及社會有感的實質幫助。

〔臨床醫學研究中心主任－劉秉彥〕

〔臨床創新研發中心主任－蔡依珊〕

開放戶外「領藥快e通」，慢箋患者領藥免下車、不入院

自二〇一九年末新型冠狀病毒首次竄出，隨後因應疫情變化，進入院所就醫的人均必須配合量測體溫、戴口罩、認證、勤洗手等規定。來到二〇二〇年，儘管台灣相較其他世界各國疫情較不嚴重，但成大醫院考量病人對進到醫院恐有感染風險的疑慮，以及慢箋領藥者以往必須先找到停車位才能入院拿藥的不便利，因此自二〇二〇年四月十五日起提供戶外「領藥快e通」的服務，兼顧防疫安全與用藥需求。

對於慢性病患者而言，長期穩定、持續不中斷的照顧與遵循服用慢性處方箋的藥品，是相當重要的事。然新冠肺炎疫情期間，許多醫院為減少民眾出入的頻率、降低人潮聚集之感染風險，同時也能維護健康，均紛紛設置了戶外領藥窗口，或由領藥者下車至定點以健保卡過卡取得藥品、或由藥師至戶外發藥。至於成大醫院，則針對「無須停車、下車便能完成領藥」進行反覆討論，並參考速食餐飲業的得來速服務，最後選擇位於院區門診大樓三號門外、通往地下停車場入口的既有通道上設置服務窗口。

專用車道結合全自動盒裝調配機，免進醫院、快速領藥

原本這是一條擁有三車道的道路，院方在最外側靠左邊車道的空地上搭蓋一座貨櫃屋形式的戶外藥局，由一位藥師、每兩小時輪值一次駐守服務，包含星期日上午，讓病患免於斷藥的擔憂。而駕駛人只需依循「領藥三部曲」步驟：一、靠窗停車熄火；二、拿出慢箋健保卡；三、確認領藥無誤，即可順著車道方向迴轉駛出院區，動線直接且便利。

為了提供更方便且可長久使用的領藥窗口，成大醫院經縝密規劃，歷時3個月完成整體建置，包含地面架高、貨櫃屋設計，以及由資訊室開發讓民眾最快當天預約2小時後，便能到醫院快速領藥的程式系統等等，一次配合到位。啟動快取棧領藥服務時，院方考慮到藥品保存問題，亦設計了符合調劑作業規範的環境，例如安裝空調設備及備有冷藏藥品的冰箱等。

由於領藥處既是發藥窗口、也是領藥通道，因此運用頗有古風、異義同名的「棧」字，將此藥局命名為「慢箋快取棧」。患者可透過網路線上預約、電話人工預約或現場預約三種方式，達到戶外領藥目的，開放當日即有28位病人經由預約程序，完全不用進入院內便拿到慢箋藥品；除此之外，二〇二一年五月後的疫情大爆發，成大醫院開啟視訊門診的處方及確診患者的「成功照護藥包」，也都在慢箋快取棧直接領取；且藥局至今仍在使用中、未曾間斷。

因應疫情期間人力吃緊的狀況，成大醫院亦率先全國、向德國採購全自動化調配藥品機器，讓藥師可以彈性分配時間，利用非尖峰時段事先調配處方，進行預包後放入機器，

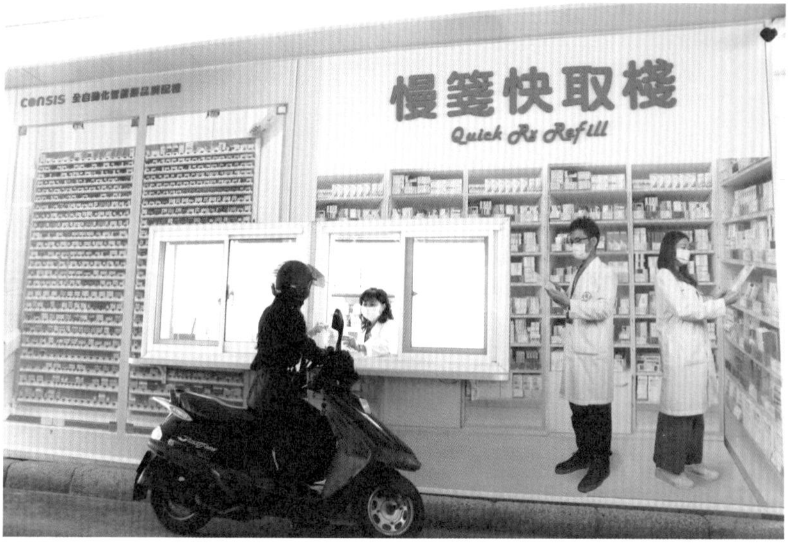

・民眾依「領藥三部曲」，免下車便利取藥。

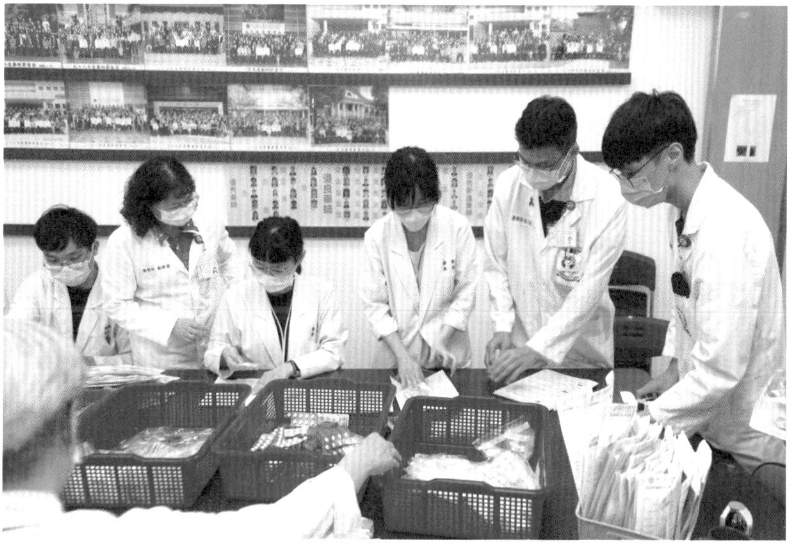

・專業藥師調劑裝袋確診患者的「成功照護藥包」。

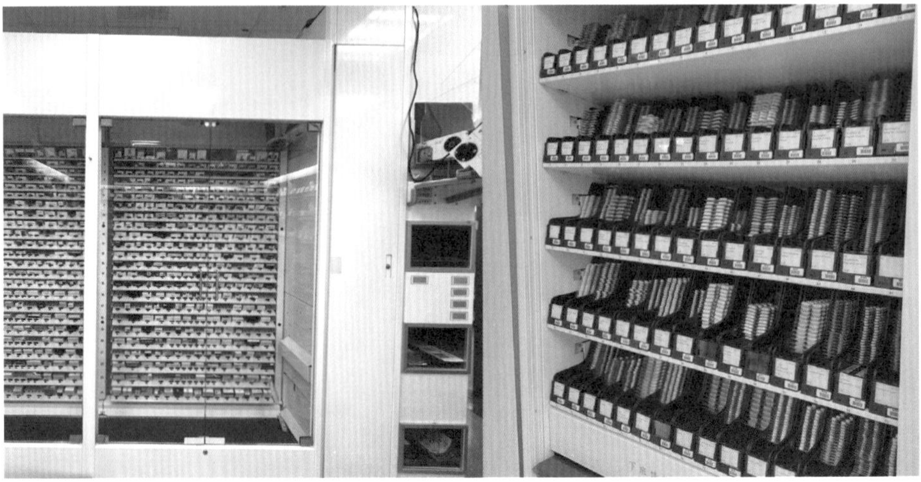

· 左為第一代引進之全自動盒裝藥品調配機分檢機；右為排裝藥品自動調配機。

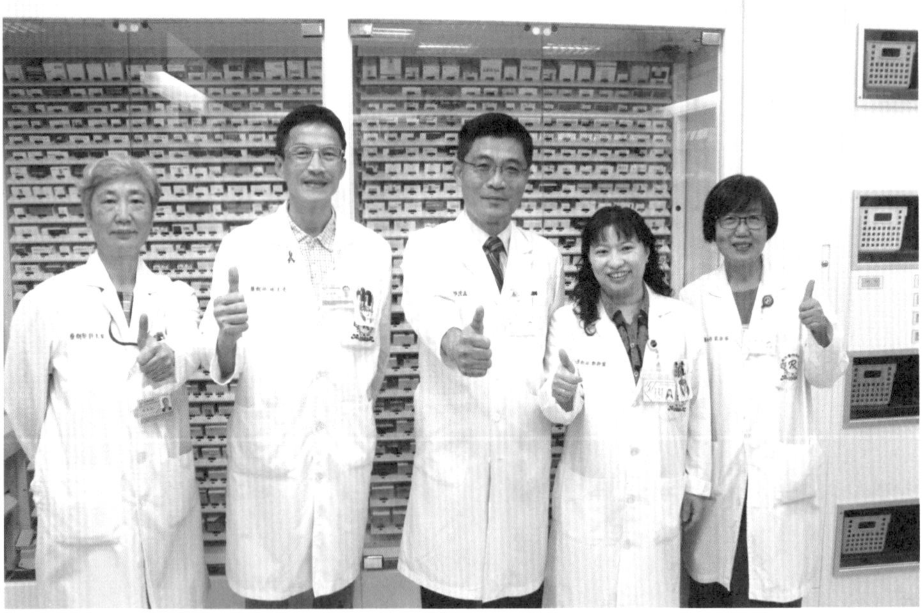

· 自動化調配藥品機器，縮短病人等候製備藥物的時間。沈孟儒前院長（左三）和藥劑部團隊全力支持。

再將藥品送到藥師調劑台。智能藥物調劑系統搭配預約領藥的服務，一方面可縮短病人等候製備藥物的時間，另一方面可避免發生過去一般門診病人和慢箋領藥者領取藥品時間相互衝突、以致等待過久的現象；此外，若一旦碰到藥師確診、人力縮減，也能確保調劑領藥作業如常。

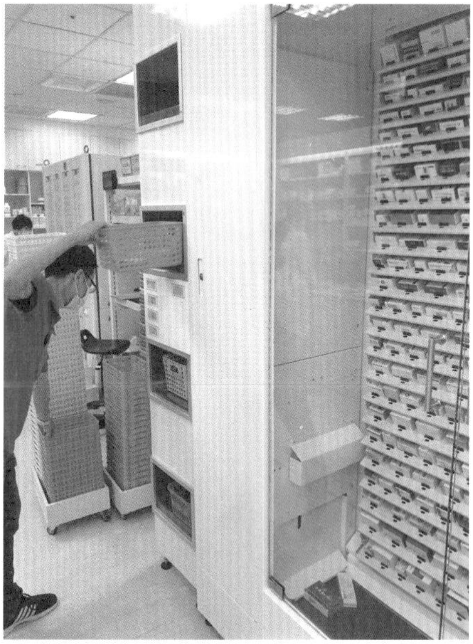

・盒裝調配機正面一邊有 4 個出藥口。

對於成大醫院規劃迅速又確實的戶外「領藥快e通」，病人表示最方便的莫過於從此不需再苦苦尋找停車位也不用進入醫院，可以直接騎車或開車至「慢箋快取棧」完成領藥，同時減少了防疫壓力與染疫風險。

〔藥劑部主任—鄭靜蘭〕

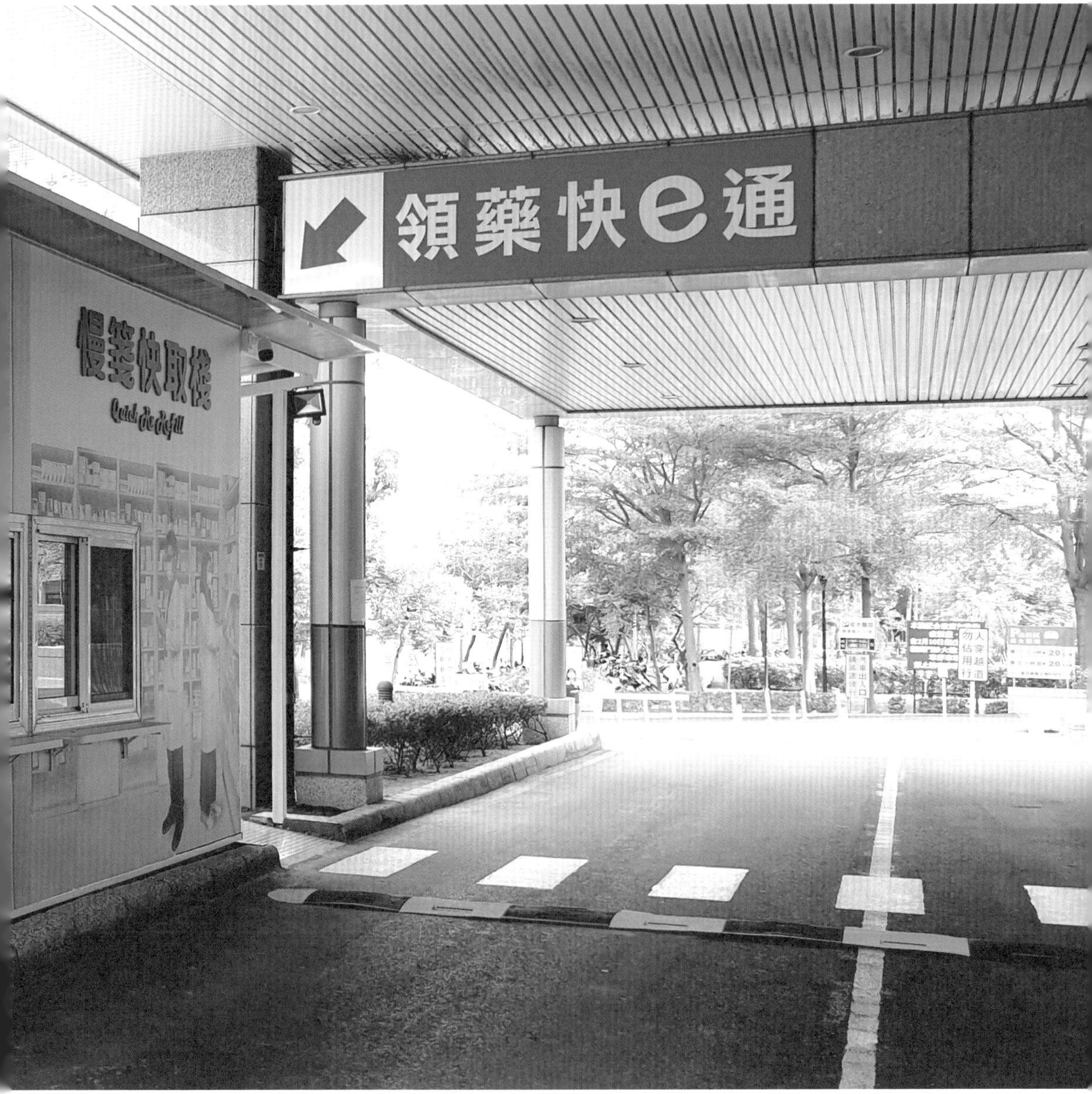
領藥快e通
慢箋快取棧

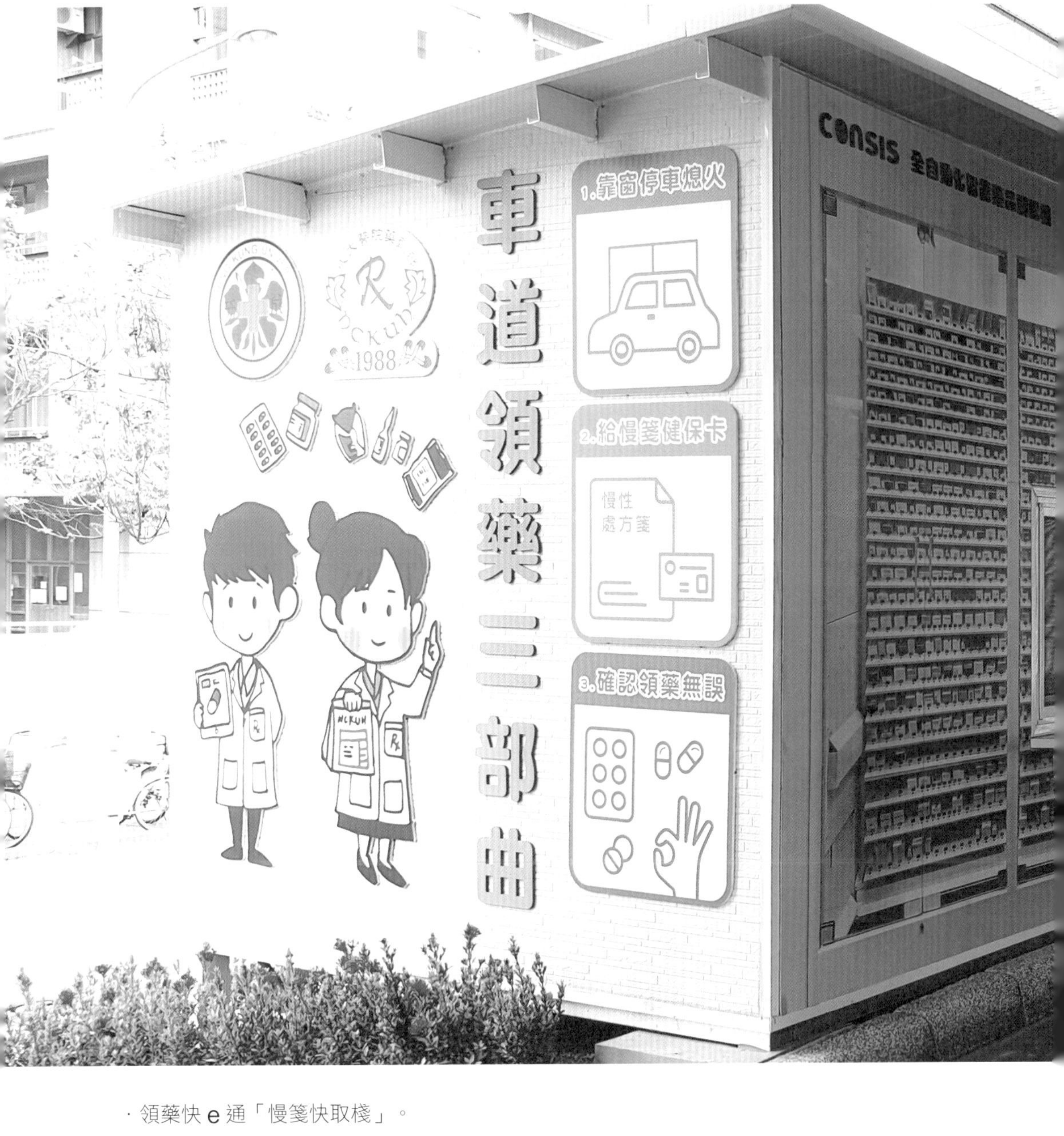

· 領藥快 e 通「慢箋快取棧」。

PART 2

風｜狂｜雨｜急

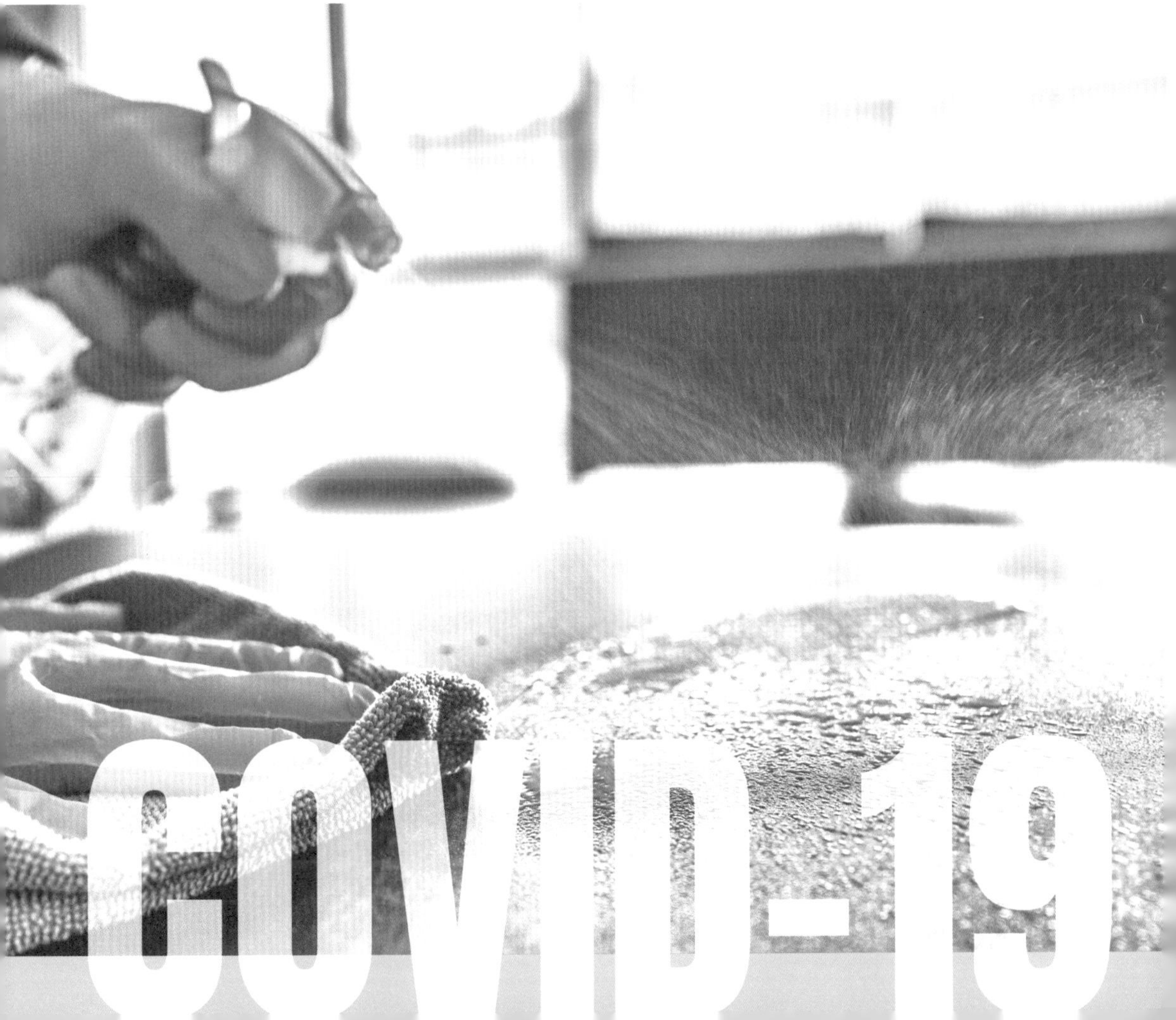

二〇二一年五月～二〇二二年三月

分艙分流，務求清零

來到二〇二一年，台灣已無法倖免於新冠肺炎，從北部開始爆發Alpha病毒疫情，尤其是部桃群聚事件，讓全國所有醫院都繃緊神經，防疫策略轉向分艙分流、務求清零，防止新冠肺炎造成院內感染而導致封院。

成大醫院為此也制定了緊急應變計畫，並且因應疫情變化進行滾動式調整，以落實防疫，包括以下六大應變措施：

1. 擴大開設專責病房：開設12A、4A、7C、兒童4C專責病房，以及RICU和MICU專責加護病房，收治因疫情擴散而增加的病人。

2. 設置戶外採檢站：除了位於急診戶外的檢疫站外，急診室內部也規劃出肺炎病人隔離區及負壓隔離區，將高風險病人與一般急診就診病人分流，避免交叉感染。

3. 服務降載：因應專責病房開設的人力需求，一般病房的住院及手術量配合降載，分階段逐步實施病床縮減，將醫療量能轉作防疫之用，最高將149張病床挪為收治COVID-19病人之用（93床專責病房、33床緩衝病床、23床專責ICU），緩衝病床可作為病人等候入院採檢報告、臨時採檢報告的臨時床位。一般開刀、檢查因較無醫療急迫性，排程均延後或取消，降低一般醫療服務量。

4. 對住院病人與新住院病人執行全面採檢：為避免爆發院內感染而關閉病房，力行對所有住院新病人進行 COVID-19 篩檢。此舉亦使成大醫院在疫情流行期間，並未發生因院內群聚感染而導致病房區封閉的情況。

5. 廣泛運用遠距醫療：設置獨立空間之居家照護中心，由家醫部醫師輪值初診、個管師進行追蹤照護，醫療事務室同仁協助處理行政流程，提供病人視訊門診及開立抗病毒藥物。

6. 加強門禁管制及環境消毒：為了減少人員非必要性地出入醫院，於醫院出入口加強門禁管制，並且搭配公共區域環境消毒，建立清潔工作的標準流程。

而在歷經疫情肆虐後，終於迎來了新冠疫苗的問世。初期為了增加民眾疫苗的覆蓋率，成大醫院在院長一聲令下，動員全院上下大量人力，為社區民眾施打疫苗，並屢創紀錄；民眾從進入醫院量測體溫到接種疫苗，平均費時17．1分鐘，除了流程順暢外，民眾也充分配合，展現台灣國民的素質。此外，院長也特別指示感管中心規劃員工接種疫苗後血清抗體檢驗作業，檢驗疫苗施打後血液抗體濃度，以監測員工有足夠的群體免疫力。

〔品質中心主任、時任感染管制中心主任－陳柏齡〕

力拚為脆弱族群提供保護！「F.A.S.T」5分鐘完成疫苗施打

全球從二〇一九年底開始爆發新冠肺炎以來，施打疫苗已是目前最佳的策略之一。依據中央流行疫情指揮中心指示，應積極針對高度染病重症風險的高齡長者進行疫苗施打。然而，安排本身可能行動不便或患有多重慢病的高齡民眾接受疫苗施打，考量的面向更為複雜。如何減少可能的風險並有效率地進行施打，成為全國各地服務團隊努力的目標。

當時成大醫院在沈孟儒院長指示下，由林志勝副院長領導疫苗任務小組（Task Force of COVID-19 Vaccination）累積疫苗施打初期的經驗，並透過醫師、護理、資訊、醫事、工務等各小組同仁精進規劃策略，推出不同以往的疫苗施打方式——FAST Vaccination 服務流程，讓高齡長者、尤其是使用輪椅輔助器的族群，從進醫院報到至完成疫苗施打（Door to Needle）最快僅約 5 分鐘，令民眾或陪同前來的家屬均讚不絕口。

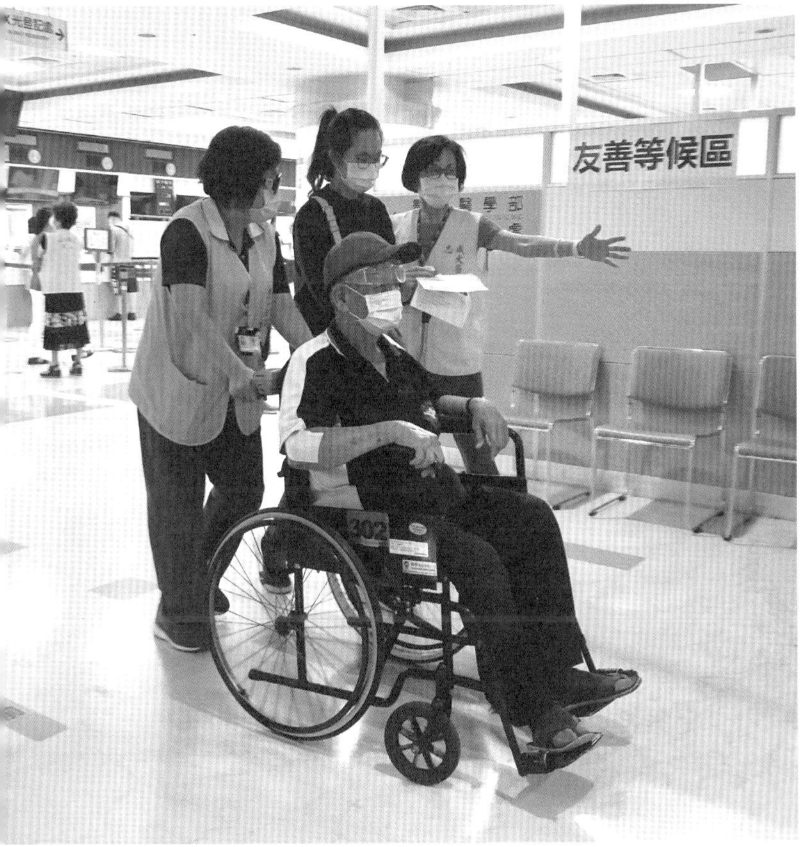

· 特設友善無障礙服務。

四個核心服務加速接種流程

所謂FAST Vaccination服務流程，包含四大疫苗服務要素，也就是友善的（Friendly）、便利的（Accessibly）、迅速的（Speedy）、即時的（Timely）。

一、友善的（Friendly）服務

由門診部統籌與智慧動線規劃，提供完善的停車空間和門口指引。當民眾由大門口或停車場電梯出口進入醫院1樓大廳時，立刻給予協助引導，前往1樓櫃檯完成報到，同時向民眾說明後續程序。

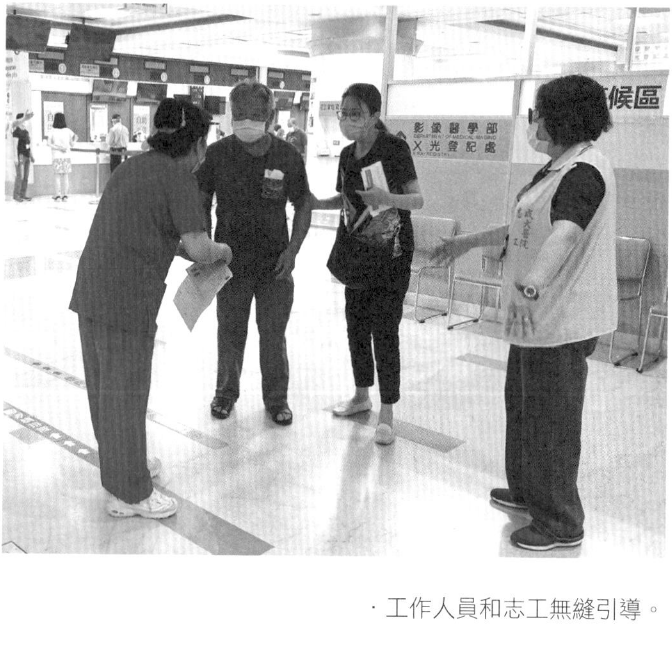

·工作人員和志工無縫引導。

二、便利的（Accessibly）服務

依醫事室快速應變之規劃，民眾可於醫院官網預約注射日期，以報到時段分流便利安排來院時間，既可避開群聚又可縮短停留時間。民眾報到後即引導至1樓鄰近的醫師評估問診區，由家庭醫學部醫師進行精速實簡評估，配合資訊室團隊所建立診察、檢核、處方登錄系統，一氣呵成完成健康狀況評估和接種資料登錄。

三、迅速的（Speedy）服務

完成醫師評估及健保卡登錄後，由訓練有素的護理部核對身分，給予疫苗注射，醫護人員也同步說明注意事項及回應民眾的相關疑問。

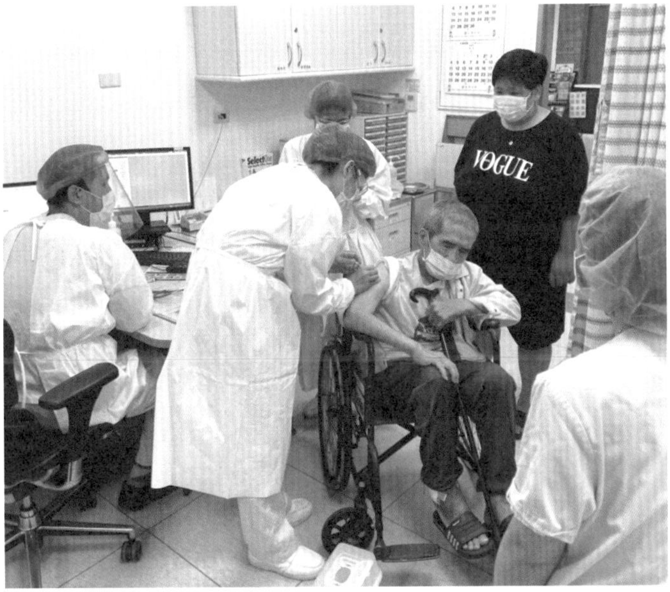

· 高齡長者診間迅速注射服務。

注射完成後，隨即指引民眾前往留觀區，持續進行注射後觀察。

四、即時的（Timely）服務

於留觀區觀察30分鐘期間，不僅有醫護人員在旁，且配置了急救設備與血壓、血氧機等監測設備，讓任何身體不適民眾均可獲得即時的照護。環管人員即時進行各處消毒，保持環境清消的最佳狀態，讓所有民眾更加安心，大幅降低不必要的不安壓力。

經實際測試發現，FAST疫苗施打服務讓每位長者從來院到完成疫苗注射（Door to Needle）的時間都能大幅縮短。經由動線的完善規劃、人員的迅速引導，以及各區醫護人員隨時提供諮詢，民眾能實際感受到成大醫院致力建構一個安全舒適環境供予長者施打疫苗的用心，而這也是成大醫院一貫秉持的初衷——在防疫路上與民眾攜手前行。

〔家庭醫學部主任—吳至行〕

機動性改善、簡化流程，一日完成萬人接種

二〇一九年末於中華人民共和國湖北省武漢市首次爆發COVID-19，隨後在二〇二〇年初迅速擴散至全球多國，逐漸變成一場全球性大瘟疫。相對於世界各國，台灣COVID-19疫情相對平穩，再加上疫苗副作用等疑慮，雖然二〇二一年三月二十二日台灣已開始施打COVID-19疫苗，甚至四月二十一日起開放自費疫苗，供民眾不分風險族群均可施打，但施打意願仍不高。

直到四月底桃園機場飯店、蘆洲及萬華出現群聚感染，五月十九日全台灣進入第三級防疫警戒。隨著疫情爆發，除了疫區篩檢站出現人潮外，各地醫療院所疫苗接種站更出現搶打疫苗人潮。身為醫學中心的成大醫院，除了平時肩負「急、重、難、罕」與照顧南台灣民眾的責任外，疫情期間如何在短時間為大量民眾施打疫苗、盡快提升疫苗覆蓋率，更成為責無旁貸的社會責任。

院內於二〇二一年三月二十四日開放第一類醫護人員施打疫苗；四月二十二日受理民眾自費接種；六月起則承接台南市醫事人員、長照機構照服員等特殊對象接種。根據院方規劃，由家醫部擔任醫師人力之主責科部，上至分院院長、部主任，下至住院醫師，全科部醫師不分平日假日總動員，自四月至八月共支援醫師918人次，施打20萬1535劑次。及至六月十五日全院疫苗施打率已達百分之98．3；六月十九日至二十日承接台南市高齡年長者接種，兩天共施打了1120人；七月起承接多次大規模接種，七月十日和十一日兩天共完成台南市大規模接種10017人；七月二十四日單日預約萬人以上，實際接種約9880人。

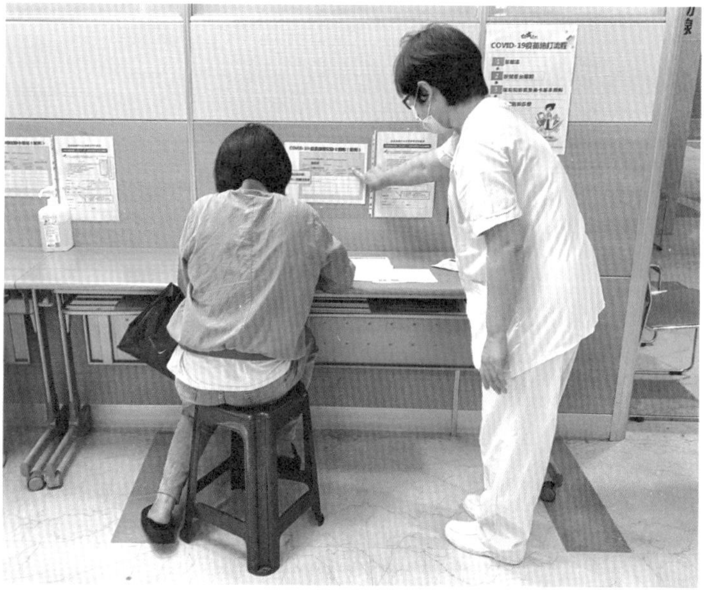

· 配合範例說明，協助民眾填寫意願書。

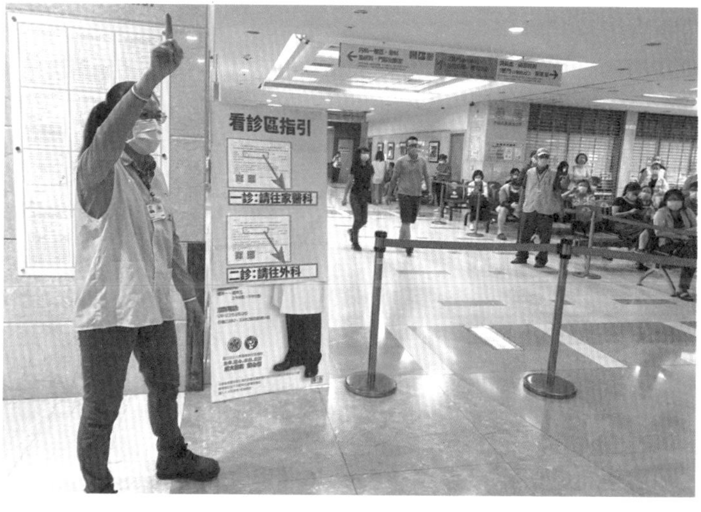

· 志工於看診區指引。

前所未有的大規模施打面臨挑戰

除支援醫師人力外，家醫部更參與疫苗開立流程的改善。院內COVID－19疫苗開立流程承襲流感疫苗診，並沒有大規模施打疫苗的經驗。二〇二一年五月疫情爆發後，之前的施打流程無法滿足需要，因此結合了資訊室及醫事室，不斷提升效能簡化流程。像是刪除不必要的確認及檢核步驟；醫師同時操作兩台電腦及讀卡機，以彌補讀卡寫入速度太慢的缺點。

改善的同時，團隊也不斷發現新問題，例如：

一、人數不多時，從看診清單中選取欲看診人名並不會有問題；然而若看診清單中有上千人時，要迅速從當中找到欲看診人名就不是一件簡單的事。

二、當同一科診掛號超過三千人時，門診系統就會開始不穩定、速度變慢；假使掛號超過五千人，則會直接當機。

三、藥劑部系統設定的疫苗撥補上限，一天為9999劑次。

以上系統問題，造成二〇二一年七月兩次大量施打疫苗時系統當機。所幸在各科部互相協助幫忙下，終於改善上述困境，於九月二十五日創造歷史——共施打10080劑BNT疫苗，寫下單日單一院區施打疫苗的紀錄。

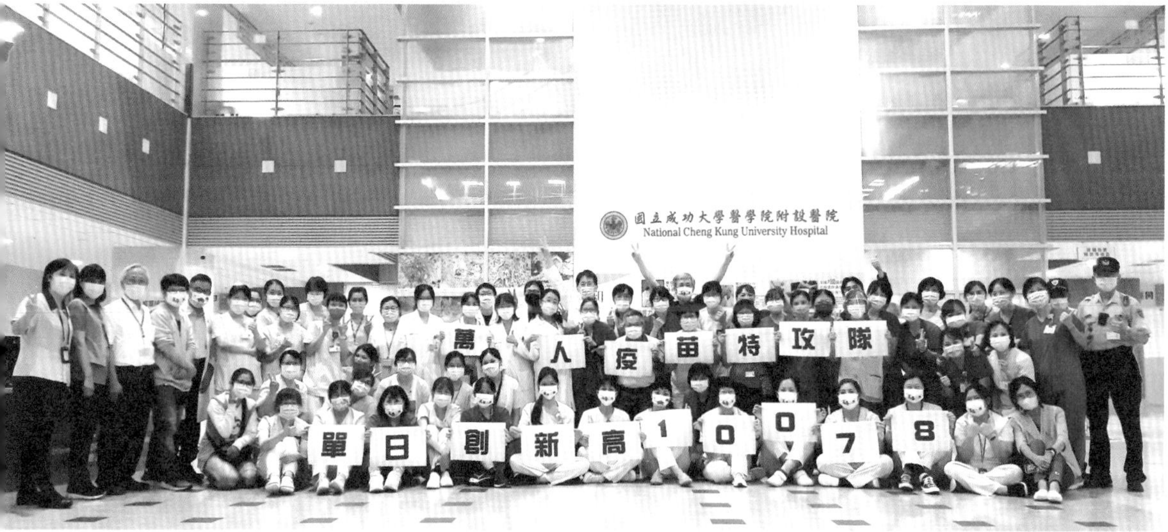

．2021.9.25 共創歷史，單日施打 10080 人。團隊拍照時，共計施打 10078 人，後續再報到 2 人，仍協助民眾完成施打。

回顧當時，COVID-19雖來勢洶洶，但院內各科部均拋開本位主義，為民眾健康努力提升疫苗施打效能。協力克服種種難題，不僅完成院方所交付之工作，更滿足民眾的期望與社會的要求。

〔家庭醫學部醫師－張尹凡〕

支援南科電子廠員工篩檢，收治北病南送患者

位於南科的電子廠，是國家重要電子及半導體的生產基地，具有國安及經濟的重要性。但在疫情嚴峻之際，廠商員工染疫的消息頻傳，為預防疫病擴散、重創電子科技產業，成大醫院也分別於院內和院外規劃、執行完善的篩檢措施，確保產業經濟動能。

二〇二一年九月七日，醫療事務室和院長室接獲南科一間電子廠連繫，表示廠區內有大量外籍技術員與工程師，擔心因群聚會有需要進行接觸者篩檢的情況，希望成大醫

院能協助評估如何在各廠區之中進行大型篩檢。當時團隊在副院長領軍之下，立刻到場評估六、七個廠區的狀況，卻發現電子廠環境內設備相當受限，包括水電管線等都要重新配置；加上廠內無法使用網路通訊，在採檢或報告上都會有問題。儘管上述情形院方並非不能克服，但考量將會耗費過多精力與時間。經過一番討論後，決定如果遇到電子廠需要進行接觸者篩檢，則立即請企業將員工載至醫院進行採檢。

300人採檢，一晚消化完畢，避免群聚感染持續擴大

二〇二二年四月七日，該電子廠表示廠內外籍移工假日前往東部旅遊，回廠上班後約有6人驗出陽性反應。廠方擔心移工集體住宿恐爆發群聚感染，希望成大醫院能協助於廠區進行大型篩檢。

由於需受檢的員工將近300人，廠商遂包下5輛遊覽車接送至成大醫院急診外的組合屋篩檢站。院方亦嚴陣以待，部署包含採檢醫師、專科護理師、流動護理人員和感

染管制專責人員等，共約20名人力，自當天下午5點採檢至晚上10點多，並以最快速度於隔天早上發出檢驗結果報告。

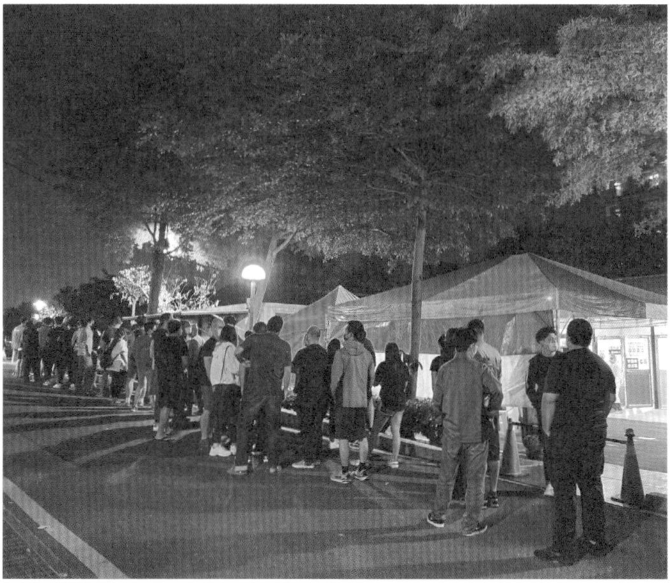

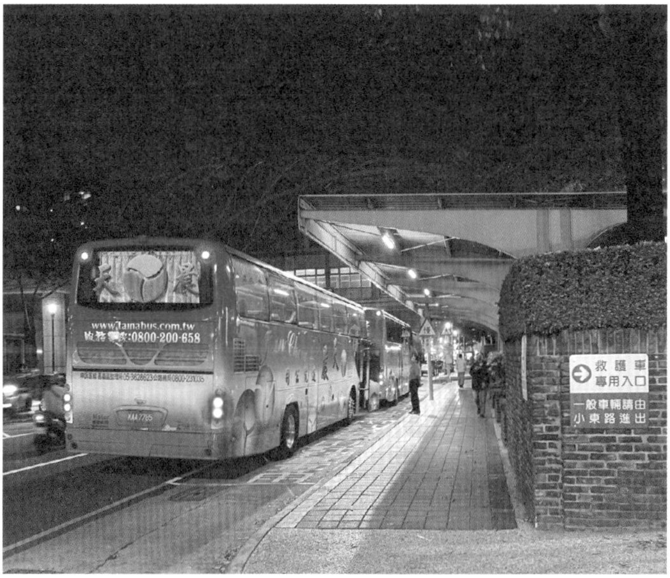

・需受檢的電子廠員工將近 300 人，廠商包下 5 輛遊覽車接送至成大醫院急診外的組合屋篩檢站。

過程中面對的較大挑戰，在於這些外籍員工皆無法透過中文溝通，有些人加入健保、有些則無，甚至有些人不了解為什麼要接受篩檢，所以單是在身分核對與說明便花了不少時間。然而，採檢團隊不畏障礙與艱辛，通力合作、圓滿達成任務。

此外，院方也配合衛生局，將篩檢模式外展至其他電子廠區，分別為其規劃並幫助開設常規篩檢線，為維護台灣的經濟安定盡一份心力。

資源醫療共享！支援北病南送

除了是間接安定南台灣經濟力的一大助力，成大醫院還在二〇二一年五月北部疫情爆發期間，全力配合中央啟動的「北病南送」政策，跨區收治多位確診病人。

其實，在二〇一五年夏天北部八仙樂園塵暴事件時，院方燒傷加護病房的10張床位便曾收治許多傷患。這次醫院同樣透由衛福部緊急醫療應變中心（ＥＯＣ）系統得知台北床位不足、需支援的訊息，即將資源分享至群組上，釋出專責病房照護來自雙北重災區的確診病人。

一開始，北病南送的確診病人會被集中安排至位於新化區的檢疫所，進行暫時性的安置。要是過程中病患病況變得嚴重，需住進醫院治療時，院方在接到通知後，立即要騰出專責病房或加護病房來因應。

當時有段時間，成大醫院每天都會接到需支援床位的訊息，而護理師不只給予生理上的照護措施，同時需安撫病患和家人均分散於各地醫院診治的不

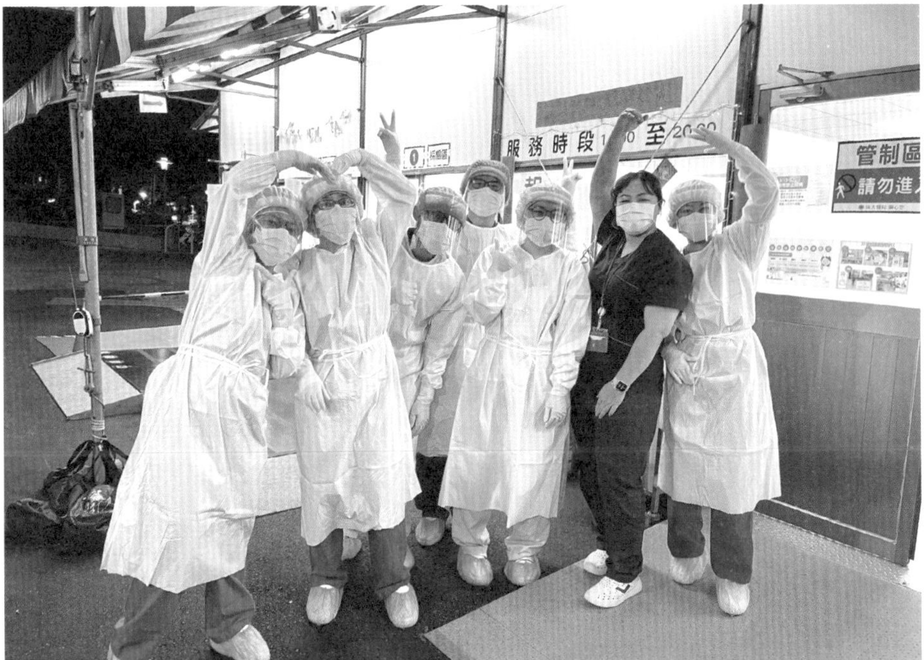

・面對大量受檢員工，院方嚴陣以待，部署採檢醫師與專科護理師、流動護理人員、感染管制專責人員等人力。

安、焦慮等情緒。

另一方面，由成功大學醫學院護理學系柯乃熒教授團隊所開發的溫馨手環，也在這次突發事件中發揮了重要作用。當初，因新化檢疫所收治的病患數實在太多，已無足夠人力能為入住患者定時量測體溫。因此與成大合作，讓病人佩戴溫馨智慧手環以監測心跳、體溫、血氧及活動能力等狀態，便於護理站透過數據觀察，當有異常時就能在第一時間內得知並前往關心，視情況做出臨床決策。此項舉措不僅有助於節省人力，也能降低醫護和病人交叉感染的風險，藉由手環取得的數據資訊與傳統人工紀錄相比，亦來得更加準確安全。

〔品質中心主任、時任感染管制中心主任—陳柏齡〕

〔感染管制中心感染管制師—吳宛靜〕

斷絕感染鏈！進駐安南果菜市場篩檢近4000人

六月二十日台南市新增8例家庭群聚病例，且有些許風險個案於安南果菜市場出現足跡，引發民眾恐慌。為守護台南市民的健康，成大醫院在當天下午收到台南市政府委託，需協助安南果菜市場社區篩檢後，隔日即在市場設立了大型集體篩檢站，並開始為民眾篩檢。

過去，社區篩檢是地方衛生局所的主要業務，但在疫情進入流行階段時，便改由醫院執行大規模篩檢任務。這是成大醫院首次於醫療院所院區外進行的大型篩檢，也是一次嚴峻的考驗。首先是架設場地的限制，由於市場環境畢竟不如醫療院所完善，兼之必須使用閒置區塊設立篩檢站，所以設備極為缺乏。院方在付出本身醫療專業之餘，還必須處理許多水電、網路等工程。

另一個意料之外的狀況，是院方才剛接到衛生局通知，準備到果菜市場安排動線、布置場地，訊息卻早已在網路上傳遍，導致現場還未架設完成，許多民眾便已前來。原本依照衛生局安排，一個時段的採檢量能約500人，但大家一聽到消息後大量湧入，早上才8點不到，外面已擠滿人潮，幾乎繞了果菜市場兩三圈。少數民眾因不耐等候，加上心情恐慌焦急，進而發生怒罵院方人員或衝突情事，當時甚至出動警察到場關心。最後，醫護同仁只能透過不斷溝通、說明來維護秩序。

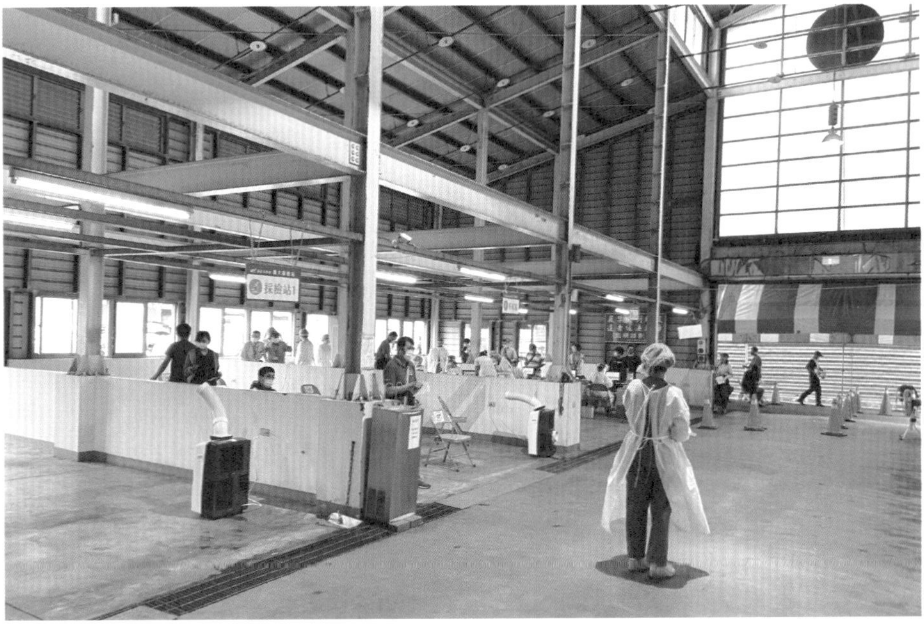

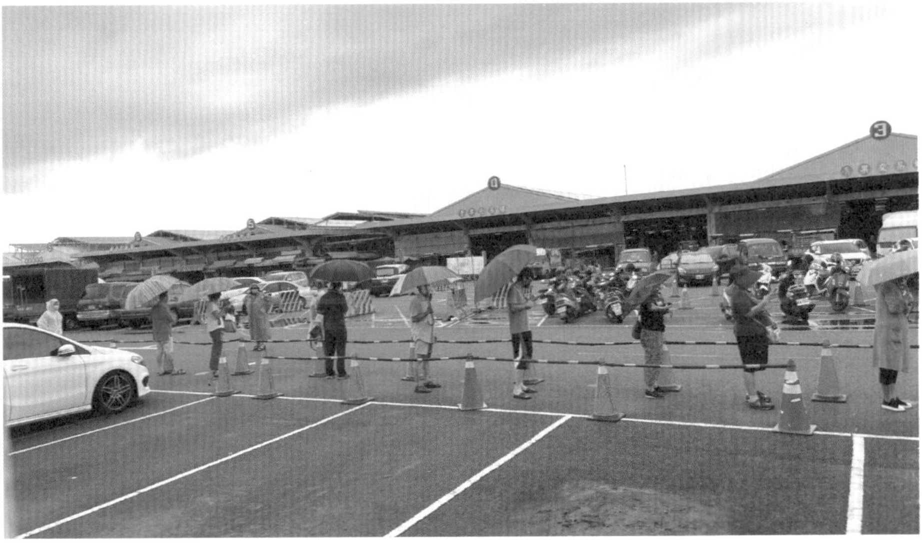

・成大醫院在市場設立篩檢站，民眾撐傘排隊、耐心等待。

斷水、斷電、斷網路，狀況連連

突來的民眾數量還引發了其他效應。原本掛號區設立的五組電腦設備，因無法負荷現場人潮，於是只好臨時加開一櫃檯盼能加速作業，但人數實在過多，加上氣候劇變以致暴雨淹水，市場因而跳電；而民眾的聚集也造成網路壅塞，看診作業系統和健保資料一時根本無法上傳。院方遂緊急調用其他電力、發電機、移動網路基地台等設備，以滿足當時需求。

總計成大醫院在這場任務中至少出動了50名人力，包含6個工作站共12位採檢人員，10位協助掛號和資料建檔的同仁，與架設水電、網路等基礎建設等團隊成員。有賴於事前縝密的分流設計與動線管制規劃，以及大多數民眾都能配合現場人員導引，井然有序

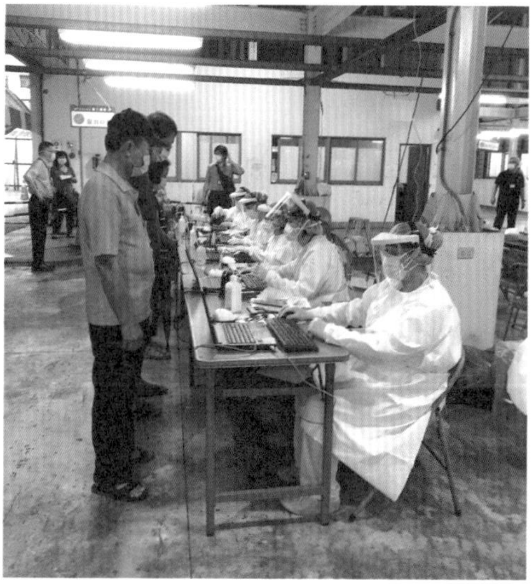

・協助篩檢民眾掛號。

排隊並保持安全距離，連續三天的擴大篩檢共完成3996例核酸篩檢。期間由工務組和總務組工作人員即時將所採集的檢體送回醫院實驗室，漏夜進行檢驗，以期能儘快確認社區狀況。值得慶幸的是，這次結果全數皆為陰性，順利度過危機。

然回首此次任務，對第一線採檢人員無疑是精神與體力的極大負擔，他們在大熱天下穿著悶熱的防護衣連續工作；任務結束後，全身工作服早已濕透，臉上也出現長期配戴N95口罩所留下的深深印痕。但大家毫無怨言、積極投入，黃偉哲

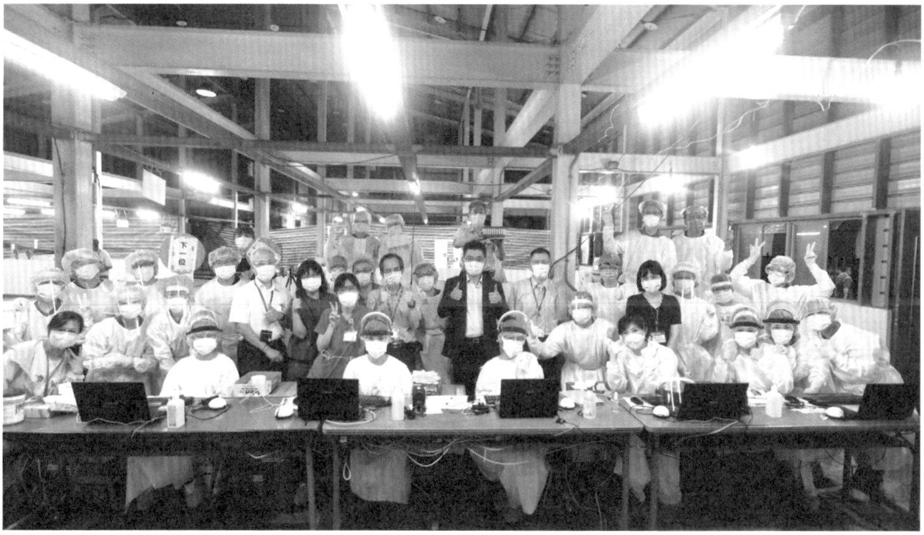

· 積極投入，完成任務的成大醫院同仁。

市長為此感動不已，當時亦在臉書上發文盛讚「他們有最可敬的背影、最美麗的笑容」。成大醫院在疫情期間，每位醫護便是抱著這樣的使命感與決心，負重前行，才能克服一次又一次的難關。

當然，能在三天內順暢地完成檢驗作業，排除硬體限制、完成網路架設及場地布置的後勤單位，功不可沒。加上警察局、地區農會、衛生局、果菜市場管理團隊等單位的通力合作，以及高素質的安南區民眾配合，整體篩檢過程方能平和且圓滿達成。

（品質中心主任、時任感染管制中心主任—陳柏齡）

（感染管制中心感染管制師—吳宛靜）

無懼、無拒、無距、無具，醫病與家屬都安心的負壓專責照護

五月中旬，本土疫情突然擴大，然新冠疫苗接種仍在初期之際，全國醫療量能與資源的負擔與日劇增。值此艱難時刻，國內不少企業紛紛都站出來，以實際行動支持防疫。像是台南在地企業可成科技即響應成大醫院號召、全力相挺，捐贈戶外負壓專責照護區及相關附屬醫用設備，並捐款補充相關防疫物資等，守護醫護人員健康，也使第一線醫護人員能安心投入救護工作、治療病人。

由可成科技捐贈、九典聯合建築師事務所提供設計及專案管理協助的「負壓專責照護區」，九月二日在急診室戶外停車場正式啟用，透過完善的負壓醫療空間提供病人創新的醫療服務，並使急診醫護能夠面對新興傳染病帶來的挑戰。

負壓專責照護區的設計，係源自二〇二〇年三至四月間疫情持續蔓延發展後，由成大醫院與成功大學醫學院、規劃設計學院及建築師校友群等，共同研發的原型「模組化移動式緊急醫院」，再經改良而成。最大特色是加入四個「無ㄐㄩˋ」的態度與理念：藉由負壓病房、醫護防護達成「無懼」病毒與「無拒」病人；讓醫病、探視能夠「無距」互動；透過防疫物聯網傳遞資

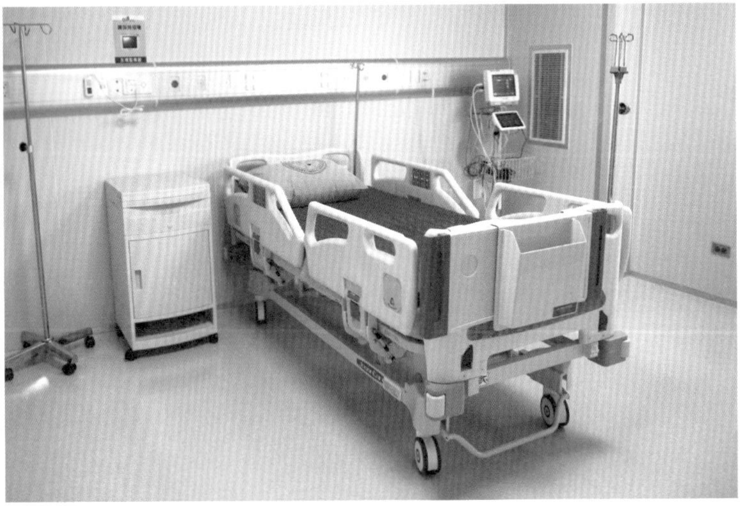

·「負壓專責照護區」最大特色是加入四個「無ㄐㄩˋ」的態度與理念。

訊的無線醫療載具，減少病人身上配線監測儀器的使用，朝「無具」的方向邁進。

結合智慧醫療系統的全面性規劃

此戶外照護區不但具備了完整的負壓照護空間設置，可收治疑似或確診的病人，提供緊急處置而不影響急診正常運作；獨立的動線也可以避免不必要的人員交會，減少直接接觸機會，降低院內感染風險；區內亦具有充足的醫療設備與先進的醫療系統，讓急診醫護人員可以為病人進行完整的檢查與治療。

特別是智慧醫療IoT相關系統的整

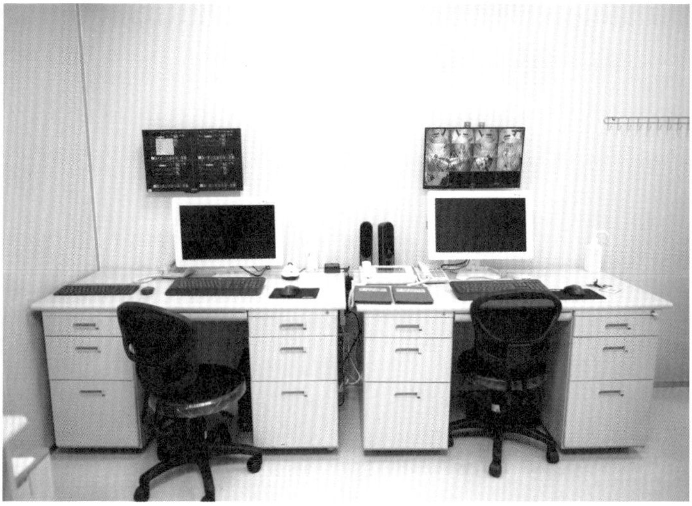

· 智慧醫療 IoT 相關系統的整合，隨時掌握病人病況。

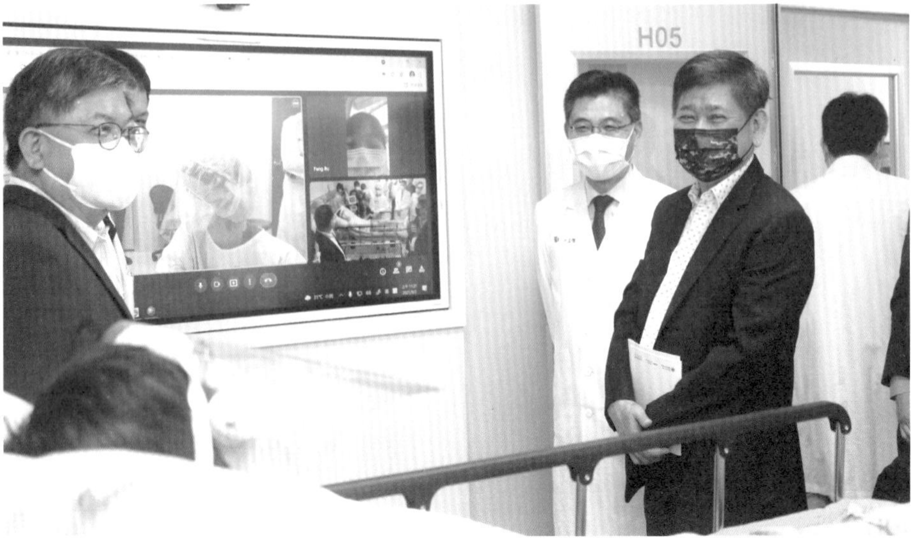

·透過螢幕視訊平台建構醫護、病人與家屬三方溝通管道，創造無牆化醫療照護。

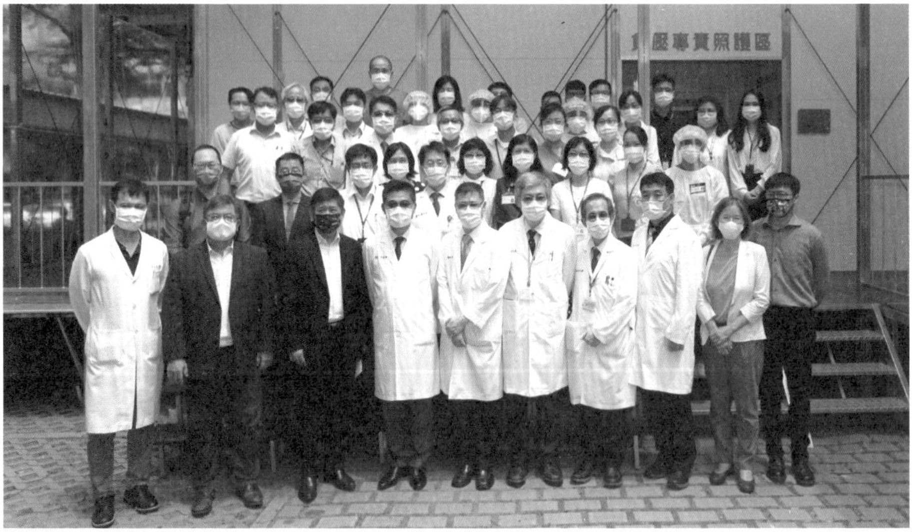

·建置「負壓專責照護區」團隊共同合影。

合，包括布建生理監視系統，結合智慧手錶、攜帶式血氧機連續性監測病人心率、體溫及血氧變化，即時傳輸資料至院方雲端系統，並匯入臨床儀表中央顯示面板，可隨時掌握病人病況；同時運用危害指標評估邏輯程式，輔助評估病況的變化，能針對高風險病人立即警示，並推播醫療團隊及時給予醫療介入，把握黃金救援期。此外也透過螢幕視訊平台建構醫護、病人與家屬三方溝通管道，創造無牆化醫療照護，讓家屬實際了解隔離病人的病況，營造病患備感溫馨、家屬更加安心的就醫環境。所有建置的設施及設備「可拆裝及重組」的設計，則是這個負壓專責照護區的另一優勢：對醫院在因應防疫的艱難與危急時期，更符合緊急負壓專責照護的機動性與戰備能力的擴充性，在防疫戰線及醫療能量的運作上，深具存在的意義及價值。

〔急診部主任｜林志豪、副主任｜張淑貞〕

研發全自助TOCC認證系統，紓解入院排隊人龍、3秒通關

一眨眼，距新冠肺炎疫情爆發已三年多過去了！這期間，成大醫院遵從中央疫情指揮中心的防疫準則與TOCC驗證標準，擬定諸多措施以維護醫護及病人安全，其中至關重要的就是醫院入口體溫監測及旅遊史認證管制。然而，當時醫學中心面對每日過萬的龐大人流，要守住醫院入口旅遊史認證，實是極大的挑戰與負荷。

回憶最初的認證方式，是透過健保署VPN網頁檢核旅遊史紀錄，即使該網頁已相當便利，但仍需多個步驟方能完成，如插健保卡、讀卡、查詢、關閉頁面、滑鼠回點等等，

服務一人次平均約耗費40至60秒。儘管院方在入口已布置大量工作人力，尖峰時段仍容易出現病人排隊壅塞的情形，在每日入院人次（含住院與門診）平均約1萬至1萬1千人次的情況下，一線人員不僅承受極高壓力，也因長時間連續操作滑鼠鍵盤無法休息，導致手指、手腕疼痛不適，在如此艱苦時期無不身心俱疲。

當時資訊室、品質中心團隊發現因TOCC驗證造成壅塞問題，以及人員操作的高度辛勞，主動提出優化方案，與門診部、護理部、急診部合作，在極短時間內開發出自動化輔助程式。自醫院啟動TOCC管制後，第一版自動化程式約兩天即完成，讓TOCC驗證過程的所有電腦操作流程全自動化，並於二〇二〇年二月第一波疫情時上線。

旅遊史認證自動化，效能提升20倍！

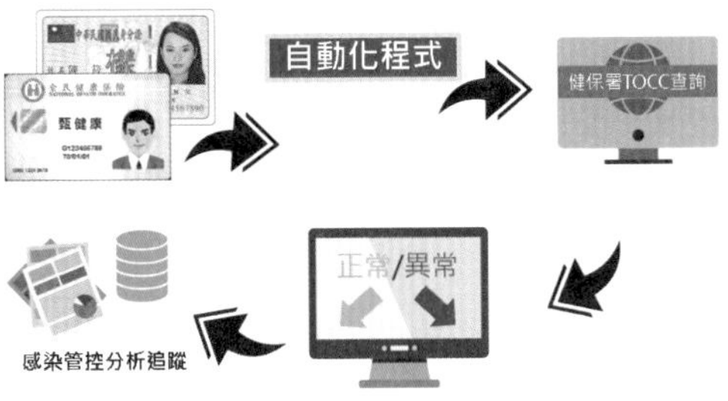

導入科技，TOCC認證流程再優化

使用此TOCC認證系統，只要插入健保卡或掃描身分證條碼，系統即可自動讀取身分證號、進入健保署VPN網頁檢核TOCC，自動判讀結果並以語音提示，同時完成資訊追蹤，從此之後工作人員幾乎不再需要手動操作電腦，讓自助化驗證成為可能。透過系統協助，整個TOCC驗證流程從每人次40至60秒縮短成3秒，效率提升二十倍；排隊時間從30分鐘、到尖峰時的50分鐘，縮短到兩分鐘以內，降低了接觸風險，也能減少在認證作業上耗用的人力，讓醫院可以將人力安排在其他防疫業務上。此外，自動化TOCC認證系統更針對全院不同動線進行客製化設計，依照門診、住院、急診等動線之服務屬性優化，

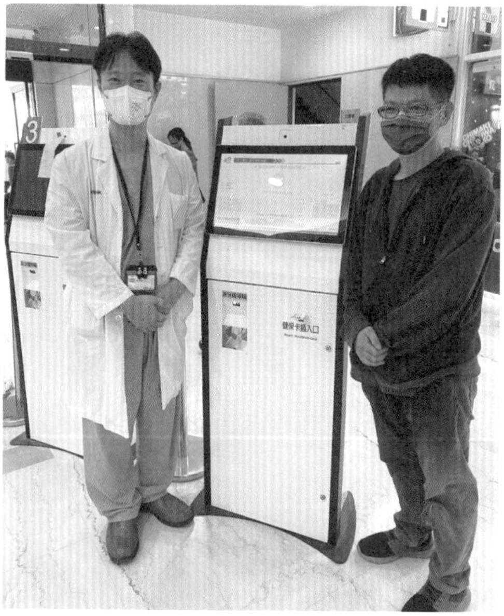

・系統開發者合照。

以配合防疫策略，使成大醫院各入口一線防護之責更臻完善。例如：

一、門診大樓區

民眾可自行插健保卡，減少工作人員接觸卡片，透過音樂提示可知有無旅遊史資料。

二、住院大樓區

因為需管控住院探訪人數、限制僅醫療必須才能進入，因此客製化成可稽核來院理由的程式介面。程式優化自門診模式，含全自動旅遊史查詢、音效警示。為加速認證效率，若為已預約檢查、治療、手術、住院者，系統直接

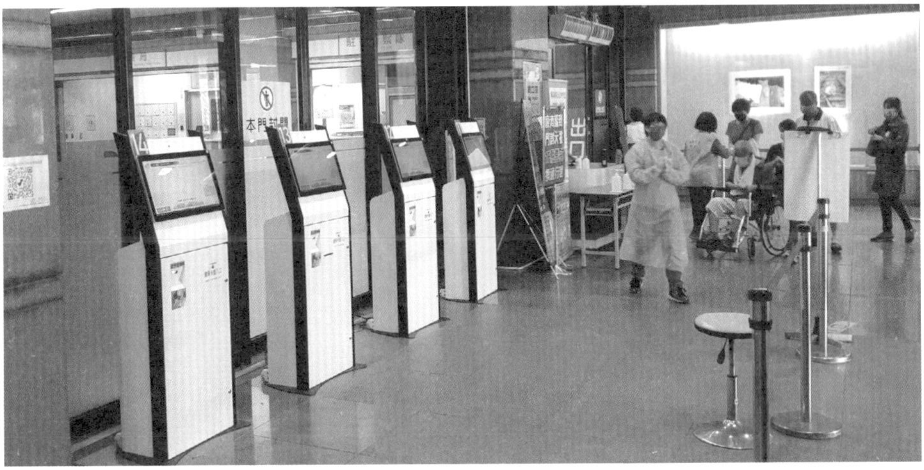

· 住院大樓入口與自助認證機。

認證免人工詢問。

三、急診區

急診有陪伴者、陪伴證等需求，所以在認證上較為複雜，需要進行病患及陪病者綁定，以及體溫快選註記的需要。

後續還結合了資訊室「成大e療通」行動APP的多元輔助認證來提升效率，亦即民眾若已預約掛號看診、住院、檢查等，可使用此APP產生QR code，以進行快速通關。隨著一波波疫情不斷的演進，在院方的鼓勵與支持下，品質中心與資訊室團隊持續優化TOCC認證系統，更自主研發了民眾全自助TOCC驗證機，程式從自動化升級到民眾自助化，進一步提高效能及增加安全性。團隊也將這段抗疫經驗分享至全國醫界，並獲得醫策會「響應防疫動起來Join Us Fighting COVID！活動」之獎狀肯定。

〔品質中心副主任、資訊室臨床顧問醫師、婦產部主治醫師－陳柏帆〕

適時滾動性修正自費採檢政策，建構疫情防護網

新興傳染病發現初期，在安全有效的疫苗和治療藥物研發上市之前，正確的快速檢測是防疫最重要的一個關卡，它可有效分流感染者與未感染者，並對有傳播病毒風險者加以隔離。因此，為了積極預防社區感染，成大醫院於二〇二〇年一月二十九日設置新冠肺炎檢疫站，開始處理疑似感染個案與分流；此時核酸檢驗的量能主要用於有症狀的高風險民眾。

隨著核酸檢驗量能的提升，加上成大醫院經中央流行疫情指揮中心指定為南區負責自費新冠病毒檢驗醫院，遂於二〇二〇年四月二十一日開始受理自費新冠病毒檢驗。初期受理「申請入境須檢附未感染檢驗證明之國家」、「經中央流行疫情指揮中心同意」之無新冠病毒感染相關症狀民眾，可以至感染科門診由醫師評估開立檢驗單，再至急診前方檢疫站採檢。自費檢驗時段為週一至週五的上午，及週二至週四的下午，檢驗費用為五千元。採檢後48小時內提供中英文版檢驗報告，並陸續新增自費檢驗的適用對象至「居家隔離／檢疫期間，因二親等親屬身故或重病緊急需求者」、「工作因素、出國求學之民眾及相關出境適用對象眷屬」等。

隨疫情發展達成不同階段檢驗任務

二〇二〇年七月十三日起，院方對民眾自費新冠病毒檢驗對象再次放寬，並新增「快速案件」服務，急件檢查當日下午5點可領取報告，檢驗費用為七千元。同時採檢時段更動為週一至週五上午9點，採檢醫師加入家醫部醫師與感染科醫師輪流排班，採檢地點為門診大樓勝利路二號門旁新設置之「門診防疫診療區」。此門診防疫診療區備有4間負壓採檢室，相關醫事人力配置包含採檢醫師一名、門診護理師兩名、醫事室同仁一名。二〇二一年三月起，考量感染科醫師業務繁忙，新冠病毒自費檢驗由家醫部醫師主責，並同時將採檢時段提早至上午8點半開始，採檢醫師為家醫部主治醫師及資深住院醫師支援。

為了降低民眾的負擔，中央流行疫情指揮中心宣布，自二〇二一年六月二十七日起，部立醫院PCR自費採檢費用由五千元調降為三千五百元，急件由七千元降為四千五百元，藉此減輕民眾的負擔。而本院PCR自費採檢費用則自二〇二一年九月八日起，亦由五千元調降為三千元，急件由七千元降為四千元。後續由於自費篩檢人數持續上升，院方於二〇二一年十月十八日起新增急診專師加入二線支援行列，並將篩檢時間提早至早上8點開始至9點30分。二〇二二年四月二十九日，因應本土疫情爆發，急診專師結束支援任務，再度由家醫部醫師主責迄今。

後續隨著全球疫情趨緩、各國出入境採檢政策逐步鬆綁及疫苗施打普及，自費核酸採檢的需求逐漸降低，因此自二〇二二年七月一日起，採檢時間異動為週一至週五上午8點至9點，此時採檢民眾以出境至日本及中國的民眾為主。二〇二二年十月十一日起，日本開放免簽證自由行，並對於提出有效三劑疫苗證明的國人，免提供72小時內PCR陰性證明書且無需隔離，導致出國自費採檢需求再降，因此自二〇二二年十月二十日起，自費採檢時間再次異動為週一至週五上午8點半至9點，自此採檢民眾多為出境至中國的民眾。

相關自費核酸採檢統計截至二〇二二年八月採檢人數約23000人次，而單日採檢最高人次則為二〇二一年二月十九日的140人，當日恰逢春節期間，是由採檢經驗豐富的家醫部吳至行主任支援。

綜上所述，成大醫院在新冠自費採檢作業裡，不斷因應疫情變化、國家政策及民眾需求，適時做滾動性修正以控制疫情並調節醫療量能。家醫部亦配合院方決策進行人力與時段的微調，重大假期時間亦排定支援人員加開診次，以滿足需求。透過設有獨立作業區域及負壓採檢室的採檢單位，降低民眾採檢期間遭受感染的風險；同時也與有症狀之高風險病人採檢分流，避免無症狀民眾至急診就醫採檢，亦紓解了疫情大流行時急診壅塞的現象。

〔家庭醫學部醫師—周杰穎〕

PART 3

風｜雨｜生｜信｜心

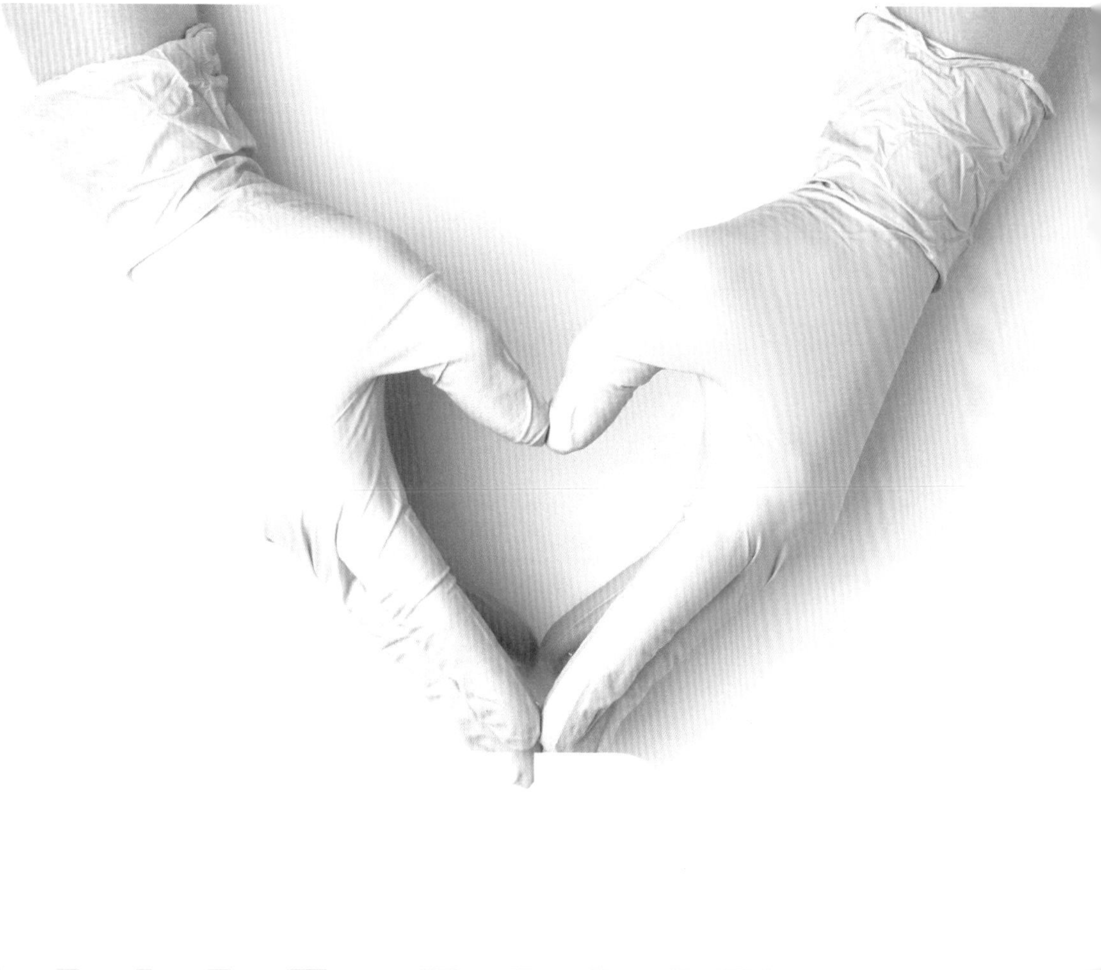

二〇二二年四月~迄今

應變減災，守護南台灣

進入二〇二二年，流行的 Omicron 病毒株致病率與 Delta 病毒株相較，致病性已經大幅下降，許多國家因疫苗接種人口加上染疫人口已經達到群體免疫的門檻，因此選擇逐漸放寬防疫措施，並且開放國境。

台灣在疫情之初採取嚴格的邊境管制，加上國內防疫策略奏效，國內確診者在二〇二二年初時只有一萬七千餘人，但已有接近八成民眾接種至少一劑新冠疫苗。而此時政府也已採購足夠的抗病毒藥物，已經無法、也不再需要採取堅壁清野的防疫策略，逐步邁向解封，與病毒共存，這也是我們邁向正常生活的必經之路。為配合政府防疫措施的改變，成大醫院的策略亦調整為「應變減災、守護台南」。

每當天災人禍發生時，老弱婦孺必定首當其衝，此次新冠疫情也是如此。孕婦是新冠肺炎重症的高風險族群；小朋友在疫情流行初期尚未全面施打新冠肺炎疫苗，因此抗體保護力不足。當時也有不幸的孕婦因染疫過世，母子雙亡；數起兒童新冠肺炎引起的重症腦炎案例，從發病到死亡只有短短數天，這些個案造成社會大眾極大的恐慌。成大醫院在沈孟儒院長指示下，成立「婦幼專責照護病房」，產科病房改設為專門收治新冠肺炎孕婦的病房，全面收治因為染疫而無法在市區醫院生產的孕婦，避免因為轉診問題而產生孕婦人球；至於產下的寶寶，安排在新生兒病房專區繼續照顧；原來在成大醫院看診的孕婦，則協調轉診至其他醫院，繼續接受完整照顧。

此外，為因應 Omicron 疫情爆發之初大量湧進醫院的病童，成大醫院特別劃設兒童急診專區，並且設有冷氣空調降溫，讓病童與家長無須忍受在烈日高溫下等候看診；小朋友與其他病患分流，可以迅速看診，得到妥善的治療。由於疫情之初，醫學中心有相對較充裕的人力和設備，醫療人員處理新冠病人的經驗也較為豐富，成大醫院因此責無旁貸扛下照顧孕產婦及兒童健康的重擔，在疫情期間守護台南地區婦幼健康。

〔品質中心主任、時任感染管制中心主任－陳柏齡〕

擴充專責病房守護健康，入院前全面篩檢降低院內感染風險

台灣在二〇二一年五月迎來疫情高峰，有了之前的經驗，院方陸續開設了7C和7A病房，擴充4A和12A專責病床數，共開設專責病床150床、加護病房31床、專責產房15床、專責嬰兒室15床，量能全開，守護台南民眾的健康。

台南地區人口數約188萬，但包含成大醫院在內卻僅有兩間醫學中心，足以執行較為複雜的急重症醫療技術。加上成大醫院向來對中央疫情指揮中心的防疫政策皆積極配合，像是某個期限前該提供多少病床數，院方都會盡力排除萬難、使命必達。另

外，在新冠肺炎肆虐的過程裡，也會碰到其他醫院沒有床位或足夠照護能力而轉送至成大的情況，當時沈孟儒院長即曾明確指示「只要踏進醫院、需要住院者，必定會收治」。

因此，在疫情期間，院內幾乎三分之一的床位都被用於專責照護，所開設的專責病床數居全台南之冠，至少收治了台南四分之一的確診病患。同時，亦根據不同族群各自安排適切的病床位，例如孕產婦、新生兒、兒童，以及較容易發生群聚感染的精神科患者等，避免讓所有COVID－19確診者處在同一空間中，也能確保每位病人都可以得到該專科最妥善的照護。

資訊整合、圖像化，迅速掌握專責病床變化

值得一提的是，為了改善人工計算及傳統需透過電話詢問的繁複作業流程，讓醫護能夠更快速地觀察專責病房床位狀況並進行調整，院方還投注心力開發了即時資訊面板，架設於24小時戰情中心內，對COVID－19的決策評估給予莫大協助。由成大醫

院應變中心、感染管制中心與資訊室所成立的資訊面板建立小組，將各部門的重要資料與繁瑣數據加以整理轉換，以圖像化的方式呈現，一目了然、簡單易懂。

藉由戰情室裡的大型LED螢幕，可看到「縣市病人數及確診趨勢」、「急診及防疫門診候診數」、「專責區病房病人數」、「急門診每周篩檢趨勢」、「居家照護納管人數趨勢」、「員工確診分布」共六大資訊面板，舉凡病人簽住、需增開或減少，或是院內有多少員工仍被隔離、人力是否需做調派等，都能在第一時間內掌握，大幅提升了應變能力。

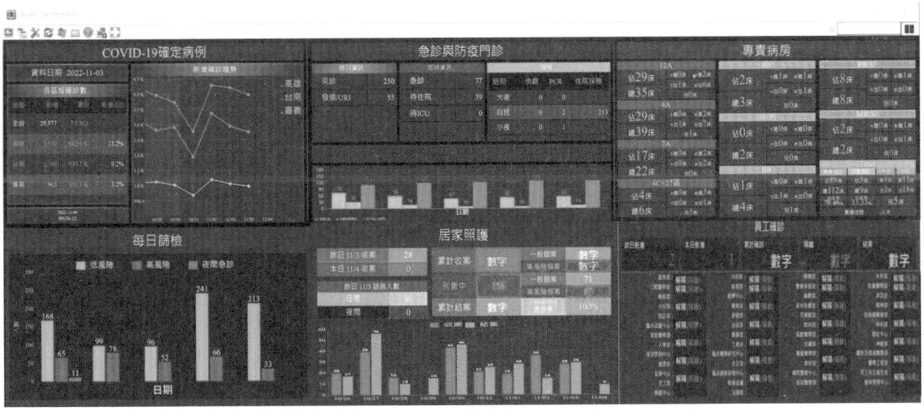

‧戰情室裡的六大資訊面板。

超前啟動院內篩檢措施

在設置專責病房、擴大收治量能之餘，基於守護住院病人及員工健康的責任，成大醫院針對篩檢政策早已超前部署。回溯至二〇二一年，衛福部於五月二十六日發布新入住病人全面採檢的政令，但院方在該月十五日便已開始實施。待二〇二二年三、四月間疫情再度升溫，當時CDC尚未規定全國醫院病人與陪病者都應篩檢，成大醫院也早先一步要求，不管是急診、住院開刀，或是門診需做侵

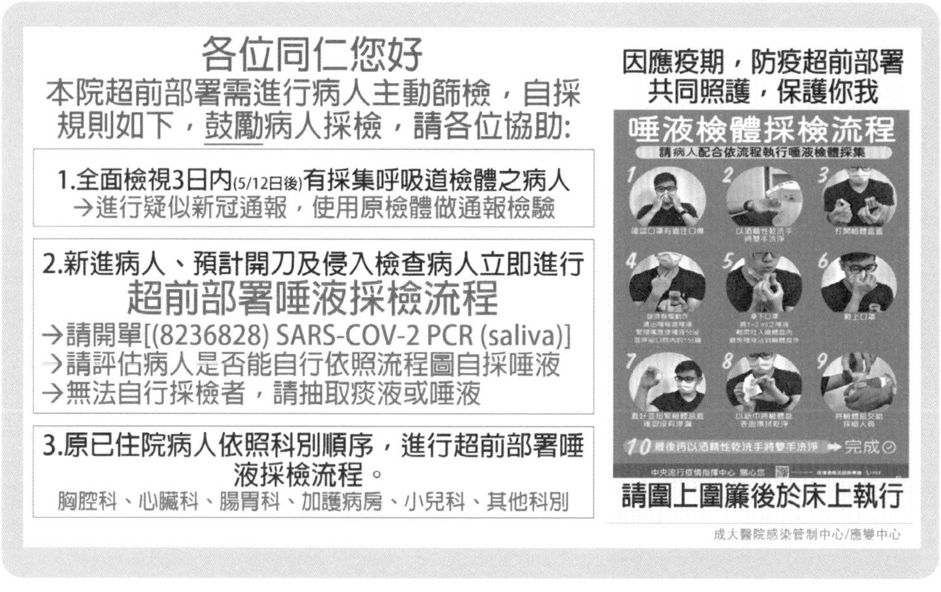

各位同仁您好
本院超前部署需進行病人主動篩檢，自採規則如下，鼓勵病人採檢，請各位協助:
1.全面檢視3日內(5/12日後)有採集呼吸道檢體之病人
→進行疑似新冠通報，使用原檢體做通報檢驗
2.新進病人、預計開刀及侵入檢查病人立即進行
超前部署唾液採檢流程
→請開單[(8236828) SARS-COV-2 PCR (saliva)]
→請評估病人是否能自行依照流程圖自採唾液
→無法自行採檢者，請抽取痰液或唾液
3.原已住院病人依照科別順序，進行超前部署唾液採檢流程。
胸腔科、心臟科、腸胃科、加護病房、小兒科、其他科別
因應疫期，防疫超前部署
共同照護，保護你我
唾液檢體採檢流程
請病人配合依流程執行唾液檢體採集
10 最後再以酒精性乾洗手將雙手洗淨 → 完成
請圍上圍簾後於床上執行
成大醫院感染管制中心/應變中心

· 超前部署，全院啟動院內病人與陪病者都應配合篩檢。

入性檢查的病人，均應全數進行篩檢；同時也鼓勵陪病者每週兩次定期自費篩檢，以保護住院的親友，減少病房曝觸風險。

透過此項措施，使得院方得以提早偵測到數起病房的感染個案，避免大規模群聚事件發生，以致整區病房需面臨關閉的窘境，保全了醫療量能，讓醫療團隊更能專注於病人的照護。

〔品質中心主任、時任感染管制中心主任－陳柏齡〕

〔感染管制中心感染管制師－吳宛靜〕

跨科別團隊首創婦幼專責照護，確保孕產婦與新生兒安全健康

新冠病毒的流行影響了世界每一個角落。而隨著確診人數的增加，其中不可避免地也包含了孕產婦族群。大多懷著忐忑心情期待新生命到來的準父母與家屬們，同時遇到世紀病毒COVID-19的侵襲，更增添了徬徨不安與焦慮的心情。

成大醫院產房自二〇二二年四月起，即已陸續收治確診的孕產婦。當時由於可預見疫情將來到高峰，加上考量確診孕產婦的高風險性，以及迫切的醫療需求。基於大學醫院中心的責任及使命，成大醫院在台南市政府衛生局指導下，於二〇二二年五月二十日

成立「COVID－19婦幼專責照護」，為確診隔離與緊急狀況的孕婦安排產程綠色通道，並由急診、產房、開刀房、嬰兒病房、小兒加護病房、感染管制中心等跨科團隊提供全方位照護，在疫情之下全力守護孕產婦和新生兒的平安健康。

高規格備戰接生，115名寶寶全數陰性

為了打造出母嬰親善的專

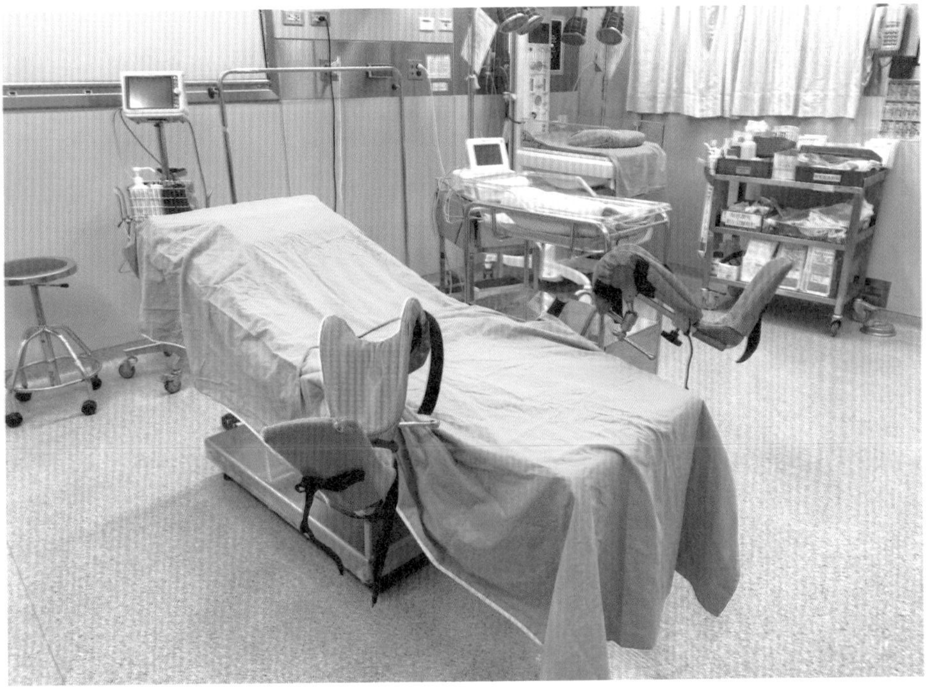

· 母嬰親善專責產房。

責產房，成大醫院投入最完整的醫療資源與專業人力，包括：

一、全新打造符合感染控制規範動線的空間，為確診孕婦及家屬提供安全可靠的生產環境，並由接受過完整優良訓練的醫護人員提供高品質醫療護理照顧、因人制宜的生產計畫、舒適信賴的生產體驗。

二、集結多個科別的專業醫療人員組成團隊，包括婦產科醫師、新生兒科醫師、麻醉專科醫師、感染科醫師、專責護理師、婦產專科護理師、孕產婦個案管理師，所耗費的醫護人力與照護物資均是雙倍以上。

三、建立一套安全便利的醫療專業工作流程，從進入急診開始便給予快速便捷的評估與處置；將遠端智慧醫療導入專責產房，透過通訊軟體輔助醫病溝通，新創軟體搭配輕便的平板電腦，使醫護人員執行醫療業務更加機動便利；以及後續待產、生產、產後與安胎的全面化照護。

四、確保醫療動線的順暢，除符合感染控制規範外，也涵蓋了標誌明顯清楚的入口及動線、空間區域明確區隔，以及轉送加護病房和手術室的路線是確實且迅速的。

自成立「COVID－19婦幼專責照護」後，截至二〇二二年十二月三十一日止，團隊陸續照顧共四三〇位新冠肺炎確

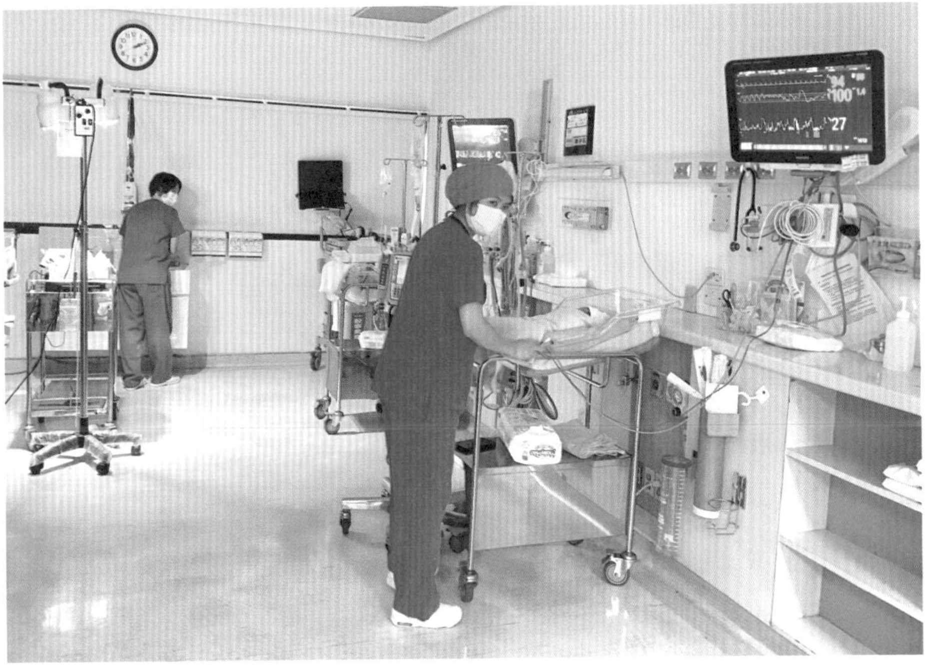

·新生兒、小兒加護病房提供全方位照護。

診及居家隔離的孕產婦。其中142位孕產婦住院、31位安胎治療後出院、111位產婦生產，全數孕產婦均恢復良好；所接生的115位新生兒經完善照護，新冠病毒檢測皆為陰性。

在充分的準備與完善安排之下，成大醫院專責產房不僅讓確診孕婦和家屬們原本擔心害怕的感覺，轉為安心踏實；對城市裡許多婦產科醫療院所來說，更是直接減緩了照顧確

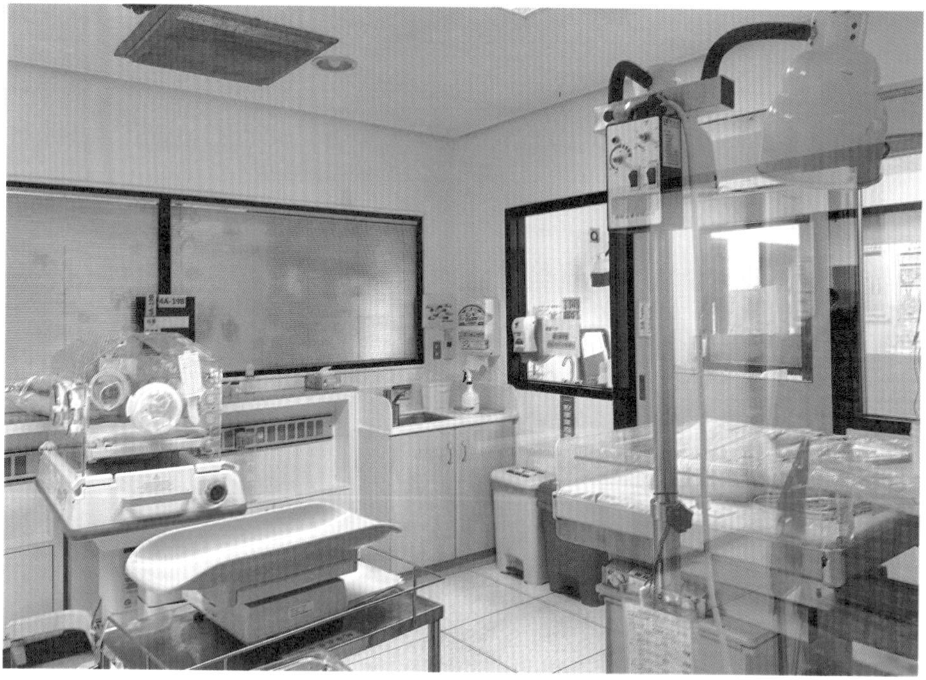

．在完善安排之下，讓確診孕婦和家屬面對疫情能夠安心不害怕。

診者的醫療資源及壓力，能為非確診孕產婦提供專注照護，真正落實輕重症分流政策。儘管從初始設立到日趨成熟的運作，專責產房曾經歷艱難與困境，面臨前所未有的挑戰，醫護人員也充滿緊張和焦慮，幸有台南市政府衛生局和院方的大力支持，加上醫護團隊的堅持及努力，方能成就這值得驕傲的使命。

〔婦產部產房主任—蔡佩穎〕

即時掌握孕產變化，「產房疫點靈」讓溝通更無礙

正值二〇二二年初疫情嚴峻之際，全國醫院配合國家政策陸續開設專責隔離病房以照顧確診及高風險病人。作為大台南地區醫療重鎮的成大醫院，同時也是孕產婦高危險妊娠照護及後送照護中心，肩負台南地區守護孕產婦安全的重要任務，因而有了孕產婦COVID－19專責產科病房的設立。

然而，產科具有安胎、待產、生產等產程多變的特殊性。一旦個案處於不穩定狀態或進入產程，往往需要長時間的醫護人力陪同檢查，高度變化性及高突發性的產科特質，

也時時考驗著醫護人員的現場反應及醫療團隊間協作支援的默契。面對COVID－19，除了要注意新興疾病的感染風險外，隔離環境下的醫療照護更是臨床人員的一大課題，尤其是醫療照護中訊息溝通的改善。

一週內軟硬體完全到位

因此，在五月十三日院方規劃專責產科病房的指令下達後，為提供醫護團隊最即時的支援，資訊團隊與護理部田于廷護理長、陳宣穎副護理長合作，共同於三天內打造成大醫院專責整合通訊系統「產房疫點靈」，完成第一代程式研發。有賴於開發團隊的資訊技術儲備，以及婦產部許耿福主任與產科所有長官的支持，專責產科病房於五月二十日，也就是開始服務前即完成所有硬體布局及投入啟用，以協助醫療團隊的聯繫、整合跨科別協作及新生兒科緊急支援。這套系統依照產科照護屬性打造，建置於病房、護理站與生產室，能使醫護透過資訊科技打破距離的隔閡，即時支援及調動醫療協助。

此新一代的數位通訊系統整合了三大功能：

一、Realtime Information 即時訊息傳輸

包含常用醫療指令片語傳輸，工作人員於病房端可以將需求一鍵傳給護理站，並快速取得所需的資源與協助；同時包含了緊急狀況呼叫求援功能，以因應產科病人的高變化性。建置於護理站的主系統，則可清楚綜觀全病房區及生產室的需求並給予幫助。

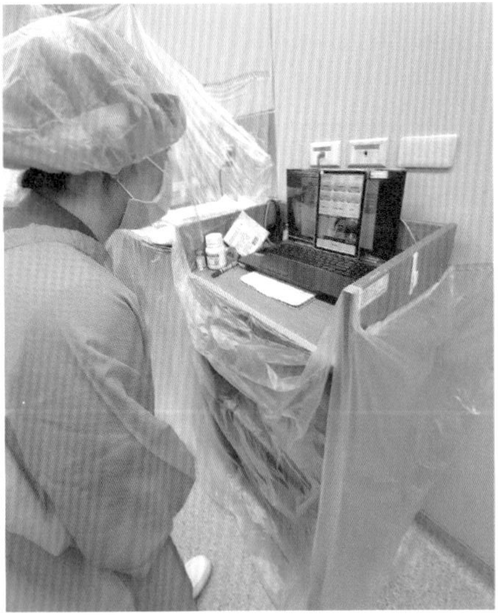

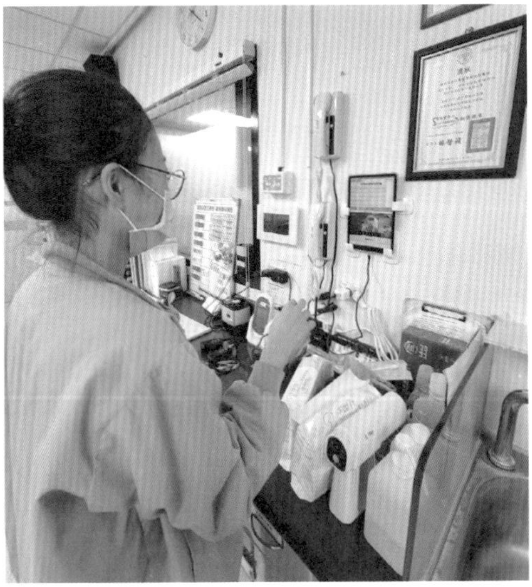

· 病房（左圖）及護理站（右圖）使用專責整合通訊系統，進行跨空間的即時視訊聯繫。

二、Audio 聲音通訊

能讓工作人員以類似無線電方式進行語音溝通，免除傳統撥打電話時不方便接聽的侷限。而且，透過資訊程式的力量，訊息溝通將不限於固定地點。

三、Video 視訊整合

以數位發展部唐鳳部長所推薦的 Jitsi Meet 視訊框架進行融合設計，達成跨空間的即時視訊聯繫，工作人員僅須一鍵即可進行長時間的視訊溝通，

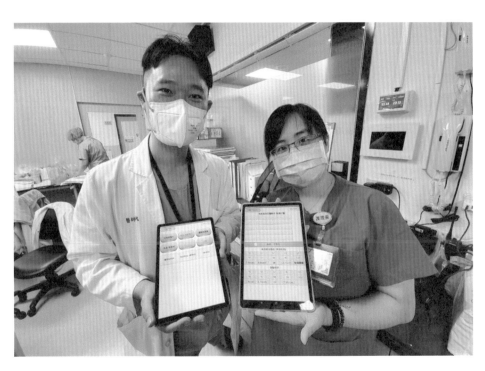

· 專責整合通訊系統。

滿足生產事件或緊急狀況時醫療團隊的協作與支援需求。

其後亦隨著疫情變化進行滾動式調整並新增功能，讓系統得以成為團隊最堅強的後盾、派上最大用場，後續也順利取得中華民國專利。

成大醫院二〇二二年的病人安全工作目標在於強調維護孕產兒的安全，致力提升孕產婦照護的品質，並勇於面對高危險妊

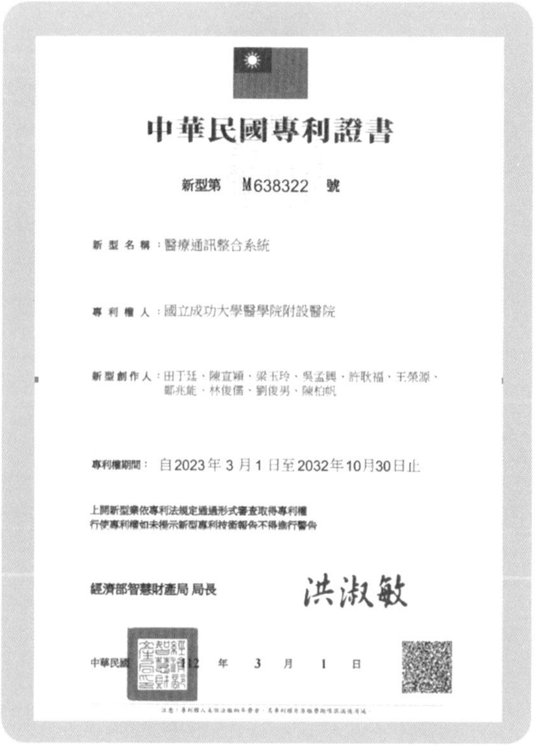

中華民國專利證書

新型第 M638322 號

新型名稱：醫療通訊整合系統

專利權人：國立成功大學醫學院附設醫院

新型創作人：田于廷、陳宣穎、梁玉玲、吳孟興、許耿福、王榮源、鄭兆能、林俊儒、劉俊男、陳柏帆

專利權期間：自2023年3月1日至2032年10月30日止

上開新型業依專利法規定通過形式審查取得專利權
行使專利權如未揭示新型專利技術報告不得進行警告

經濟部智慧財產局 局長　洪淑敏

中華民國 112 年 3 月 1 日

·「醫療通訊整合系統」中華民國專利證書。

娠及COVID－19的挑戰。期間有賴團隊成員面對疫情的努力不懈，以及院方長官持續的支持與肯定，再加上整合式資訊系統的輔助，使得有著無比凝聚力的專業孕產照護團隊，能一路堅持守護孕產安全的核心價值，並持續服務民眾與追求進步！

〔品質中心副主任、資訊室臨床顧問醫師、婦產部醫師—陳柏帆〕

緊急開設戶外兒科急門診，小Q站即時照護確診兒童

南部疫情在二〇二二年五月達到高峰，當時院內兒科急診一天湧入的病人量是平時四倍之多，導致兒科急診嚴重壅塞。由於感染控制的約束，即便高燒不舒服，感染新冠病毒的幼童也只能和其他上百位急診就醫病人擠在戶外帳篷區，忍受著南台灣酷夏烈陽與悶熱不適，等待治療。

院方原規劃盡快開發戶外看診平板系統，以因應戶外急診看診的需求；但兒科醫師們考慮室外高溫及醫療人力有限對病童的影響，遂積極向院方爭取將急診戶外組合屋改

造為獨立的醫療區塊，讓感染新冠病毒的幼童能在此獲得妥善照護。

在院方支持下，五月二十三日下午6點，兒科醫師們跨科部協調統籌，先由後勤單位架設空調系統，裝備掛號服務、叫號看板、批價系統，使行政相關流程得以齊備。考量感染新冠病毒的病人首重飛沫防護，因此規劃「隔離看診區」，以達成隔離

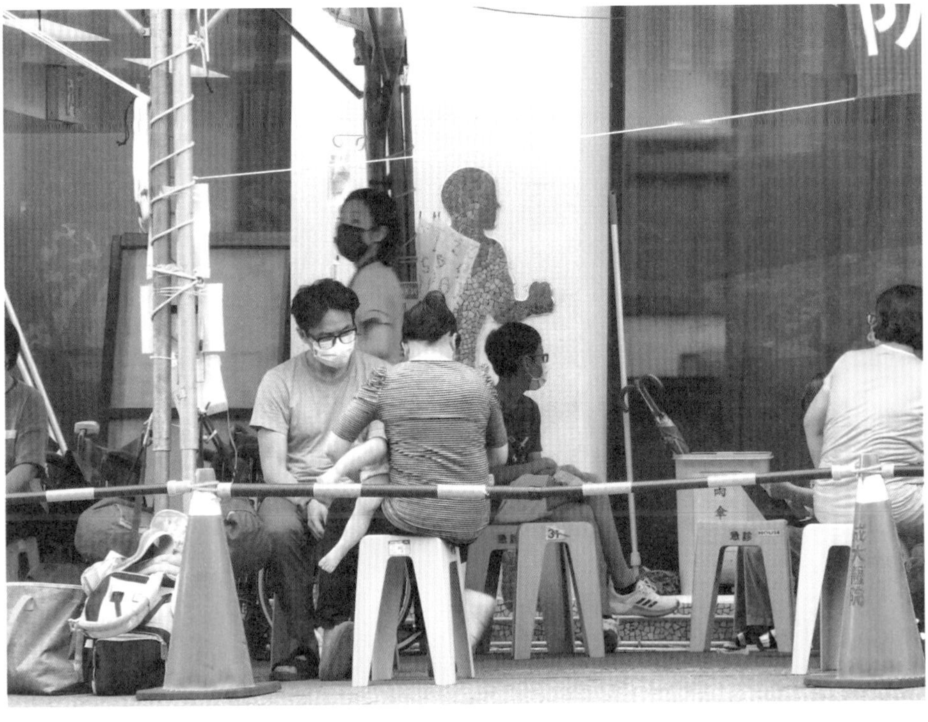

· 感染新冠的幼童也只能和其他上百位急診就醫病人擠在戶外帳篷區，忍受著酷夏悶熱、等待治療。

管控的目的；然而，「隔離看診區」拉大了醫師看診的動線，所以還設計了「行動醫療看診車」，結合看診電腦系統、診療工具及採檢耗材，可以機動隨行醫師看診，大大改善了動線及時效。

兒醫全體動員，降低熱性痙攣與重症風險

此外，感染新冠病毒的幼童症狀較易有高燒、上呼吸道阻塞的哮吼等症狀，高燒也容易誘發幼童熱性痙攣的發作，因此亦協調獨立藥局特別常備退燒塞劑、腎上腺素及急性使用的抗痙攣用藥等，以備不時之需。其他候診區、急救醫療處置區及就診動線，皆依照幼童的需求規劃。從開始籌劃到裝設完備，團隊們在短短十六個小時內即井然有序地完成，「小Q站」正式運作，收治感染COVID－19的小病人。

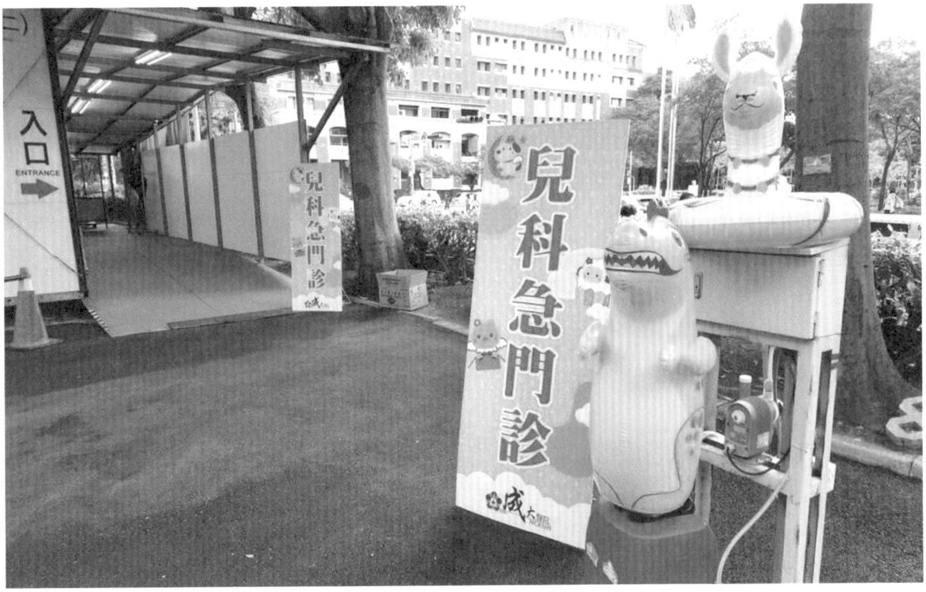

· 依照幼童的需求規劃戶外兒科急門診，小 Q 站正式成立。

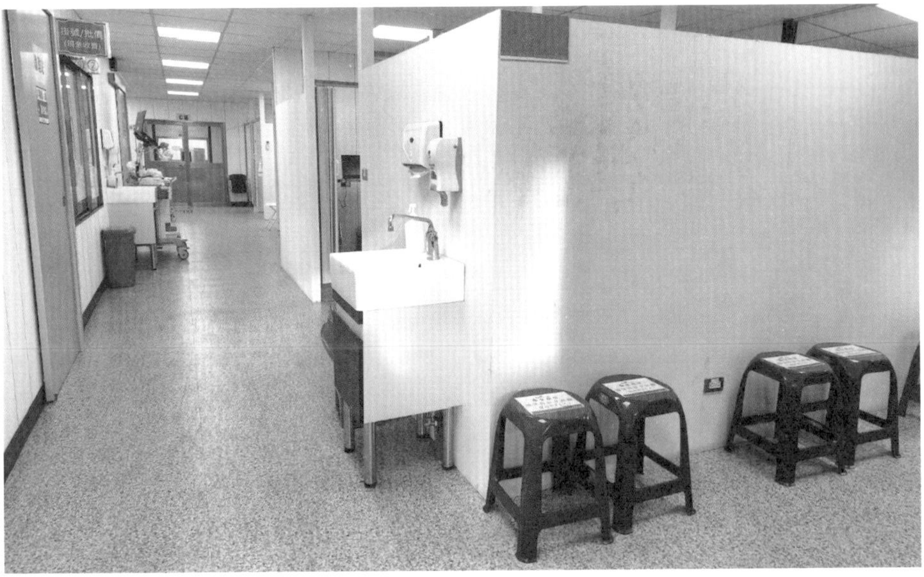

· 小 Q 站候診區。

　　在解決空間問題後，緊接著遇到另一個困難：大量的病患對原先便已相當吃緊的急診醫療人力，無疑更是雪上加霜。於是小兒部立刻號召兒科醫師總動員，包括教授級醫師也加入，支援全天候的看診服務。自此，當染疫幼童來到成大醫院急診，無需再長時間忍受戶外的炎熱氣候，發燒的孩子也能獲得即時的處理，減少熱性痙攣的發作及重症的潛在風險。同時，亦大幅縮短了染疫

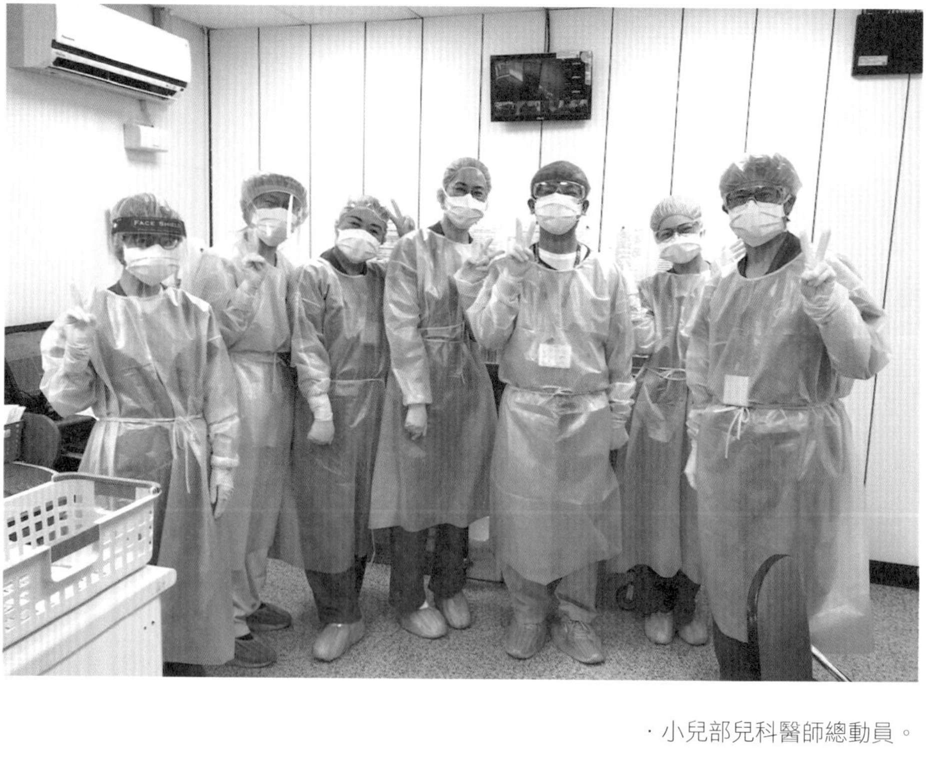

‧小兒部兒科醫師總動員。

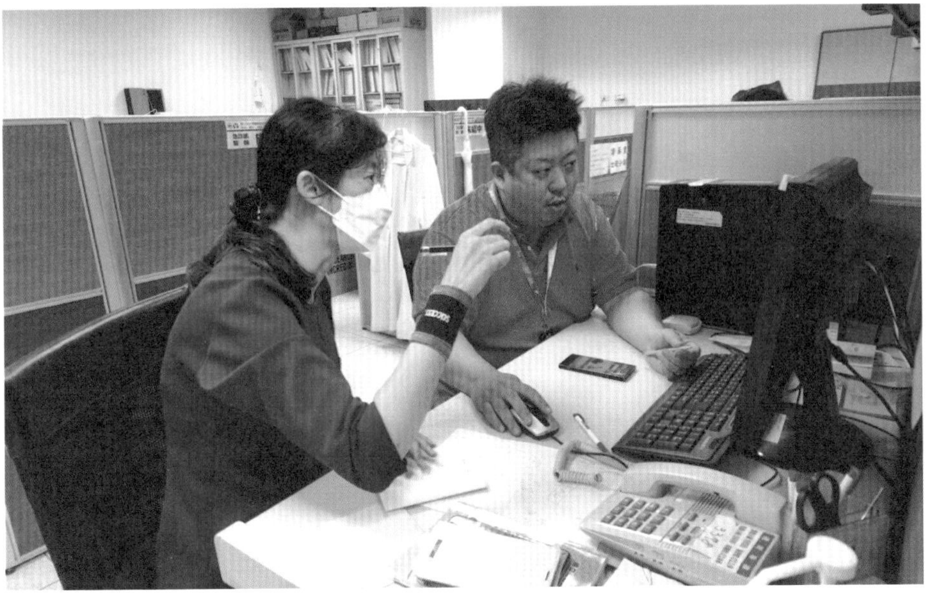

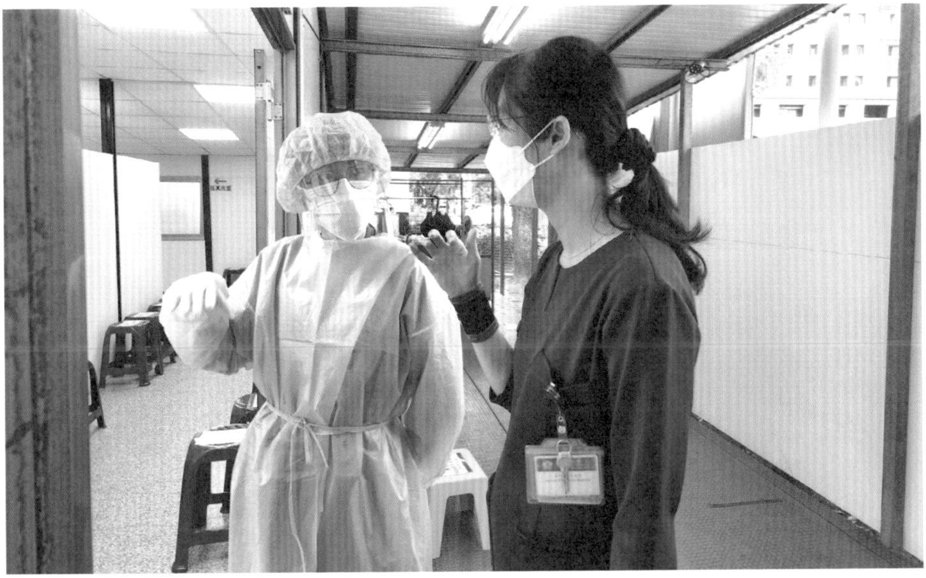

· 各科室協調不同立場、不同背景經驗的專業人員們，從中溝通並將各方觀點加以整合。

小病人停留的時間，從五月二十三日平均每人尚需等待１３２分鐘方能看診，在戶外兒科急門診設立的隔天隨即降至19分鐘。

回顧當初籌備、建置小Q站的過程，最困難且付出極大心力的，莫過於協調不同立場、不同背景經驗的專業人員們，從中溝通並將各方觀點加以整合。藉此也看到了每一位成醫人「把事情做好」的堅持，只要是為了病人，大家都願意付出。

除此之外，由於時間很短暫，所以僅能達到輕度確診病人的分流。若設備能更臻完善，並增加支援的護理人力，小Q站還能擴充服務到中重度病患，於疫情期間發揮更大功用，也更能落實分流機制。也因為這次寶貴的經驗，相信在面對持續變化的疫情時，成大醫院兒科能夠隨時再次啟動小Q站，快速反應、進入備戰狀態，守護南台灣的兒科病人。

〔小兒部小兒神經科主任－杜伊芳〕

支援拍攝疫苗注射數位課程，協助全國護理師順利完成施打

自從國內於二〇二〇年一月二十一日確診第一起境外移入確診個案，另於一月二十八日確診第一例本土個案，及至COVID-19疫情蔓延快速且難以抵擋的初期，台灣仍以防止社區傳播鏈、疫調足跡史等措施為主；來到二〇二二年初，台灣疫情急速攀升、創下新高。

這場抗疫戰爭，從清零到與疫情和平共處的過程，護理團隊需去除專科化的既定思維，提供以實證為基礎的護理措施來照護各種年齡及孕產婦等不同族群的染疫者，考驗

著第一線護理師的應變能力。另一方面，成大護理學系與成大醫院護理部也並肩合作創造出許多教材、照護懶人包及各種創意照護模式，攜手全台灣的護理師快速因應、共同面對新冠戰役。其中一項以實證為基礎的創新，且協助全國護理師及民眾教育的作為，就是拍攝製作 COVID－19疫苗教育訓練影片。

為提供最完整疫苗訊息，影片內容一修再修

時間回到二〇二一年五月，國內 COVID－19新冠肺炎疫情升溫，而注射疫苗已成了控制疫情的最有效方式。為了增加群體免疫、形成保護力，衛生福利部疾病管制署指揮中心緊急著手規劃推動「COVID－19疫苗大規模接種」，但全台執業護理師都已經身在醫療現場，實在很難騰出護理人力支援社區大規模接種。此時衛福部護理及健康照護司蔡淑鳳司長靈機一動，在照護司公告徵求在校、退休的護理師支援疫苗注射護理隊，一下子便湧進超過八千多位護理師及具執業執照效期內的護理夥伴熱心參與。

儘管打針早已融入護理師的血與肉，但對於疫苗注射的動線規劃、劑量稀釋、注射方向以及副作用，大家仍然需要相關知識的更新。蔡淑鳳司長遂委託成大護理學系與成大醫院進行拍攝COVID–19疫苗施打數位課程，以提升護理師投入疫苗注射的工作知能。在承接這來得又猛又急的任務後，成大醫院與成功大學隨即組成一支堅實的團隊，由護理學系主任柯乃熒統籌規劃、成功大學教務處推廣教育中心協助拍攝製作，以及護理學系助理教授李歡芳、臨床助理教授暨成大醫院護理部副護理長陳嫵今、感染科蔡進相醫師、羅景霳醫師與多位護理系學生共同協助參與。

但是，因為疫情變化多端，指揮中心每天都不斷地進行滾動式修正，不僅是疫苗種類的到貨情形，連優先施打的對象也在不停調整。比方說，一開始要進行拍攝時，只有AZ疫苗，但確定拍攝的當天，衛福部同時公告莫德納已確定可施打。為了提升影片的可用性，團隊趕緊調整PPT課程講述內容，將不同疫苗分廠牌、劑量、作用與副作用分別表述，並不時緊盯著指揮中心對於施打對象排序是否有新的修正。最後完成的數位課程影片，時間長度約30分鐘，但因為滾動式修正之故，拍攝團隊站在攝影棚錄製大概有3小時之久，正所謂「台上一分鐘、台下十年功」。

而這部「COVID－19疫苗教育訓練數位學習課程」已在二〇二一年六月八日建置於「衛生福利部疾病管制署」網站，並透過多媒體傳播方式提供各大醫療相關學會及各地衛生局等政府機構，做為當時護理疫苗注射隊成軍的教育訓練課程，宛如一顆定心丸般，讓退休的護理前輩們投入抗疫前線的行動更為踴躍。

（護理部副護理長－陳嫵今）

掃描 QR Code 觀看
疫苗注射護理隊～COVID-19 疫苗注射培訓課程

製作確診孕產婦及兒童照護懶人包，降低照顧壓力與焦慮

隨著國內疫情在四月急速攀升，全台各地陸續傳出孕產婦及兒童確診的消息，其中更有北部孕婦在染疫後母子均不幸病逝，以及確診兒童出現重症與多系統發炎症候群（Multisystem inflammatory syndrome in children, MIS-C）比例攀升的現象。在疫苗施打尚未普及的當時，面對來勢洶洶的病毒，不只孕媽咪們焦慮，家有嬰幼兒的父母更是擔憂。

有鑑於此，護理師護士公會全國聯合會秉持護理專業的敏銳度，發現孕產婦、兒童及家長的需求，便委託成大醫院護理部、成功大學護理學系、成大醫院婦產部與小兒部醫護團隊，並廣邀產兒科學界與業界專家，共同編制了「COVID-19孕產婦自我照顧」、「COVID-19孕婦相關常見疑問解答」、「兒童感染新冠肺炎居家照護指引」、「6-11歲兒童莫德納疫苗接種（家長篇）」、「6-11歲兒童莫德納疫苗接種（兒童篇）」、「兒童感染新冠肺炎居家照護指引簡易版影片」等相關衛教資訊。

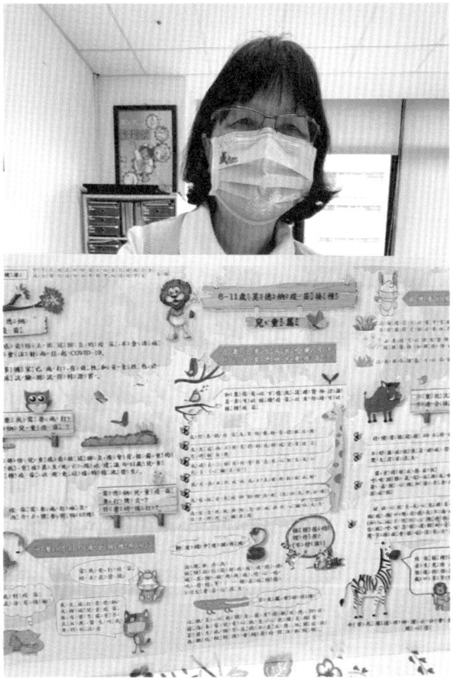

· 護理部張瑩如主任全力支持編制孕產婦與兒童新冠肺炎衛教資訊，彰顯成大醫院對兒童人權的重視及協助父母溝通的決心。

化繁為簡、深入淺出的知識分享

在孕產婦自我照顧篇中，護理學系教授許玉雲、助理教授洪筱瑩和碩士生梁旆綺，一起和護理部產房團隊以共情角度收集孕產婦的疑問，透過廣泛匯集疫情新知、閱讀最新文獻及指引，以簡潔、生動又易懂的方式提供解答，並搭配意象式的圖示，分別針對未感染之健康孕婦及確診孕產婦從孕期、待產到產後的自我照護進行說明。同時也徵集婦產部醫師康琳與產房護理長田于廷等業界專家的意見，將預防感染、自我照護、壓力因

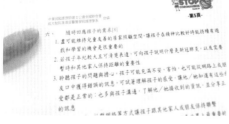

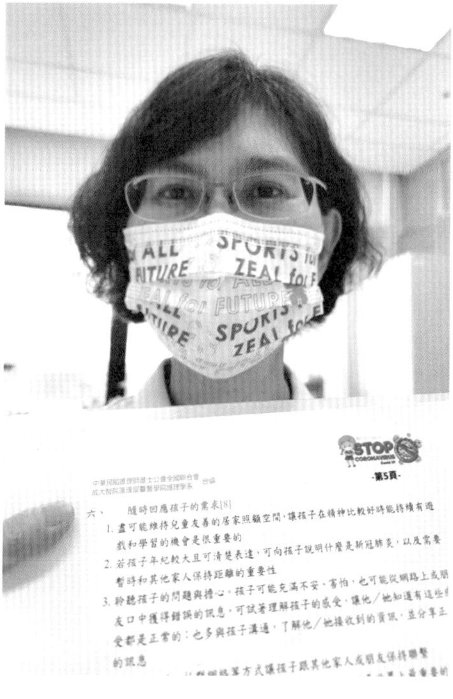

· 護理部馮瑞鶯副主任表示，在「兒童感染新冠肺炎居家照護指引」中，特別考量照護者及染疫兒童的心理壓力及需求，提出了應「隨時回應孩子的需求」說明。

應、確診後的產檢與生產時機、COVID藥物的使用與安全性、確診後的哺乳等等議題，在最短時間裡設計成21題 Q&A的形式。有如懶人包的衛教資訊公布在成功大學護理學系的網站上，無償提供給所有醫療院所與一般民眾使用後，也引起非常多熱烈的迴響。

在兒童感染與疫苗注射等相關指引部分，獲得了護理部主任張瑩如與醫學院副院長柯乃熒的信任與支持，兒科護理團隊由馮瑞鶯教授、李佳桂副教授、張心怡講師、護理長陳宜㢟與副護理長陳嫣今主導，透過大量的實證文獻、EUA及指引，整合出以兒童為主體的照護與衛教內容。再加上業界專家小兒科醫師王仁水的專業支持，編寫了一系列從疫苗注射到兒童確診的照護指引。

至於孩童染疫的症狀處理及感染控制，則被彙整於「兒童感染新冠肺炎居家照護指引」中，除此之外更特別考量照護者及染疫兒童的心理壓力及需求，提出應「隨時回應孩子需求」的說明，包括：讓孩子在精神比較好時能持續有遊戲和學習的機會；讓孩子知道什麼是新冠肺炎，以及需要暫時和其他家人保持距離的重要性；聆聽孩子的問題與擔心；讓孩子感受到他／她是被愛著和關心的；可透過視訊、社群網絡讓孩子跟其他家人或朋友保持聯繫。

以上一系列孕產婦、兒童確診照護指引推出後，接連收到許多來自不同機構、家長及學校的回饋與肯定，尤其在全國各地地方政府成立「居家輕症關懷團隊」及陸續開打幼兒疫苗注射之際，這些相關照護指引及懶人包均能協助照護團隊快速上手，評估、照護及關懷居家確診的孕產婦和兒童，並且降低家屬們照護的不確定感。可以說全國孕產婦、兒童確診照護搖籃的成立，成大醫學院及成大醫院扮演相當重要的推手！

〔護理部護理長－田于廷〕

輕症居家照護中心成立，在家就能享有完整醫療追蹤

隨著病毒不斷的變異，國內相關防疫措施也不斷進行調整。在觀察到 Omicron 病毒株高傳染力且輕症為多之後，中央流行疫情指揮中心的防疫重點遂以「中重症減災」取代「清零」。各地方政府陸續啟動確診居家照護，為應對四月的確診狂潮，台南市衛生局亦於二〇二二年四月二十一日指定成大醫院為台南地區 COVID－19輕症居家照護四大負責醫院之一。

自接到任務後，醫院各部門群策群力，從家醫部、護理部、感管中心、醫事室、藥劑部、門診部，到資訊室、總務室、資材室、工務室、秘書室、主計室等單位隨即配合，短短兩日內便完成規劃。於四月二十八日開始接受衛生局委派個案，迅速展開民眾於確診隔離期間的居家照護服務，範圍囊括南區、北區、安平區、中西區、關廟區、龍崎區、新化區、山上區、玉井區、楠西區、南化區、左鎮區、大內區等共十三區，十足展現抗疫量能。截至十二月二十一日止，服務人數已達14419位，透過醫護人員以通訊方式評估與追蹤健康狀況，民眾得以安心在家休養。

成大醫院COVID－19輕症居家服務秉持輕重症分流的原則，在疫情蔓延初期，家庭醫學科醫師、護理師、藥師等成員所組成的團隊接到派案後，會由醫師與個管師打電話了解確診者的健康情形，並依照個案的身體狀況與病史等，將輕症個案分為高、低風險者再進行後續居家照護追蹤。經評估發現若不適宜在家照護，則會依情況適時轉介就醫，或與衛生局配合轉至檢疫所等。

眾志成城，有效達成減災

考慮到確診民眾在病程裡可能會有症狀處理、就醫、藥物、補助等包羅萬象的疑問，院方同時啟動24小時緊急諮詢電話服務，由個案管理師適時給予回覆，日夜共計已達2500多通。並為有需求的照護個案提供了通訊／視訊診療服務，從症狀緩解治療到抗病毒藥物的評估開立，以零接觸方式安排後續治療。

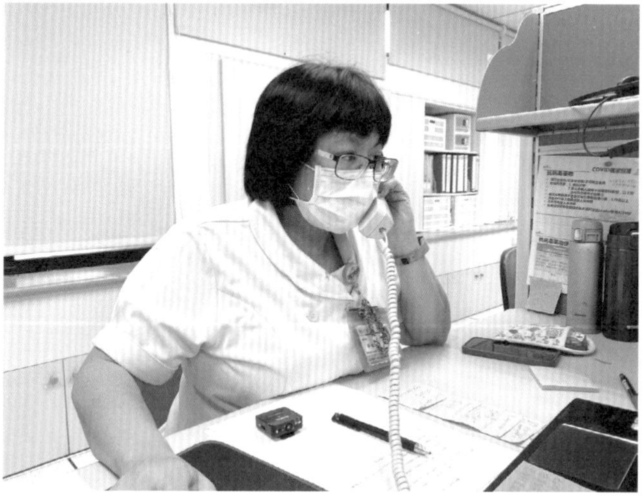

· 輕症確診居家照護中心開設 24 小時緊急諮詢電話服務，個管師適時回覆民眾。

在這波抗疫的過程中，團隊接到衛生局派案每天平均約有60多位；疫情嚴重時期，有時會在一個半天裡就收到兩百多個案件，甚至需要四線醫師同時進行線上評估。有別於傳統面對面的看診方式，運用通訊科技完成診療無疑是個全新的挑戰。防疫工作上也特別需要團隊成員間彼此的合作，例如藥師必須把關病人的用藥安全，要格外注意抗病毒藥物和其他用藥是否會產生交互作用；而以往大多都是擔任長期照顧角色的個管師，在此急性傳染疾病疫情之下，每天必須持續關懷、追蹤確診者，當民眾居家隔離期間碰到任何突發狀況也要站在第一線聆聽並協助處理。

為了能夠順暢運作、達成中央減災的目標，除了醫護人員之外，後勤部門的支援也很重要，像是感染管制中心協助疫情時期對外的聯繫、醫療事務室協助居家照護派案共照雲下載、工務室幫忙建置硬體等等。資訊人員亦是相當關鍵的幕後幫手，他們持續優化個管資訊系統，讓整體評估過程更加自動、「smart」化，提升了臨床人員的「戰鬥」能力，使團隊能夠在極為有限的時間內處理

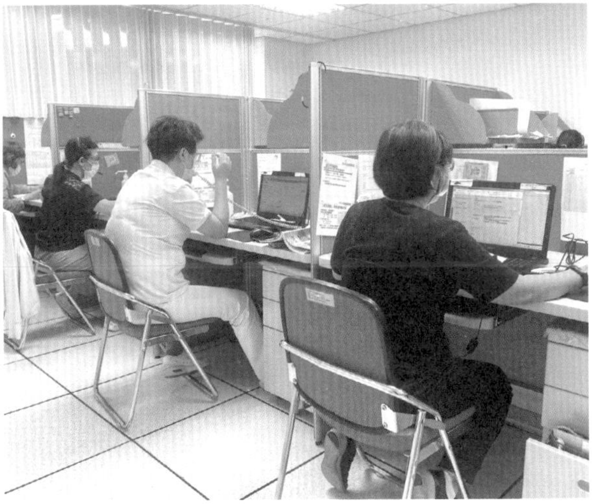

· 個管師每天持續關懷、追蹤輕症居家個案。

上百位個案，展現「資訊抗疫」的重要性與力量。

這段漫長的抗疫過程，有賴院方的支持與工作夥伴們的攜手前行，才能共同集思廣益，解決一個個新關卡；使得輕症居家照護服務在嚴峻的疫情考驗下，仍能兼具「質」與「量」，秉持「及時性」、「資訊化」、「連續性」的照護原則，成為醫療體系保存能量、順利運作的後盾之一。

〔家庭醫學部醫師－鄭翔如〕

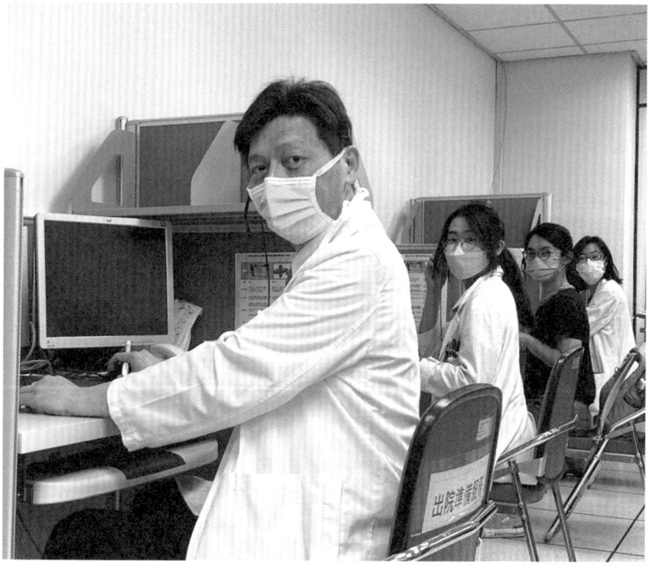

‧疫情嚴重時期，個案件數多，有時甚至需要四線醫師同時進行線上評估。

輕症照護關懷不分國籍，善用各方資源突破語言障礙

眼見國內疫情開始急速攀升，如何降低這場疫情之亂的主戰場——醫療院所——的醫療負荷，避免大量確診民眾湧入醫院衝擊醫療量能，是當時至關重要的事。

因此針對確診民眾的分流照護，全國各地衛生機關均要求各醫院成立「輕症確診個案居家照護團隊」。成大醫院亦責無旁貸，集結了所有行政單位及醫療單位共同努力創建，迅速成立了「輕症確診個案居家照護中心」，從籌備到正式運作僅約兩天時程。

草創初期，來自不同單位護理師所組成的全新團隊，依照衛生單位提供的名單，逐

包括：領取成功照護藥包、重症症狀辨認、緊急醫療協助等資訊，提供英文、日文、越南文、印尼文等多國語言版本。

有了書面文字，雖是一大助力，但當面臨需對話的情境時，口說能力仍是一大限制。當時只能透過台南市政府的共照雲系統傳送防疫資訊，但畢竟是公共資源，使用上難免受限。院方於是當機立斷，委請資訊室建置簡訊系統，由中心人員針對外籍人士逐一透過簡訊傳送相關訊息，取

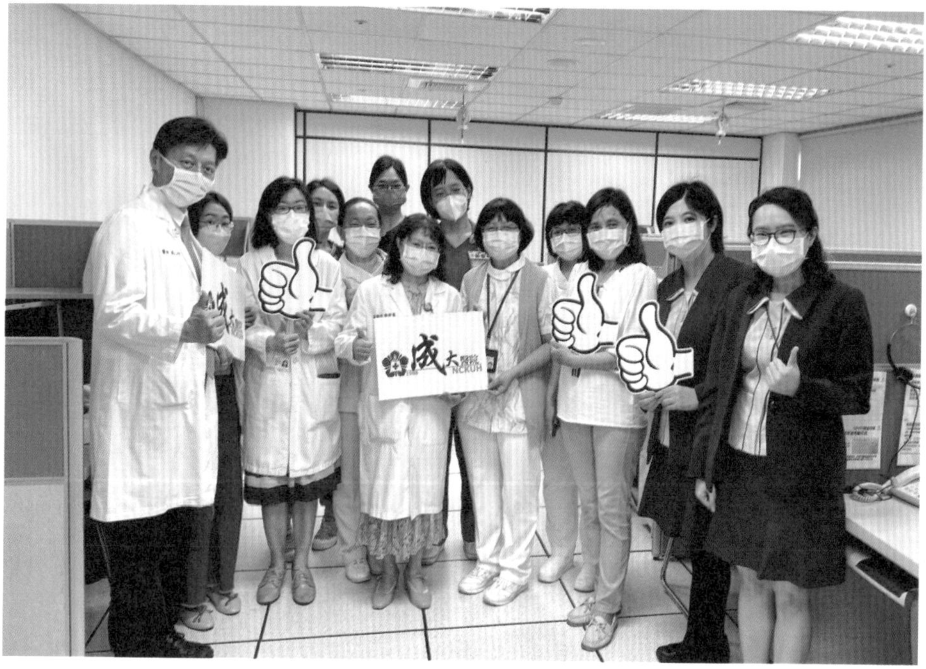

・輕症居家照護中心同仁合影。

代電話關懷。才剛克服語言障礙問題，細心的中心同仁們隨即發現，仍有少數無法使用手機或非上述語系國家的外籍人士確診。因此採取人工辨識方式找出這些少數族群並集中名單，向衛生單位確認通報資料，試著從就醫的訊息中聯絡可以協助雙向溝通的人員，以提供相關照護訊息。

輕症居家照護中心團隊透過多方努力、克服種種困難，無非是為了確保每一位輕症個案居家自我照顧時都能夠更安心、安全，讓主要的醫療資源集中於更需要的病人身上。而盡其所能地照顧非本國籍人士，也能避免人們病急亂投醫，落實醫療資源的公平性及可近性。

〔護理部護理師—鄭雅方、督導—李秀花、蘇睿寧、邱智鈴〕

出院準備服務機制無縫接軌，返家後照護資源與追蹤不停歇

本土疫情於二〇二〇年、二〇二一年以北部較為嚴重，南部則以較輕症且年紀輕者占多數，因此成大醫院專責病房一直以12A病房為主。但是在疫情初期，有鑑於這類病人返家後常面臨許多困擾，例如：出院安置、返家自我照護、擔心傳染他人、他人異樣眼光、同住家人被隔離無法協助出院安排及辦理出院等等。因此12A病房照護團隊便啟動了「一病人、一專責護理師」的個案管理模式，陪同確診者由住院到出院之後，並給予照護資源整合及追蹤關懷，可見專責病房的抗疫天使不僅在醫院裡抗戰，守護的翅膀

更延伸飛到社區之中。

然而，自二〇二一年底到二〇二二年初，國內新一波疫情的確診民眾，人口學變化朝向孕產婦、兒童、高齡多重慢性疾病、機構住民等族群。尤其是高齡合併多重慢性疾病和機構住民，往往都會面臨出院安置地點、機構收容意願等問題，為住院病人的出院準備服務帶來另一個新的挑戰。

不同於其他醫院的出院準備服務模式，成大醫院透過以下做法足以應變疫情的衝擊：

一、孕產婦、兒童確診病人的出院準備服務，由照護單位原團隊，如產房、小兒科病房等主責。

二、高齡合併多重慢性疾病、機構住民等病人，經原團隊評估後再照會出院準備服務院際個管師提供服務，例如協助病人或案家進行後續照護資源與整合轉銜的窗口；擔任醫院、地區／區域醫院（急性後期整合照護團隊等）、居家醫療整合照護團隊及後續照護機構的聯繫窗口，例如：病人下轉或出院到長照機構時採檢的時效性、尋找合適的後續照護機構等；另外，配合國家政策成立專責加護病房或病房時，串連區域照護網絡，協助病人轉院並進行無縫接軌的醫療轉銜聯絡。

實際案例經驗分享

關於成大醫院所推動的出院準備服務，可從以下幾個案例一窺全貌：

【案例一】

二〇二〇年國際學生第一次入境台灣後，因確診住院治療及隔離。專責護理師發現病人缺乏日常生活用品，擔心語言不通與未來出院安置問題，遂透過院方感管中心及護理單位直接聯繫學校衛保組及學系，提供日常用品、視訊教學、出院安置到單人宿舍，並由學系協助辦理出院等。

【案例二】

二〇二一年一位70多歲阿公與案妻同時確診，夫妻倆分送至不同醫院；家人也因同時隔離無法提供日常生活所需，還得擔憂分處不同醫院的父母，於是醫護團隊主動透過感管中心聯繫衛生局及他院，將案妻轉入成大醫院與阿公同病室。預備返家時，擔心回到社區後遭受異樣眼光，團隊經過不斷討論，最後找到其他未隔離親人安排居家附近暫無人居住的空房作為安置。出院當日的接送，則透過衛生局聯繫防疫計程車給予協助。

【案例三】

一位有多重慢性疾病的80多歲阿公，因失能及家庭照顧問題，由長照機構提供生活照顧服務，因疾病惡化及確診等因素來到醫院。在治療告一段落後，家屬擔憂機構疫情，陷於回家安置由家人照顧與再返回機構兩項抉擇困難。因此團隊照會出院準備服務院際個案管理師，再由個管師邀請團隊、家屬召開家庭會議，針對返家自己照顧的人力負荷及機構安置的資源予以分析，並由家人共同參與決策。最後，家屬決定短期可先讓阿公回到家中自行照顧，接著轉銜長照及居家醫療照護等服務，同步進行重新安置於機構的準備。

台灣自二〇二〇年初至今，對待疫情的政策一直做滾動式修正，從抗疫、阻止社區傳播到降低染疫對日常化運作的影響等，最主要目的是緩解第一線醫療工作的負荷。而這場與病毒的拉鋸戰中，護理師的功能與角色備受肯定，成大醫院團隊也展現了緊急應變、整合、團隊合作的能力。在成大醫學院護理系與成大醫院護理部的通力合作下，完成建置許多不同族群疫苗注射教材、照護指引、居家、住院照護模式等等創舉，也藉由以實證為基礎的護理教育協助全國護理師共同面對防疫挑戰。

〔護理部督導－李秀花、護理長－賴霈妤〕

PART 4

兵馬未動 糧草先行

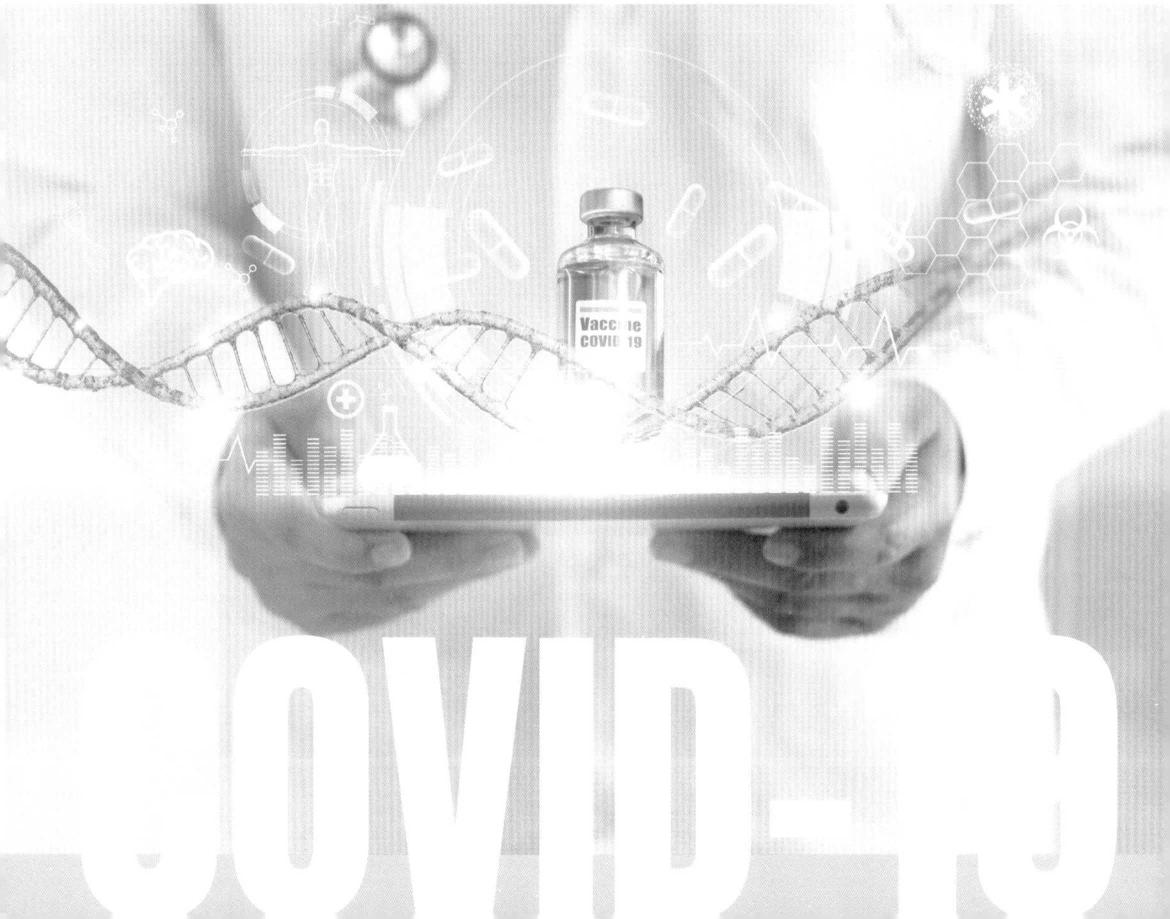

各就備戰位置的後勤支援部隊

《精忠岳傳》有云：「三軍未發，糧草先行；目今交兵之際，糧草要緊。」古人的經驗提點凡行動前要先有計畫和準備。在面對著嚴峻疫情的這場戰役中，除了一線的醫護人員肩負重責之外，後勤系統的規劃支援和軟硬體的完備到位，更是提高醫療效率和醫病安全的關鍵因素。

疫情初起，資訊化戰情中心的成立，掌握了最即時正確的消息；第一時間防疫物資的整備，讓同仁在持久戰期間沒有後顧之憂；臨危受命的安南果菜市場篩檢，及時化解民眾對疫情擴散的擔憂，也驗證了成大醫院服務社區的機動力及執行力；一次次單日萬人疫苗施打，強化了台南鄉親對抗病毒的免疫力，也展現了成大醫院同仁攜手守護鄉親的凝聚力和意志力。

疫情嚴峻之際，智慧醫療的導入、高效率的專責病房整建、以民眾為本的流程優化、近乎苛求的環境清潔，以及不分日夜的動線引導，讓病人能在最安全的環境接受最專業的醫療，也使醫護同仁得以發揮最大的專業效能。

除了第一線的醫療人員之外，院方各部門都在這場病毒之戰中全力以赴，包括：不斷優化智慧醫療的臨床創新研發中心和資訊室、因應瞬息萬變的疫情改善硬體設施的工務室、勞心費神備妥戰備物資的資材室、時時掌握同仁狀況的勞安室、對院內安全和清潔近乎苛求的總務室、不斷優化流程力求便民的醫事室，以及穿梭協調整合決策的秘書室，全院上下同心、通力合作，都為守護台南的信念而努力。

疫情稍歇，責任未減。守護台南已不只是社會對成大醫院的期盼，也是成大醫院全體對自我的許諾。

〔醫務秘書—許志新〕

掌握新冠肺炎診斷的心臟，協助臨床診斷與治療

二〇一九年年底，新冠肺炎開始於全球肆虐，台灣也在二〇二〇年一月進入緊急備戰狀況。疾管署於二〇二〇年一月底首先召集全國十一家指定檢驗機構負責檢驗新冠病毒，成大醫院病理部病毒組自此便肩負重任至今。

自疫情爆發後，病毒核酸檢驗業務量在二〇二二年達最高峰，一年約18萬件，為疫情爆發前的六倍之多，病毒抗原檢驗業務量更是增加至十倍。檢驗之檢體除了來自成大醫院，還有成功大學新生、台南市營新醫院員工（台南市政府衛生局委託）、安南區居

民（安南區衛生所委託）和台南機場或安平港入境者（疾管署南區管制中心委託）。

PCR核酸檢測的幕後推手

期間因應國家防疫與配合院方政策，彈性調整新冠病毒檢驗流程，包括：

一、建立多項新冠核酸檢測平台，以提高病毒實驗室檢驗量能：由於二〇二一年五月疫情嚴峻，次月初即完成建立三條核酸檢測產線的測試及教育訓練，包含高通量核酸檢測儀器 cobas 6800，與 POCT 分生快速檢驗機台（Cepheid GeneXpert、Roche LIAT）、自動核酸萃取儀（KingFisher、TANBead）、realtime PCR 機台（Roche LC480、ABI QS5）等多種新檢驗機台裝機，使每日新冠病毒核酸的檢驗量能由200件增加至1200件。

二、完成中央獎勵補助負壓實驗室儀器建置。

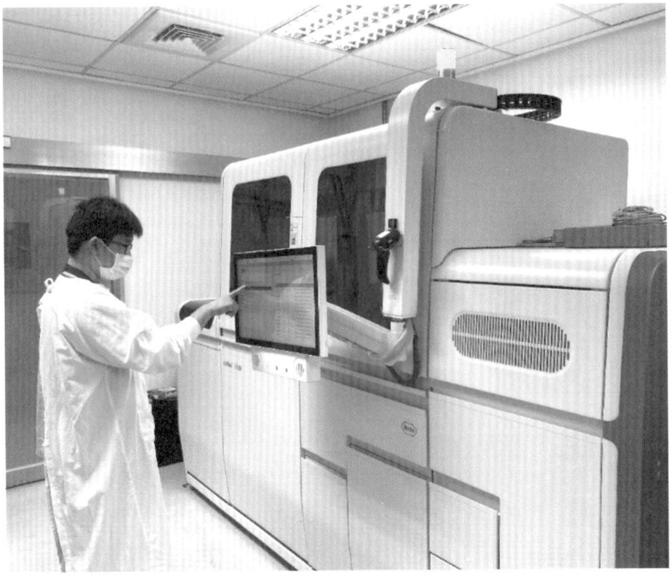

．檢驗人員操作 cobas 6800 高通量自動化核酸檢測機台。

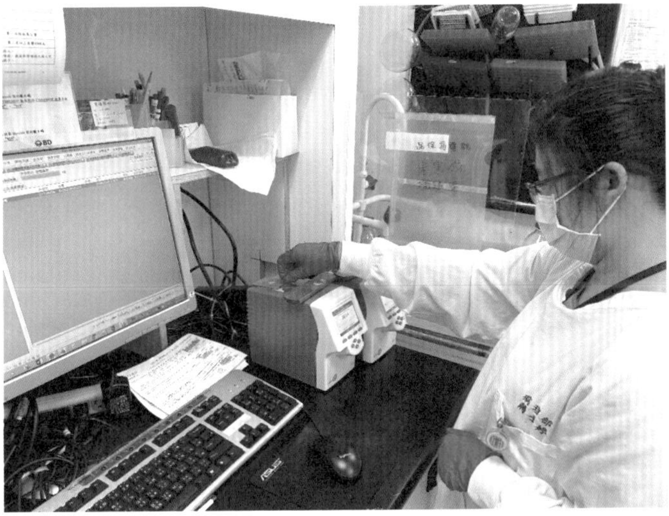

．檢驗人員執行快速分生檢測（Roche LIAT）。

面對看不見的敵人，協同醫事人員凸顯醫檢價值

回顧二〇〇三年的SARS，雖未造成全球性災難，但當時面對未知病毒所引起的極度恐慌，對醫事人員造成重大心理壓力。

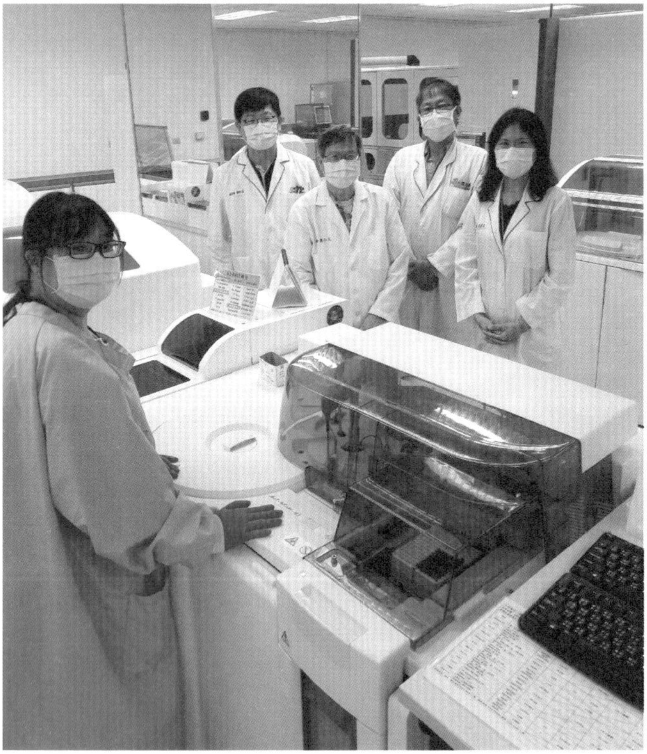

・生化血清組檢測 SARS-CoV 2 之 S 抗體與 N 抗體。

正因有先前這段經驗，大家在新冠疫情初期井然有序地處理病毒檢體，透過事前流程討論及演練、各組的互相配合，做好全面自我防護迎接挑戰，為醫事人員做最強後盾。而血清免疫組也接獲院方任務，進行總院及斗六分院員工疫苗後 SARS-CoV 2(S)

抗體檢驗，除了讓同仁了解自身保護抗體量，亦可提供院方疫苗政策參考；檢測員工SARS-CoV 2(N) 抗體，均能作為是否感染病毒及群體免疫的參考。

此外，病患SARS-CoV 2(S) 抗體檢驗，亦可提供洗腎、愛滋病等特殊病患疫苗施打政策參考依據。

隨著本土疫情延燒、確診人數不斷增加，同仁無不全副武裝、戰戰兢兢出勤，深怕一個疏忽造成單位的感染，以往平靜的時光全數沉澱，化作無聲的警戒。即使面對看不見的敵人，團隊成員們仍決心打一場完美的戰爭；當中，自然也有遭逢危機的時刻，

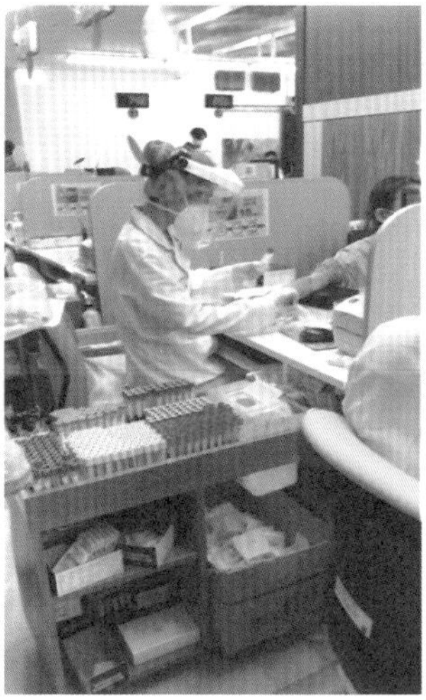

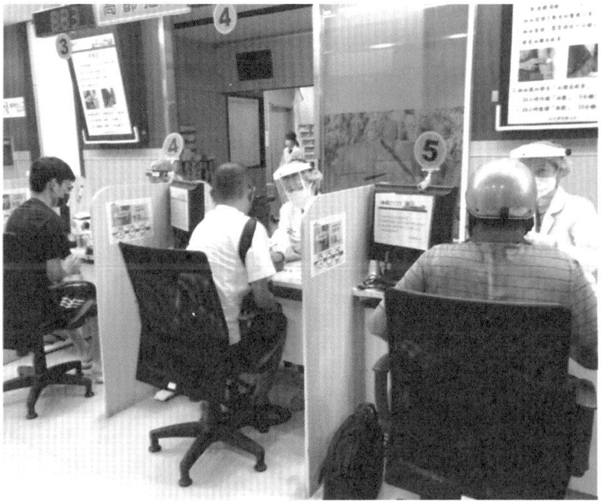

· 抽血櫃檯醫檢師同仁全副武裝服務抽血病患。

但在大家的共同努力下終能化險為夷。

例如二〇二二年三月二十四日，感管中心傳來確診者出現在抽血櫃檯的消息。抽血同仁因與確診者近距離接觸，立即被送進醫護大樓，實施隔離觀察；當日出勤的16名人員全數PCR檢測並退居第二線，不得與病人直接接觸，導致抽血業務面臨停擺！消息一出，後端實驗室的同仁紛紛放下手邊常規的業務，勇敢地挺進前線，沈孟儒院長也請護理部徵召退休的護理師及健康管理中心同仁支援，並時常與副院長柯文謙一起到抽血櫃檯打氣加油。像這樣短時間內「團結就是力量」的號召力，皆成為往後幾次危機能順利度過的關鍵。

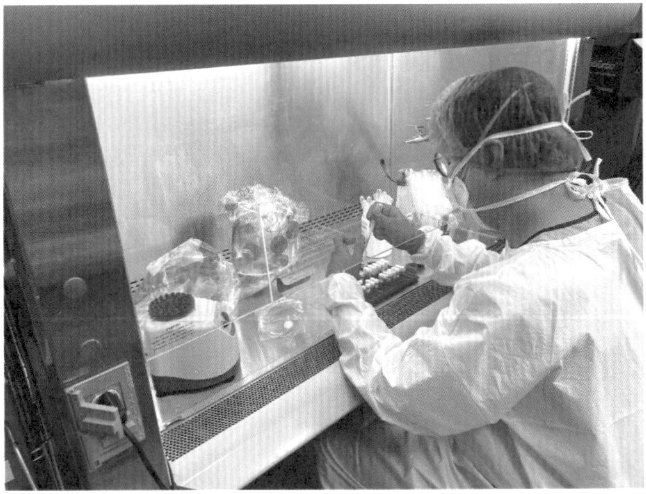

· 檢驗人員在生物安全操作櫃處理檢測 PCR 檢體。

終於，疫情被控制住了！回首醫檢師們身處第一線所經歷的點滴，焦慮與不安環繞

四周，總覺得一路崎嶇，看不到盡頭。有時看似平緩，卻是伏兵處處，躲在暗處的病毒，不知道何時又要發動一波奇襲！細數這些緊繃的日子，每個人的身心都承受了巨大的壓力。幸有同仁無私的幫助、主管的關心及沈孟儒校長、蕭振仁主任和謝淑珠教授的鼓勵，在緊張的時刻不忘張羅更好更舒適的N95口罩；在汗流浹背時，能有杯及時清涼解渴的茶飲；在體力不支欲振乏力時，提供便當飽腹，撫慰疲累的心。這般如同家人的守護，都成為疫情底下最強大的支撐。

〔病理部主任︱蔡弘文、病理部組長︱蔡慧頻、鄭光雄〕

〔病理部副組長︱李奉素、病理部組長︱蔡佩芳、病理部︱沈訓吟〕

重視民眾意見回饋，使服務更能切合就醫需求

COVID－19時代帶給醫療體系巨大的衝擊，導致影響醫療照護品質、病人安全及工作滿意度。隨著疫情政策不斷改變，如何推動和強化醫療品質及病人安全，是品質中心首要面對的課題。

品質中心藉由衛生福利部「一一一至一一二年度醫療品質及病人安全工作目標」，積極宣導和落實病人安全九大目標，提升醫療品質、保障患者權益，也協助各醫療科部品質提升發展與推行。不僅由相關病安議題建立正向醫療環境、持續推動病人安全文化、

醫病共享決策，同時鼓勵臨床團隊參與不同品質競賽，訂定疫情期間因應機制及後疫情時代結合數位模式帶入智慧醫療，提高醫院照護與改善臨床效率、減少風險。期望引導未來能推動精實醫療，以提升醫療品質及病人安全，創造智慧醫療與優質的就醫環境服務，銜接後疫情的新醫療型態。

疫情期間，品質中心團隊提出數項具體改善措施，共同努力使整體服務力求精進，最後也展現了極為卓越的成果。

一、持續進行民眾就醫經驗調查

為了解門診、住院、急診病人或家屬在就醫過程中對醫療及服務品質的建議，以作為改善醫療品質的依據，每年進行兩次民眾就醫經驗調查。二〇二〇年因疫情之故僅調查一次，到了二〇二一年則依循進度完成。可以發現疫情期間，民眾對於成大醫院的整體服務仍維持極高評價，滿意度也呈現逐年提升的趨勢。

二〇二〇年下半年滿意度：急診89．5％、門診92．3％、住院93．0％；

二〇二一年上半年滿意度：急診90．0％、門診93．7％、住院95．0％；

二〇二一年下半年滿意度：急診92．8％、門診94．0％、住院94．5％；

二〇二二年上半年滿意度：急診95．2％、門診93．8％、住院95．0％。

二、顧客意見的改善

疫情爆發至今，從預約不到疫苗乃至疫苗施打的順序，或是醫院門禁管制、陪探病限制與篩檢等，民眾常透過多元意見反映管道，表達因防疫規範所引起的困擾與不便。品質中心顧客管理組人員除一一耐心向民眾說明，澄清疑慮或協助處理之外，亦藉由這些事件進行分析及改善。從了解民眾需求開始，找出醫院可以做得更好的地方，進而強化醫療服務品質。

例如：

①新冠肺炎疫情期間，因需領藥不得不進醫院，但又擔心進到醫院內會有染疫風險。

改善措施 二〇二〇年四月十五日啟用「慢箋快取棧 領藥快e通」服務，透過事前預約、戶外領藥程序，讓病人回院領慢箋藥物時不用再找停車位，直接騎車或開車到領藥處，無須進入院內。

②自費做COVID-19採檢報到窗口和一般門診掛號處距離太近，而且必須等到所有人都報到後才能到戶外檢驗處，以及PCR採檢等候時間太久。

改善措施

（一）優化PCR採檢流程：規劃戶外篩檢站，二〇二〇年八月六日於門診大樓二號門出口旁側戶外設置COVID-19篩檢專區，提供報到、批價服務的櫃檯及等候區。

（二）改善COVID-19篩檢環境、設備及流程，讓採檢者快速完成篩檢。

③TOCC認證不便。

改善措施

（一）優化COVID-19門禁管制流程：二〇二一年八月開辦網路申請旅遊史認證，確認為快速通關「綠燈」者，進入門診大樓時以手機出示標有日期、身分證字號的綠燈畫面，即可快速通關，不須排隊等候插卡認證。

（二）二〇二一年十月院區出入口管制認證使用自助認證機，由入院民眾自行以健保卡或身分證完成認證作業。

④疫情緊張期間，仍僅能返急診辦理還款或退費事宜，有染疫風險。

改善措施 考量至急診辦理手續確有相對風險，自二〇二二年五月二十四日起，可至住院大樓門診批價掛號櫃檯辦理相關業務。

面對疫情的不斷變化，維持照護品質及醫病關係更不能鬆懈！在醫院經營團隊堅強的領導下，品質中心動員讓同仁們投入問題改善及促進新資訊發展，並結合智慧醫療模式，協力使醫院服務與防疫動起來，在醫療品質及守護病人上持續前進，延續成大醫院「生命、愛心、卓越、創新」的核心價值，邁向下一個美好的里程碑。

〔品質中心〕

讓第一線同仁有子彈可打仗！力求以最高效率備齊物資

俗話說「兵馬未動，糧草先行」，糧草是行軍打仗的基礎，可以保證軍隊的戰鬥力，亦足以影響一場戰爭的勝利。而疫情好比一場戰爭，是人類與病毒的殊死戰，講求迅速整軍應戰；但是病毒詭譎多變的戰術，使得這場戰役不但耗時也消耗物資，既考驗第一線的官兵，更考驗著後方「糧草」的支援能否支撐到疫情結束。當全院迎向COVID－19的戰役時，整備物資即成了資材室最迫切的任務。

二〇二〇年農曆春節的前幾天，在台灣出現首例COVID－19確診個案後，成大醫院便成立緊急應變中心規劃應戰，資材室擔任這場戰役的後勤補給部隊，同時也在防疫物資保全大戰中開打。

二〇二〇年一月二十二日進行春節長假前的衛材庫存盤點，發現眼鏡式護目鏡、拋棄式護面罩、防水隔離衣、耳溫套、口罩、手套、腳套及D級防護衣數量等，恐難以支撐整個春節，於是緊急通知全員開始「上網」找物資。

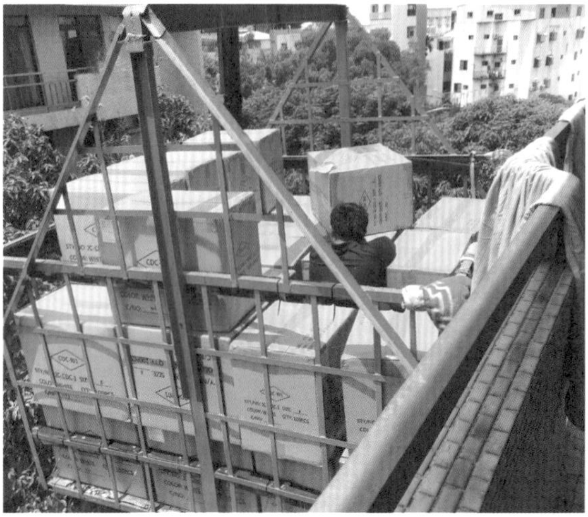

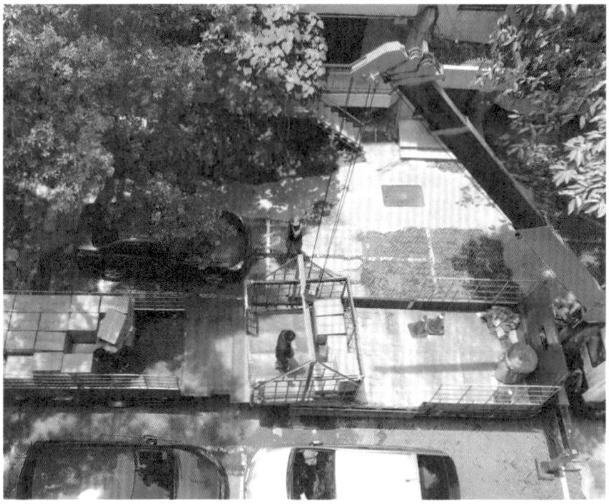

‧防疫物資為存放於東寧校舍的三、四、五樓，請搬家公司出動吊車協助，將物資吊掛上到各樓層陽台，再人工接力搬運進屋，真是工程浩大。

一、護目鏡與護面罩

存量極低的眼鏡式護目鏡及拋棄式護面罩首當其衝！因合作廠商已無庫存，團隊於拍賣網搶到僅存的六箱「工業型拋棄式護面罩」，然賣家表示春節前貨運不收貨，需春節後才能寄出。經聯繫找到尚可收貨的黑貓宅急便，並與賣家約定當天中午前至便利超商寄出，運費由院方支付。終能在春節前擁有少量的拋棄式護面罩，甚至連中央都透過感管中心詢問、請院方協助尋找供應商。

然而，這些數量仍無法支應春節之用。大年初五尚在休假中的調配組組長周雪惠，自主購買相關配件，邀集多位護理長好友齊心協力製作五百個應急面罩，兩肋插刀、無計報酬的心意，令人動容。

至於眼鏡式護目鏡，由於下單後需近一個月才有貨，採購組搜尋大隊從衛材廠商找到化工實驗室廠商，最後經網路發現台南在地眼鏡工廠有類似產品。直接與該廠洽談後，獲得確保供貨無虞的承諾，對方再以原有採購價的對折回饋，肯定成大醫院在防疫上的付出。

二、隔離衣

有找到可供貨的廠商，但沒有物流公司可送貨，身兼資材與總務兩室的陳水旺主任立即調度司機室同仁協助，駕車至台中廠商倉庫把隔離衣運回醫院，庫房團隊也配合在春節期間到院完成入庫作業。這次前進廠商倉庫直接搬貨的經驗，可說是成大醫院開院以來頭一遭，連廠商都說醫院變成搶貨高手。此外，原耳溫套供貨商同樣供應不及，於是緊急向其他合格廠牌購買，醫工室同仁亦協助測試耳溫套與現有耳溫槍的相容性。跨部室之間的合作，無非就是抱持著讓第一線醫護同仁有子彈可以打仗的信念，同時與時間賽跑，盡己所能保全物資！

春節期間，新聞傳出全世界隔離衣不足的消息，有少數醫院甚至以雨衣取代隔離衣。為此，資材室也應緊急應變中心指示做第二手準備——買雨衣，以備不時之需。經與進口商直接議定近乎進口成本的買價，並搭配貨運司機「回頭車」的便宜運費，降低採購成本。

三、口罩與手套

回憶二〇二〇年春節過得極不安穩，團隊除了需與衛生局來回通報物資數量，等待中央撥發物資外；返回工作崗位後，更得立即面臨到中央撥發物資一兩天內便秒殺、撥領無剩的困境。首先是口罩的缺貨危機，當時透過庫房與採購組不斷與廠商聯絡，六萬個綁帶式外科二級口罩才能即時到貨；同時藉由緊急應變中心會議決議口罩領用以實名制控管，再加上民眾捐贈口罩，方可讓前線後勤的所有工作人員都能領到口罩，幸運度過難關。

該年八月，全世界乳膠手套需求大增，但東南亞生產諸國缺乏原物料、且疫情導致陸續鎖國，因而價格翻了三至四倍，有

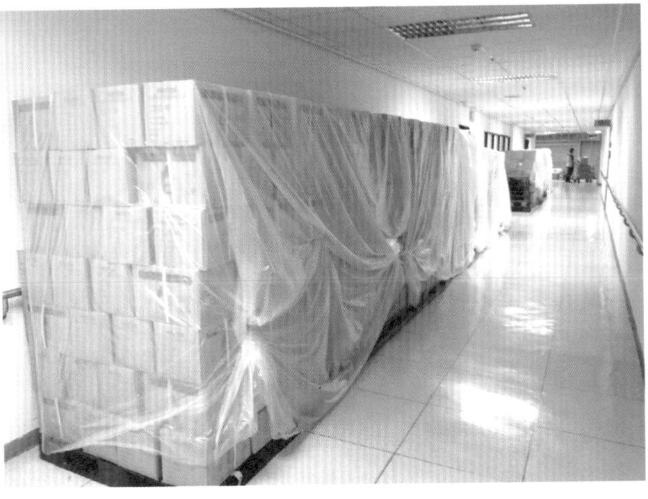

· 進口一只 20 呎貨櫃乳膠手套。庫房前的走道擺滿了一棧板一棧板的乳膠手套，讓第一線醫護同仁有手套保護自己。

些醫療院所甚至以塑膠手扒雞手套取代。當時為求有充足備貨量讓第一線醫護同仁使用，避免出現他院「手扒雞手套」事件，於是在獲得院長室團隊同意下，直接請廠商進口一只20呎貨櫃、採購價為疫情前三倍半的乳膠手套。

四、乾洗手與酒精消毒液

因春節前院方即已大量儲備乾洗手液及酒精，得以安然度過春節期間。然而疫情的突襲與持久化，即使有再多存量，亦不足以供應進入醫院的眾多人潮進行手部清潔之用，當時乾洗手液用量暴增到平時的四倍，至二月底時乾洗手液廠商已無法準時交貨。經立即在緊急應變中心會議報告後，先以75％濃度之酒精替代乾洗手液進行手部清潔，並與酒精供應商緊急聯繫後續供貨配套措施。二月四日時，台酒宣布「酒精限購一瓶」；然成大醫院因與酒精供應廠商密切聯繫與配合，疫情期間未曾面臨酒精斷貨之虞，在在顯示採購同仁除了良好的議價能力之外，更具備了緊急調貨的救援能力。

五、紅外線人體測溫熱影像儀

醫院防疫工作從外到內滴水不漏，除了拋棄式物資外（病人端），相關的儀器設備採購更是刻不容緩。為確保踏入醫院的民眾、病人及工作人員的體溫在正常範圍內，院方於二〇二〇年一月二十二緊急核准採購紅外線人體測溫熱影像儀6台。因應疫情之不可預期性，資材室活用採購法相關規定，辦理限制性招標議價，於一月二十五日（大年初一）緊急交貨1台，確保進入醫院的所有人均能量測體溫，並於二月四日及五日全速交貨完畢。俾使紅外線人體測溫熱影像儀快速偵測溫度，減少民眾排隊等候的時間，也有助降低拋棄式耳溫套的使用，減輕醫院同仁量測體溫的負荷。另外，院方緊急採購的超紫光滅菌機也在四月十七日決標，透過積極調貨，最終能於四月二十三日交貨，立即進駐發燒檢疫站，進行全面消毒，減輕日常消毒工作的負擔，降低院內感染。

六、移動式X光機

由於疫情初期，大家對病毒傳染方式、感染徵兆及確診照顧等資訊均顯不足，肺部

X光片遂成為臨床醫師在判讀診療上的依據之一。而那時成大醫院可使用的移動式X光機有5台，其中2台是CR式設備，一台設置於12A專責病房，另一台配置在檢疫站；另外3台DR設備，其中一台需支援開刀房作業無法挪用，餘下的兩台則需負責全院（含一般病房、加護病房）及急診的照相作業。設備運作已達緊繃狀態，又遭逢儀器「機瘟」，先是CR設備馬達故障無法推動，因放置於隔離病房，無法在內進行維修；另一台DR設備也因故障無法使用。剩下3台機器可用的情況下，實在不足以應付防疫篩檢及臨床作業。經與院方反映並通過核准後，於二〇二〇年四月二十日緊急額外採購1台，又於二〇二一年六月緊急採購3台。同一期間亦汰換掉作業效率較差的CR設備（一張CR影像板只能拍攝一個病人，一趟只能攜帶五至六張片子，且須回到科內的讀片機讀取影像，才能上傳到PACS系統），並在檢疫站及小白宮各配置一台專責設備，以改善設備不足及預防設備故障導致影響臨床作業。

七、檢驗試劑

到了二〇二一年五月，後勤補給戰從防護物資延續至試劑，從一開始的核酸快速檢驗試劑、核酸萃取試劑、ＰＣＲ檢測試劑、高通量全自動核酸檢測試劑，到後續採檢棒、採檢組、抗原快篩試劑、血清抗體試劑、定序測定試劑等。為因應臨床大量檢體，檢驗單位戰場也從一條線打到三條線，各自使用不同廠牌試劑，以避免斷貨風險。

由於臨床檢驗人力不足，資材室試劑採購人員也臨時調回病理部病毒組支援一個月，因為直接前進到檢驗第一線戰場，調回採購組時更能與病毒組、廠商洽談更合理試劑方案。短短不到半年時間裡，與新冠病毒相關的試劑標案，包含後續擴充，總共達22件。

八、藥品

供應缺貨通知累計兩年多來，達到２０６６件，其中二〇二二年四月中至五月底即收到將近30件。透過和藥劑部協力與藥廠溝通、督促廠商盡可能及時交貨，並不斷尋訪替代品項，以盡量降低對病人治療的影響。四月以後國人確診激增，多屬上呼吸道症狀，退燒、止咳、化痰等相關口服錠劑或糖漿共十五種藥品；其中基本又重要的退燒止痛藥物Acetaminophen（乙醯胺酚）幾乎一錠難求，為滿足本院每月30萬顆的需求，遍尋有健保藥證的17間藥廠，終於找到有藥廠願意承諾以合理價格供貨，使來院就診的病人都能獲得完整治療。

在整備後勤補給中，除了搶物資之外，還要做好搬運、倉儲及搶時間入庫。像是防水隔離衣1箱100件、重達20公斤，男生沒有強壯臂膀、女生沒有兩位一起協力是搬不來的；種種物資到貨後又面臨倉儲問題，經常需尋覓院內外適合的儲存空間，如放置院外還需即時補給回院，無數次的載運搬運。但就算是汗如雨下、滿臉通紅，每位夥伴在看到滿滿物資後，總是滿臉燦笑，內心無盡感謝。

此外，合作廠商曾為因應大量唾液檢體瓶的臨時需求，業務人員5點下班後隨即從台北開車載送南下，於深夜11點方抵醫院；衛材庫房也首次在幾近半夜配合辦理入庫，因應隔天線上急需。廠商全力的配合與協助，對降低疫情造成的醫療防疫物資衝擊與維護民眾健康，亦是幕後一大功臣。

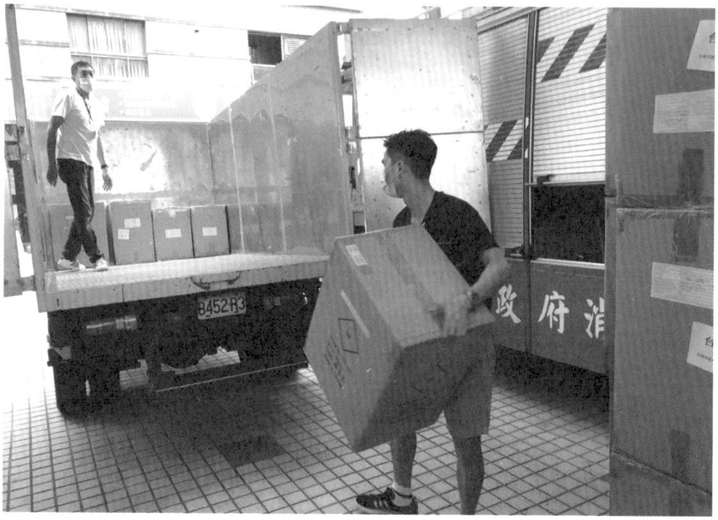

· 別小看這一箱 100 件的防水隔離衣，每箱重達 20 公斤，有練過才能單人搬運。

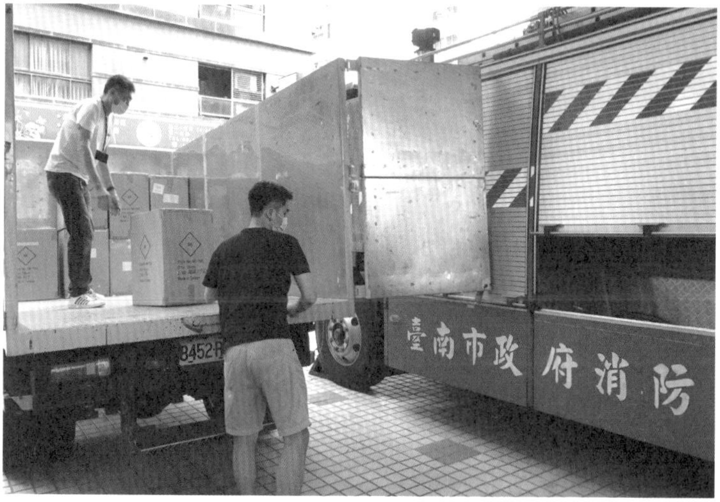

· 衛生局通知撥發物資，庫房與司機室立即出動專車到台南市政府消防局搬運。

面對抗疫戰爭，「援例辦理」已無法應對每日變化，採購與庫房需靈活運用技能，以正面、堅強及積極的態度處理各種臨床上的需求。今國內外疫情雖已趨緩，但病毒仍持續變種，再加上後疫情時代的醫療行為轉變，下一個變幻莫測的戰場與戰備可能隨時到來，過去積累的物資整備經驗或許會再度顛覆，資材室團隊未敢懈怠。藉由這次疫情，也讓大家體認到事關存亡的危局也是自省良機，相信在醫院的努力下，定能發揮變革的潛力，為下一場不可能的任務繼續奮戰。

〔資材室—高琳湞、陳瑞紅、張莉玟、吳雅萍、蔡孟耕、徐麗香、陳菀琪〕

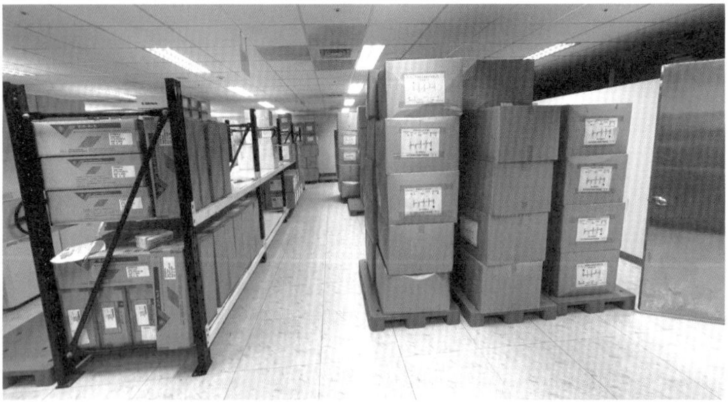

· 門診大樓地下二樓，衛材區倉庫滿倉狀態，有時甚至要拉車經過走過都不容易，因應防疫時期儲備醫護人員的防護裝備，我們有滿滿的底氣。

站在最前線協力抗疫，也是後勤尖兵！各項防疫措施無役不與

從進入醫院掛號、報到開始，到看診結束準備離院的批價收費，或是住出院事宜的辦理等與大眾息息相關的醫療服務，醫療事務室既是院方和民眾接觸的第一個單位，也是最後接觸的單位。除了整合門急診與住院病人的批價收費之外，尚需進行病歷審查與管理、處理保險申報及帳務等多項業務，雖非執行醫療照護的醫事人員，但卻是讓就醫流程得以順利完成的一個重要行政單位。

因此，在這一段抗疫歲月裡，醫療事務室同仁的身影自是無所不在，不但協助了院

內大大小小任務的前置作業，有效率地調整軟體設置，在院內外有限的空間裡規劃硬體和動線，亦站在最前線給予最直接的服務；同時也是不可或缺的後援部隊，在錙銖必較的費用申報工作上不厭其煩地核對、確認；甚至更承接了過去經驗中從未有過的業務。

成大醫院醫療事務室成員約有120名，依功能屬性分為醫療服務組、疾病分類組、病歷組、住院組共四組，但在嚴峻疫情、人力吃緊的狀況下，早已無分組別，全數投入每一項院方所交辦的任務。諸如：

一、採檢與疫苗施打

包括二〇二〇年設於戶外的自費採檢，二〇二一年新冠疫苗快打部隊、安南果菜市場篩檢、成功大學5835名新生唾液PCR篩檢，以及二〇二二年戶外兒科急門診小Q站等，都必須設置掛號報到處。在安南果菜市場擴大篩檢任務中，因為是對接衛生局的窗口，於六月二十七日早上接到電話後，便在副院長帶領下至現場勘查；並迅速開設六線掛號櫃檯，直至篩檢完成，還需將篩檢內容、結果等相關文件彙整給衛生局。另外，因應民眾過年出國需完成採檢，醫事室同仁也犧牲了休假與家人相聚時光，到院值勤。

二、臨時性支援

像是企業包機採檢、境外生／多國船員／外籍移工篩檢、國際航空機組員篩檢等，皆需包辦最前端與最末端的工作，包括報到、掛號批價、收費、開單、發出報告等。特別是為了讓篩檢作業能加速進行，醫事室亦優化了櫃檯開單作業，協助快速開立檢驗單，大幅縮短時間。

三、訊息發布與通知

詭譎莫測的疫情，導致防疫政策經常處於變動狀態，為避免影響民眾就醫權益，醫療事務室需將院方各項措施透過官網或書面對外通知，達使醫療服務能無縫接軌；當民眾來電詢問時，也是由醫事室負責接聽並解決疑惑。

四、專責病房住出院

在一般櫃檯服務作業之外，另需發放口罩、落實陪病實聯制並將資料建檔，以及配合門禁、製發陪伴證「磁卡」，並且提供住院病人及陪病者PCR注意事項及開立檢驗單。

尤其是開立檢驗單，以往原本都是由醫師執行，但為使整體作業流程更加順暢，醫事室不辭辛勞、毅然接下篩檢開單工作。

五、防範院內感染風險

另一方面，醫事室也擔任了守門員角色，住院服務中心櫃檯人員在通知其他非新冠病人前來住院時，會先查看檢驗報告，確保病患在進到病房之前是安全的。單單是在二〇二二年五至八月中旬，所攔截到已採檢為陽性不可住院的個案數共有337人。若是櫃檯人員未多加留意，便會形成防疫破口。

六、防疫費用申請與彙整

衛福部針對新冠肺炎的醫療照護及防治執行，提供醫事人員不同的補助津貼及獎勵；包含衛福部中央健康保險署、台南市政府衛生局與疾管署等單位，也提供了快篩費、社區採檢補助、PCR篩檢費及疫苗處置費等防疫費用，醫療事務室都需根據各單位不同標準加以彙整申報。申請津貼時並非一一照著造冊名單就檢送出去，過程中還會連結許多院內系統進行比對、串接，以精算出醫事及相關人員實際應獲得之鼓勵。

七、欠款催收

隨著新冠疫情的升溫與波動，有時不免會因倉皇、慌亂導致發生病人急診未繳費便離開醫院，或是尚未轉健保造成欠款增加，醫事室必須透過更密集的聯絡追蹤，將欠款追回。

COVID－19的來襲，對所有醫護和醫院的行政單位都是不小的挑戰，尤其是防疫政策的滾動式調整與千變萬化的規定。例如在疫情初期，中央政策還不是很明確時，院內行政同仁都必須多方詢問、加以釐清，才能確實布達，讓人員執行時皆能有所依據。

回望過去，疫情雖帶來許多衝擊，但也讓醫事室從這些經驗中進行反思與革新，將實務中所汲取的經驗逐一記錄並於現行流程中改善，追求精進也能避免日後重蹈覆轍。

〔醫療事務室主任－李麗娟〕

防疫升級！智慧醫療服務解決方案幕後推手

身為國家級醫療中心，成大醫院肩負守護南台灣民眾健康的社會責任與推動健康照護發展的使命。然疫情不僅造成有醫療需求民眾的諸多不便，更對第一線醫療照護模式帶來嚴峻的考驗。對此疫情衝擊，成大醫院深信不應是台灣健康照護體系的危機，而會是滿載驅動創新解決方案的動能。

考量民眾就醫困難、需持續掌握患者健康狀態，以及減少接觸風險等需要，同時盼能有效提供醫療資源並降低醫護人員的壓力，成大醫院於疫情初期即規劃了「零接觸就醫」視訊診療智慧醫療服務。

臨床創新研發中心於是對內協調多個專業專科團隊，與涉及之相關科部的臨床醫師及護理師、資訊專家溝通，含括門診部、精神部、內科部、家庭醫學部、高齡醫學部、藥劑部、醫療事務室、資訊室、法制室等醫護與行政團隊，以釐清臨床情境、盤點軟／硬體／人力資源、資料安全及串接、隱私法規、申報給付等議題；對外亦搜尋與盤點各式策略，並媒合二十家以上的國內外廠商，合作討論解決方案，包含：視訊會診、虛擬健

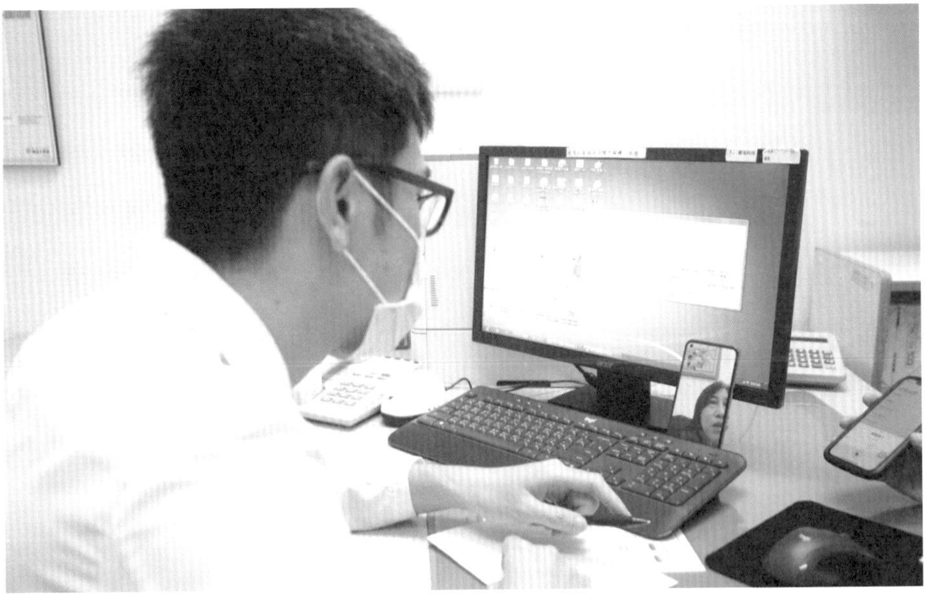

· 看診醫師透過螢幕進行視訊診療。

保卡、身分辨識、報告諮詢、遠距生理監測、海外諮詢服務等。

建置智慧醫療應融合人性面

經多次內外部溝通討論，院方於二〇二一年五月二十五日啟動一般內科、精神科、家庭醫學科、高齡醫學科的視訊診療，從引導預約掛號、訊息通知、視訊診察、病情登錄、紀錄留存、處置給藥到申報給付，建立一套安全便利的流程。

開診當日，除了看診醫師在螢幕前

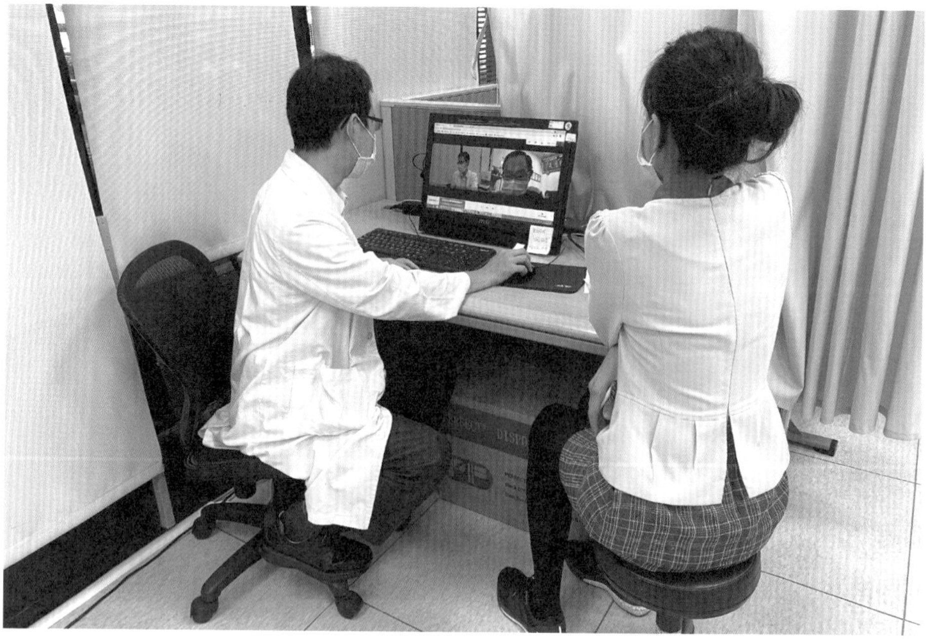

· 看診醫師透過螢幕進行視訊診療。

與患者詳細說明之外，各單位主任、領域專家也在場一字排開時時關切看診情況，直到順利完成視訊診療才鬆了一口氣。接著再馬不停蹄地繼續檢討各式狀況，試圖精進與改善流程。視訊診療服務至二〇二三年三月二十日結束，運行期間總服務人次達７２６人次，除能持續提供醫療服務，也能有效分流病患、降低傳染風險。

疫情期間提供視訊診療服務之餘，成大醫院也啟動多項智慧醫療專案，包含醫療數位白板、ＡＩ臨床決策輔助系統等服務，這些專案均成功導入臨床應用，服務患者及醫護人員。不過有些卻面臨無人採用的困境，像是員工血氧監測關懷、患者即時影像及血氧生理監測等專案，可能是流程設計不夠人性化，又由於前線人員忙碌狀況下還要學習設備與軟體操作等因素造成。

由此可見，科技與醫療的跨界融合需要以使用者的感官經驗規劃，並以人性作為設計角度的出發點；在規劃各種智慧醫療專案時，需要更以人為本來設計流程，減少複雜繁瑣操作，並運用可執行遠端連線的視訊設備與製作課程錄音檔案，突破傳統時空與地域的限制。如此，既能線上學習亦可兼顧課後反覆溫習，同時在學習過程中結合實務操作，增進前線醫護人員知識吸收效果。

科技源於人性，團隊不斷從過程中汲取經驗，並深刻認知高品質的創新醫療服務導入，並非採購與安裝廠商的解決方案即可實現，還牽涉到通盤醫療環節的溝通、導入與後續維運資源的評估，以及適合實踐且能持續改善的策略制定，方能提供使用者舒適信賴的體驗。

〔臨床創新研發中心主任—蔡依珊〕

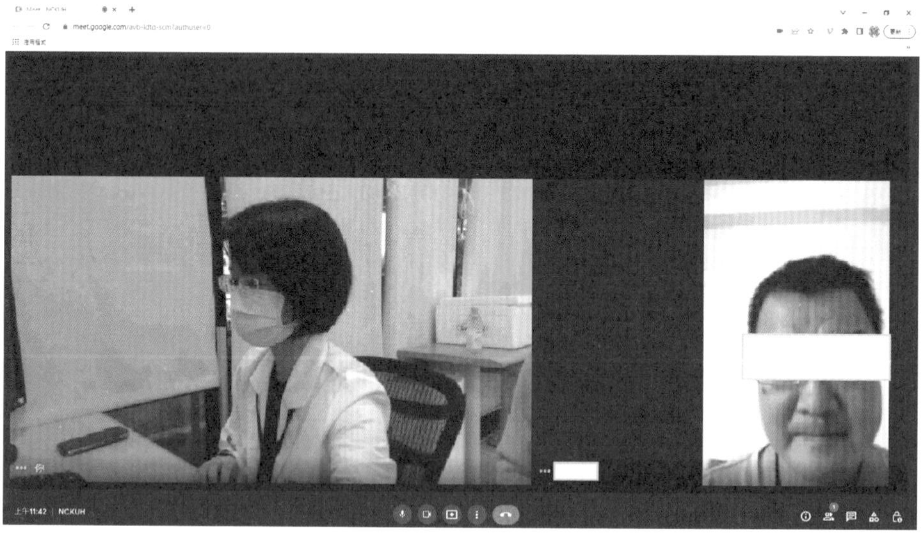

· 視訊診療利用視訊軟體讓醫護人員與病人使用手機連線看診，感謝資訊室提供照片。

用科技化危機為轉機，即時掌握病情、零接觸、遠距照護智慧醫療

面對新冠肺炎疫情肆虐，成大醫院需堅守抗疫的第一線、防疫的最終線；而作為後勤支援部隊的資訊室，則藉由整合各種資訊以支援戰疫，大幅提升抗疫所需資訊的即時跟正確性，幫助縮短各單位偕同作戰時業務流程面的時間，協助堅守防線。

以下分享數項運用數位科技防堵疫情蔓延的行動與成果：

一、防疫認證

早在二〇二〇年疫情初起時，資訊室即已投入防疫相關作業設計。首先是TOCC認證、住院大樓門禁管理的資訊建置。像是二〇二一年八月九日上線的快速通關軟體，民眾只要事先上網申請，到院時出示手機「綠燈」畫面便可直接通關，也減少院內員工接觸民眾的風險，直至二〇二二年八月累計已有6萬578筆通關記錄；至九月一日則有陳柏帆醫師開發、再優化的自動化TOCC認證上線，進一步減少行政人力，二〇二二年七月十三日止已有391萬4661筆通關記錄。

在住院大樓門禁管理系統上，透過陪病證能追蹤陪病者院內進出軌跡，找出可能接觸的人員；後來再新增護理站門禁管控，有效管控人員進出，二〇二〇年三月十五日至

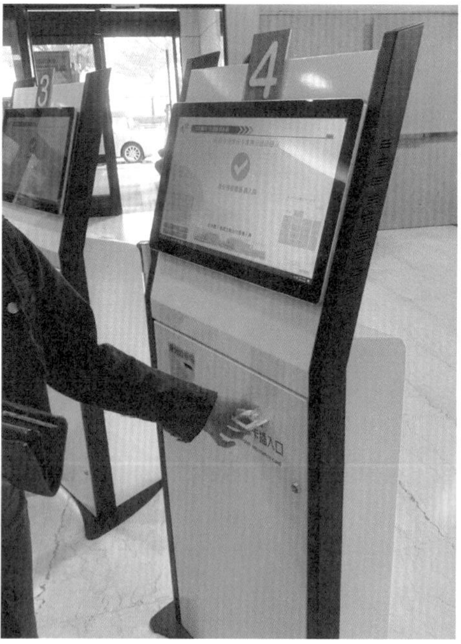

‧自動化 TOCC 認證上線。

二〇二二年七月十三日，已有12萬2308人次使用陪病證。

二、慢箋領藥

考量單純慢箋領藥者的防疫需求，二〇二〇年四月中旬起開放戶外「領藥快e通」，讓民眾事前預約、免下車就可領藥。舉凡領藥程式更改、電腦及網路的布置，以及慢箋領藥網頁與APP開發，皆由資訊室負責。至二〇二二年七月十三日為止，已提供18萬1466人次領藥並持續增加中。

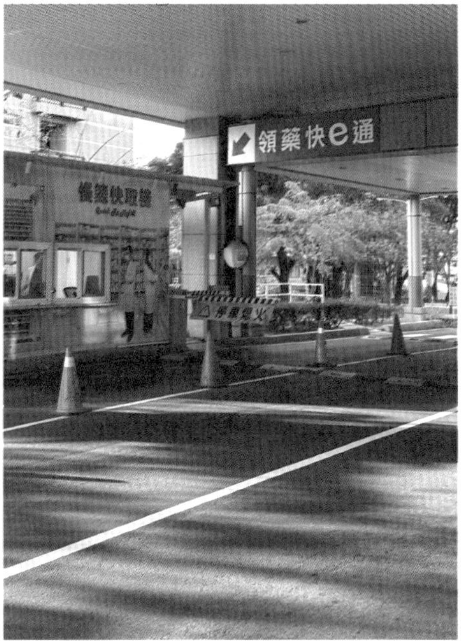

·領藥快e通。

三、急診負壓專責照護區「小白宮」

二〇二一年九月二日啟用醫病零接觸的急診負壓專責照護區「小白宮」，資訊室與急診部、臨床創新研發中心密切合作，導入最新的無線感測元件與視訊設備，將病患即時生理量測信號上傳急診監控中央站，醫護人員不需進入病房即可掌握患者病況，適時給予協助與治療。並能透過視訊進行多方會診，或與病患、家人說明病情，達到零接觸照護。至二〇二二年七月十三日止，已照護498人次。

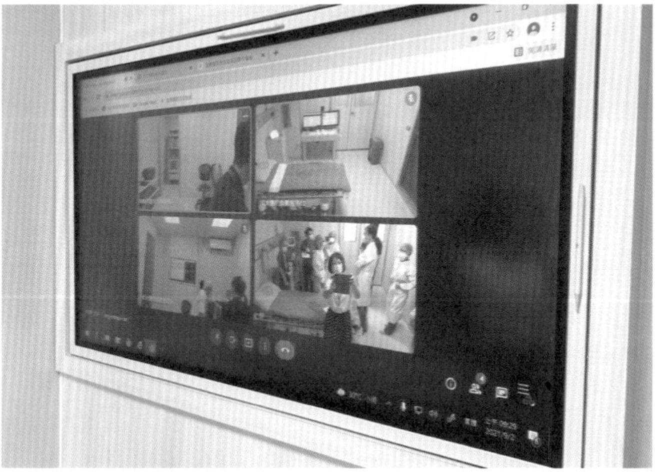

·負壓專責照護區「小白宮」。

四、疫苗施打

為免受COVID－19病毒危害，提升國人疫苗覆蓋率是最有效的保護方法。院方曾多次於假日服務超過萬人的疫苗診，一開始也會遇到前所未料的資訊層面問題，像是院內資訊系統從未有一天超過五千人以上到院的情境，以致造成幾次掛號系統當機，最終在資訊室努力下於最短時間內修復，度過危機。二〇二一年九月二十五日這天，經由各單位全力以赴，一起寫下成大醫院首次單日接種疫苗破萬人（１００８０人）的記錄。

五、院外支援

資訊室另有兩次院外支援，分別是二〇二一年六月安南果菜市場篩檢與新化檢疫站事件。台南市政府因應安南區出現新冠肺炎家庭群聚，委請成大醫院至安南果菜市場辦理大規模篩檢，一開始雖有軟硬體設備上的障礙，資訊室仍及時建立並穩定ＨＩＳ系統及院內健保專線的連線，確保現場作業順利，三天內完成近四千人的篩檢。新化檢疫所則是因發生電子廠外籍員工北病南送，由成大醫院協助遠距照

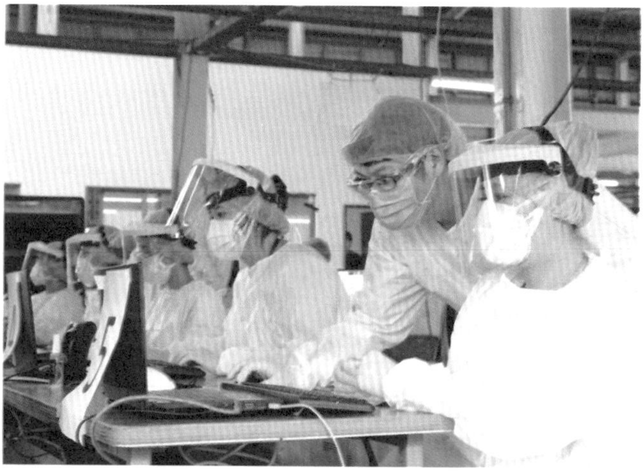

· 成大醫院至安南果菜市場辦理大規模篩檢。

護，為了讓醫師即時掌握病患健康情況，遂提供智慧手錶，將病患生理訊號即時傳回成大醫院私有雲，並顯示在儀表板上，達到遠距照護成效。

六、輕症居家照護

二〇二二年四月，成大醫院為降低院內醫療負擔與風險，採「輕症分流」，欲以遠距零接觸的電話或視訊方式照護輕症居家民眾。資訊室在四月二十八日進行規格訪談後不到一週，便開發了居家照護系統，並於五月四日上線，最高收案量一天將近五百人

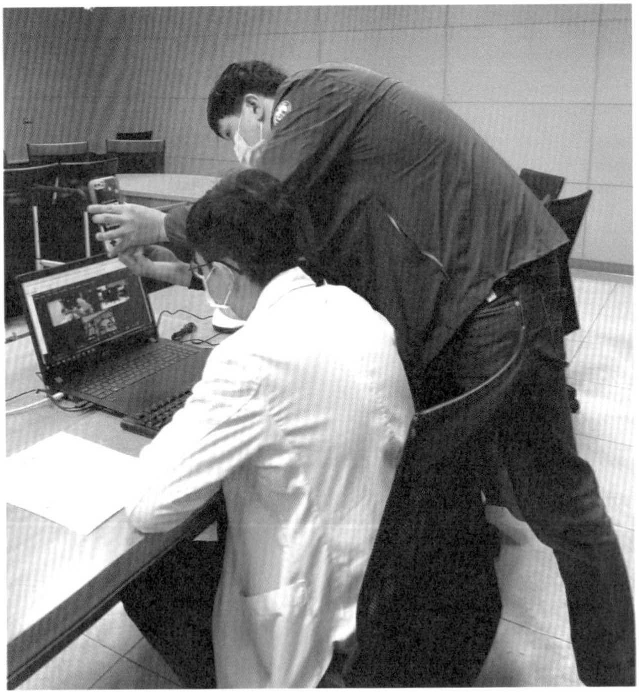

．以遠距零接觸的視訊方式照護輕症居家民眾。

次。後續再以簡訊通知病人填寫關懷問卷的設計，累計至七月十三日減少1萬6209次撥打電話的人力及時間成本，並且掌握到必須特別關注的高風險族群，適時調整醫療服務量能。

七、即時資訊面板

隨著本土疫情升溫，台灣一日生活圈型態相對也使得南部確診數不斷攀升。為使資訊能更符合現況，在院長指示

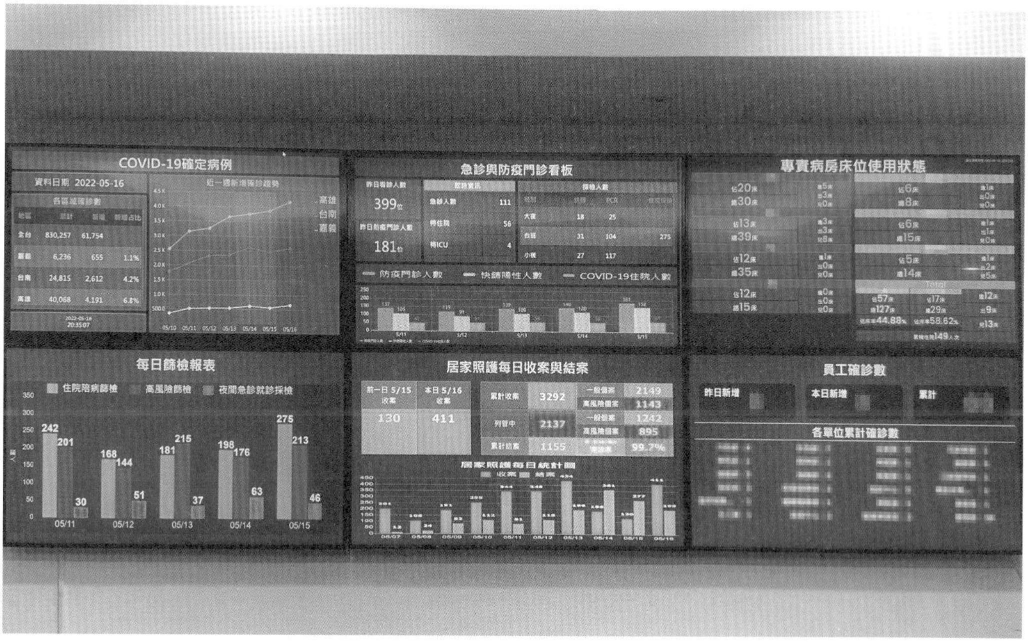

· 二代防疫戰情看板。

下，五月五日迅即推出二代防疫戰情看板。架設於戰情室的六塊資訊面板，以圖形化方式即時呈現病情關鍵數據，協助院方掌握院內醫療資源量能，便於進行決策與調度。

八、小Q站

照護就醫兒童亦是院方關心的一大重點。配合台南市政府政策，成大醫院於二〇二二年五月開設孕婦幼兒夜間就醫綠色通道後，再於五月二十三

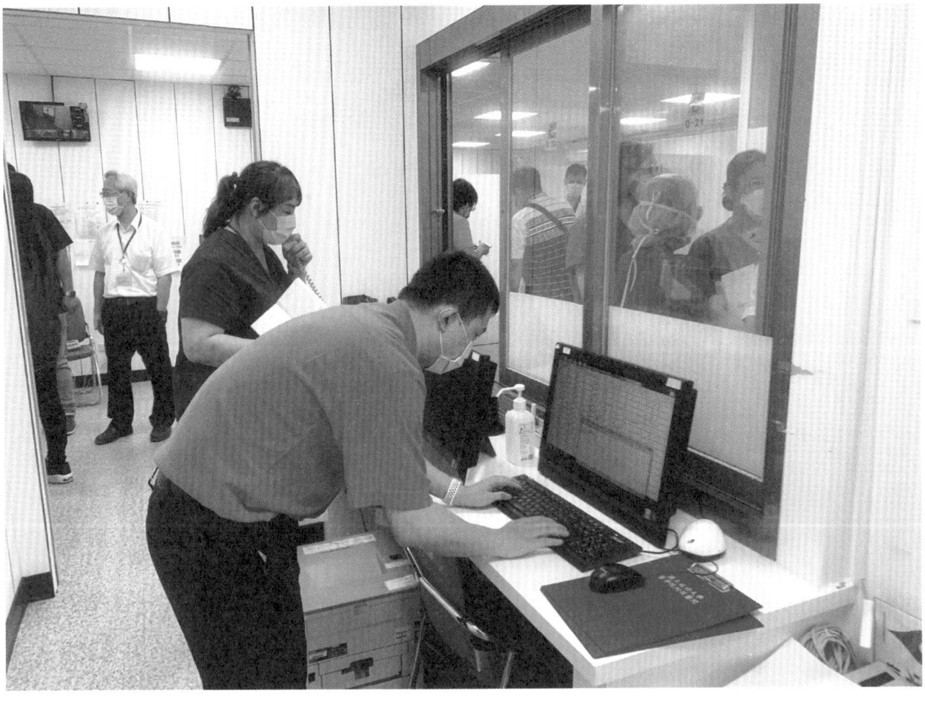

· 為縮短兒童急門診排隊時間，資訊室連夜進行部署。

日決議建立小Q站，以縮短兒童急門診排隊時間。資訊室連夜進行部署，包括：資料管制組進行網路布線；操作維護組檢整設備並依需求布置，協助設定藥劑部藥袋列印，並與感染管制中心制定動線規劃，當晚九點半完成電腦及網路部署；程式設計組接續修改發藥程式，直到隔日凌晨三點完成。早上9點，小Q站順利啟用，一日整備完成，再次展現同仁的專業。

嚴峻的疫情襯托出智慧醫療的重要性，成大醫院近幾年著重智慧醫療及精準醫療的數位轉型，其中成大醫院私有雲的建置也於本次疫情派上用場。資訊室雖需面對疫情強力的挑戰，但仍戮力於風雨中協助院方交出漂亮的抗疫成果；對於這些必須針對疫情變化所做的回應，資訊室所有同仁總能配合政策，沒日沒夜地投入與付出，達成「兵馬未動，糧草先行」穩定戰疫成果的支援使命。

〔資訊室主任－謝錫堃〕

以守護醫療人員安全健康為己任！為全體員工加速接種疫苗

守護員工健康，是職安團隊的法定職責，也是神聖使命。

面對COVID－19這場百年瘟疫，堅毅承擔是醫療人員無可迴避的天職；而在抗疫中，醫療人員的安全健康是最珍貴的戰役資產。因此，如何保障醫療人員的安全健康，確實是抗疫戰場上的首要課題。

COVID－19疫情爆發初始，全球束手無策，所幸拜科技進步之賜，對抗病毒的利器「疫苗」很快地於二〇二〇年十二月間研發完成，「疫苗接種」成為抗疫戰役中最重要的全球行動。成大醫院自二〇二一年三月二十四日首次開打疫苗，迄今員工COVID－19疫苗完成三劑接種率近100%，且醫療單位人員第四劑接種率已近70%。

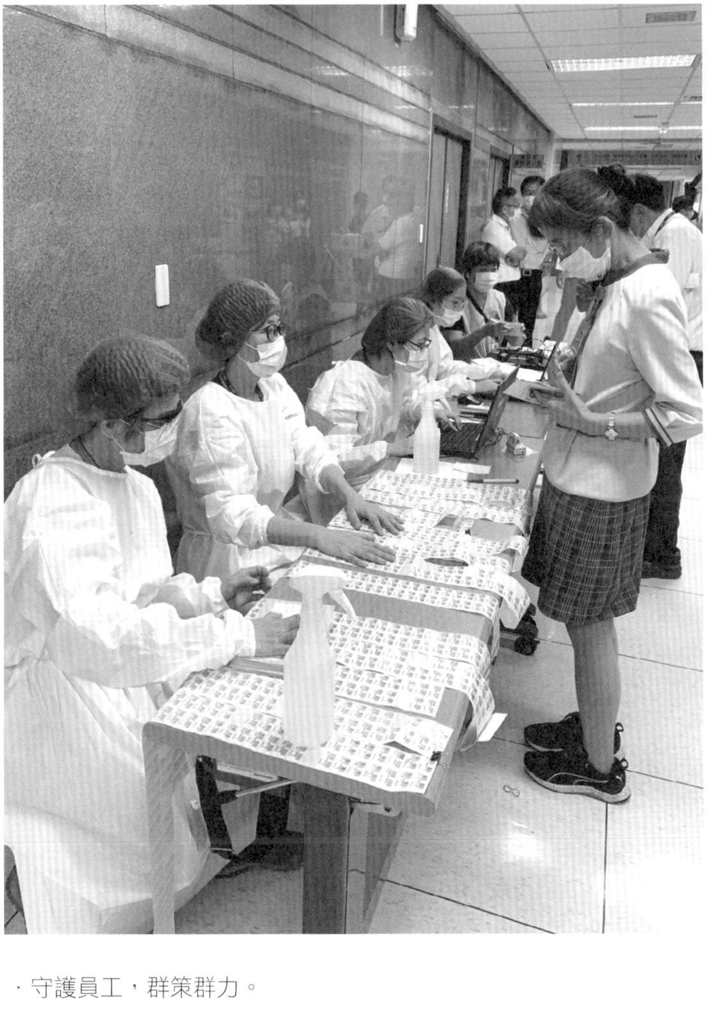

· 守護員工，群策群力。

醫事人員是政府安排疫苗接種的第一序位對象，但當初台灣疫情相對控制穩定，因此最初接種率不高。至二〇二一年五月十五日北台灣疫情首度爆發，院方應變指揮中心立刻進入備戰狀態。身為國立醫學中心、肩負南台灣醫療重任的成大醫院，面對疫情無可退讓，惟有迎擊。

時任院長的沈孟儒校長主張「保護員工，守護醫院，心懷市民，扛起防疫的社會責任」核心理念，秉持一貫「防疫應回歸科學」，認為「戰勝病毒，只有疫苗」，下令並指示副院長林志勝組成「疫苗專案小組」，要求「疫苗到院，立即開打，沒有假日」。企盼透過早一天接種早一天取得保護力，以全力保護員工的安全健康。

兩週內完成6000人接種

負責員工健康照護業務的勞安室，承擔起「員工疫苗接種」的行政工作，包括調查、登記、造冊、排程、彙檔掛號、通知、公告、查詢服務等作業。惟院方員工組成多樣性且複雜，包含正職、兼職、代訓、實習學生、臨床研究類人員暨志工、外包廠商等多達六千人以上，相關作業十分繁雜。

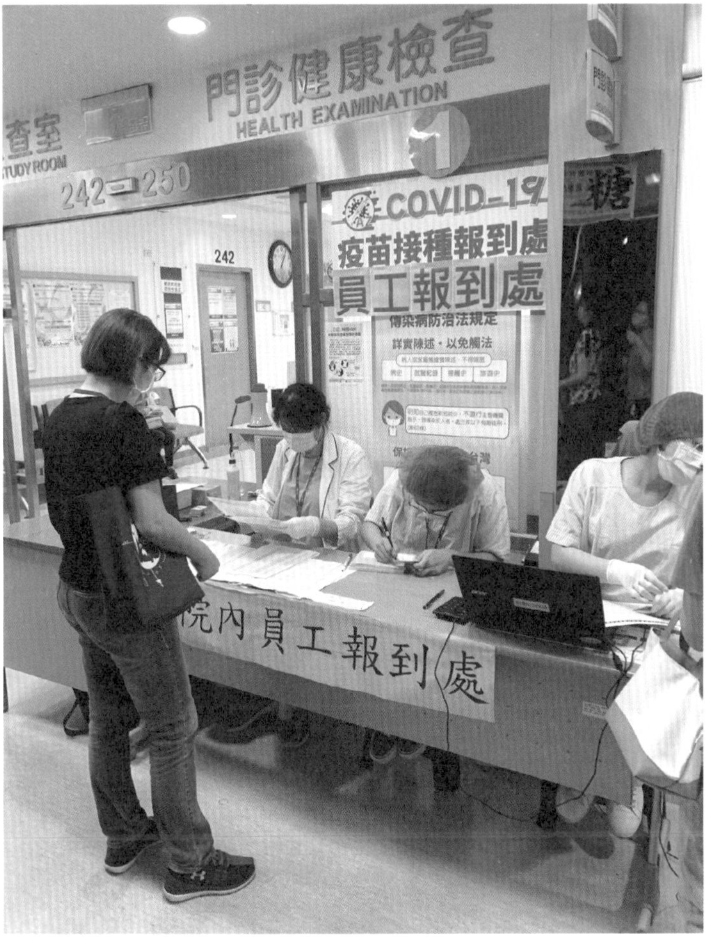

・疫苗到院，隨到隨打。

首次大規模員工疫苗接種作業於二〇二一年五月十九日開始，嗣後則疫苗撥補到院即進行開打。爆炸性的壓力驅動出爆炸性的進步，短短兩週時間即完成了六三三四人的疫苗接種，員工第一劑接種率自16．82％提高至86．31％。不可能的任務，勞安室漂亮達成！

然而，接續第二劑、第三劑的疫苗接種作業，考驗仍持續不斷，包括：

一、緊急機動任務

副院長林志勝一下令「開打」，團隊即刻完成相關作業，順利上線完成施打，不容喘息。

二、大量諮詢服務

調查、登記、造冊、排程等一波波作業不曾停歇，來自員工的詢問電話經常大爆量，此起彼落的電話鈴聲，讓勞安室同仁一度接到手軟。

三、精確資料統整

每日接種站收攤後，需立刻核計接種人數暨各單位各類別接種率，即時上網公告暨隔日早晨七點半於指揮中心會議提報。然而，相關統計資料複雜且動態，為求精確，經資訊系統自動帶入之餘，仍需由人工覆核。因此，每天夜裡9點、10點勞安室依然燈火通明，成員們攜手挑燈夜戰。

8／6000是一個令勞安室同仁驕傲的數字，代表著大家勇於承擔這一場艱苦的硬仗，以8人完成6000人以上、超過25000人次計四劑的疫苗接種服務。而那段拼命衝高員工接種率、每天直至深夜時分方收工步出辦公室的日子，無非就是懷抱著「守護員工安全健康」的堅定信念，方能甘之如飴。

〔法制室兼勞安室主任－許夙君〕

襄助各單位溝通協調與對外聯繫，使院務工作推展更順暢

院長室的門外，是秘書室，負責處理許多與院務相關的院長室團隊秘書工作。而在此一蔓延全球的COVID－19疫情中，秘書室的第一項任務便是從辦理應變會議開始，俾使後續的防疫工作能有序且有效進行；其他像是媒體與公關等業務，也是秘書室因應疫情時的工作重點；因身為院長室團隊幕僚，所以更擔任了訊息樞紐中心，任何相關緊急應變措施皆是由秘書室先行協調聯繫，並建置平台以利迅速作業。

快速啟動辦理應變會議，協調聯繫相關防疫作為

二〇二〇年一月二十二日首次召開「因應 COVID-19緊急應變措施會議」，由秘書室主責會議，並依應變中心組織邀集相關人員每日召開會議。依疫情起伏需要，會議舉行不分假日，每日於早上7點半上班前即召開會議，相關共識決議可於當日上班時即刻執行及落實，至二〇二二年十一月十四日止共召開一百九十八次緊急應變中心會議。透過此防疫會議

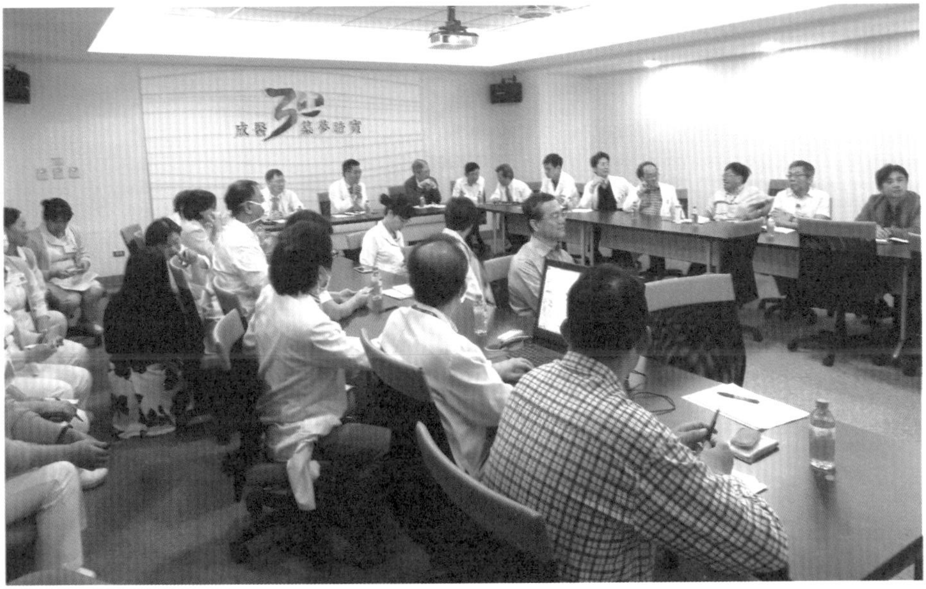

・2020.1.22 首次召開「因應 COVID–19 緊急應變措施會議」於 401 會議室。

平台，能與相關單位進行有效溝通、強化跨單位橫向聯繫，並使院方防疫政策具一致性。諸如疫苗施打之優先順序及處理原則、專責病房調度與調整，以及相關員工請假之規定原則等，皆透過每日的應變會議定調與執行。

二〇二〇年一月二十九日，成大醫院再成立二十四小時「COVID-19緊急應變中心」，由秘書室在門診大樓402會議室設立常設緊急應變中心、設置全院專線，擔任防疫後勤支援的窗口，協調全院行政單位人員輪班進駐應變中心，負責協調溝通及解決問題。並建置雲端共享表單系統，制定問題表標準化格式及追蹤管考事項，將各單位所面臨到的狀況和疑慮加以彙整，於每日應變中心會議上提報討論。

因應常設緊急應變中心在二〇二〇年五月五日關閉，秘書室始回復一般性作業。期間連續97天的運作，共動員行政同仁203人次進駐，處理474個諮詢案件，並依物資、員工關懷、出入口管制及作業流程等相關問題類別，提出共識回覆及協助各單位解決問題。例如：防疫物資之需求調度、同仁因應疫情隔離之最新作業標準及院方因應疫情最新相關資訊等，均因應疫情進展適時提供院內同仁指引及院外民眾必要之協助。

隨著二〇二一年五月中旬台灣社區疫情爆發，自該月二十七日起，除原有緊急應變中心成員之會議外，另由秘書室安排全院各臨床單位主管及總醫師，每週或隔週召開醫院執行六大應變事項說明會議，共執行24次。透過臨床單位直接參與決策會議討論，使各科部能完全落實各項防疫政策，執行時更貼近第一線臨床人員的運作，也能更合乎病人的需求。

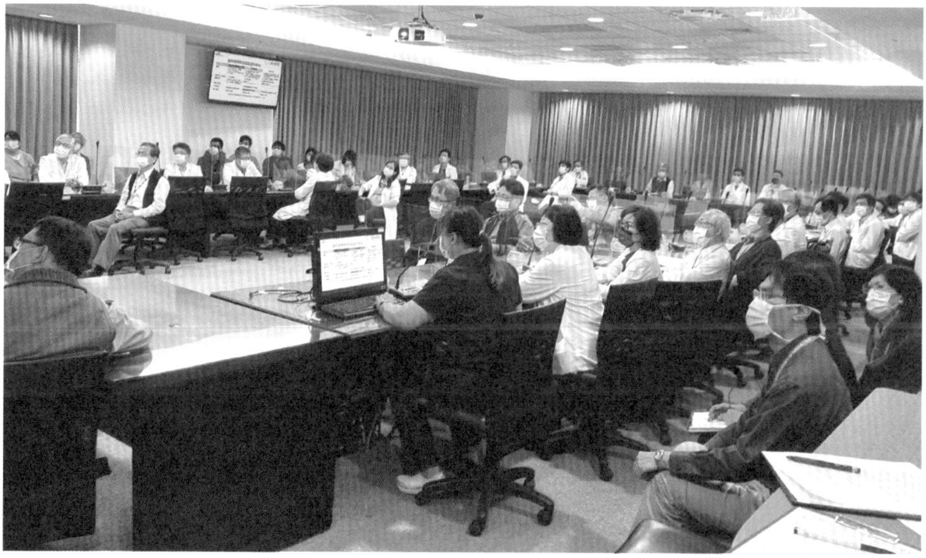

· 2022.1.20 臨床科部主管 + 總醫師防疫會議於 400 大會議室。

新聞事件的處理與回應：COVID－19婦幼專責照護

當疫情發生時，「婦幼」相對是弱勢，需要更多的保護關注及協助。在台南市政府及衛生局指導下，成大醫院於二〇二一年五月二十日成立「COVID－19婦幼專責照護」，建構疫情中孕產婦最溫暖、最安心的安全環境。

基於大學醫院的責任與使命，以及作為醫療的最後防線，成大醫院責無旁貸負起守護疫情中婦幼感染者的重責大任。加上院長沈孟儒獨到的遠見，觀察到當時確診孕產婦人數隨疫情發展持續增加，以大台南地區而言，每月約1000名新生兒，預估每月將有100名新生兒來自確診孕婦，而新生兒來自確診母親的垂直感染率約為2%；且即使97．5%的Omicron確診者屬於輕症或無症狀，但餘下的均為中重症者，其中兒童占比約五分之一。考量到確診孕婦、新生兒和中重症者皆需要高度的專業醫療來照護，遂決定成立「COVID－19婦幼專責照護」。

不過，如此一來亦導致無法如常給予一般孕產婦所需的空間與量能，造成原本就在成大醫院接受產檢等照護的孕婦不諒解，甚至有民眾透過民意代表前來關切。為此，院長室團隊及秘書室除透過媒體採訪時予以澄清，並連夜完成海報、張貼於婦產科門診診間，說明因應成立婦幼專責照護病房後對原孕產婦安排之配套措施：除了原產檢及急診服務維持不變外，當期生產孕婦續由成大專業團隊安排適時適地及不間斷的照顧。

妥善分配捐贈防疫物資

在COVID－19疫情期間，社會大眾有感於醫療單位人員前線抗疫的辛勞，各界愛心捐贈物資陸續湧進。為處理各界善心企業、人士的暖心捐贈，秘書室於二〇二〇年二月受命主責擔任業務窗口。

後續新聞報導疫情變化下醫療量能吃緊等狀況，以致捐贈物資日趨增多，巔峰時期甚至一天多達數十筆大量餐食物資須即時發放，秘書室人員疲於奔命。截至二〇二三年四月七日之捐贈，總計已多達約700多筆捐贈物資，舉凡各界捐款、各式餐點、衛材儀器設備（防護衣、防護面罩、戶外負壓專責照護區、紫光燈機器人等）；還有熱心企業提供讓同仁在緊繃工作之餘能略為喘息放鬆的紓壓捐贈，例如：五月天演唱會門票、果陀劇場票券、旅館住宿及飯店自助餐券等。

在所有捐贈物資中，又以愛心餐點最為常見。這樣的暖心捐贈讓身處第一線的醫護人員在相當短暫的休息用餐時間裡，感受到大家幫助抗疫、給予同仁支撐力的豐沛愛心，尤其是隨餐附上的打氣紙條，更為大家增加了滿滿的正能量。

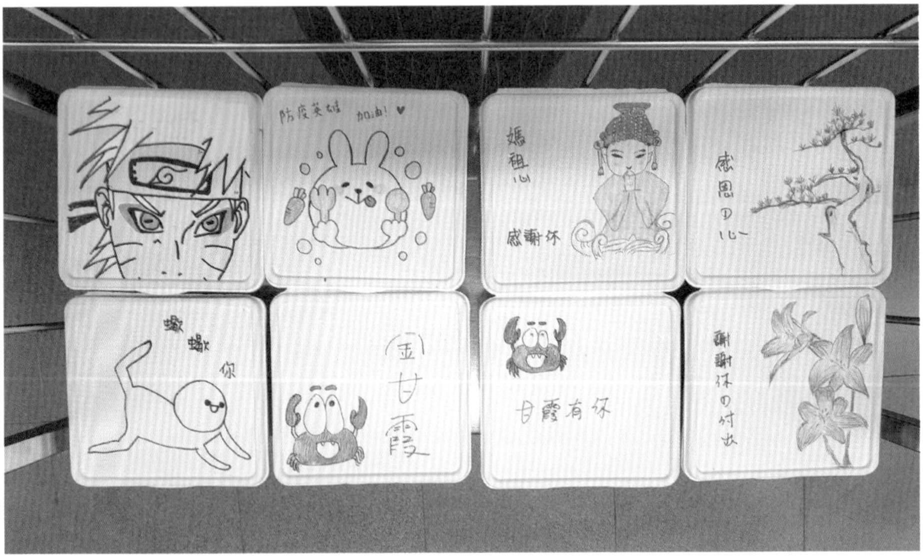
防疫英雄 加油!
媽祖心
感謝你
甘霞有你
謝謝你的付出

· 獨一無二，純手工插畫溫馨打氣加油餐盒。

然而，餐點物資經常因即時送達而有一次性大量湧入的情況，如何靈活且適切分配、使人員能夠及時補糧，便成為此時執行的重點。因此，秘書室立刻建立相關機制，並偕同社工部、資材室、醫工室、營養部、資訊室、駐警隊等單位，在通力合作下圓滿達成快速整備受贈物資的目標。

一、秘書室先成立統一窗口，並建立捐贈表單，規劃物資發放原則，以進行後續呈報及紀錄管理；蒐集醫院缺乏之物資（瓶水、乳膠手套、面罩等）資訊，提供捐贈單位參考，降低物資匱乏壓力；安排各界捐贈期程，避免物資到達無法妥適處理；大量物資到貨搬運儲放之問題，如玻璃瓶裝果汁12000瓶、礦泉水13200瓶等，礙於硬體設備等限制，也需事先規劃；所有物資發配都需重新計算送達單位之數量，並安排發送人力及規劃運送路線，務求以最短時間、最少人力將物資送達；配合捐贈單位需求，辦理各式捐贈儀式、頒發感謝狀，以及新聞、FB發布之辦理。

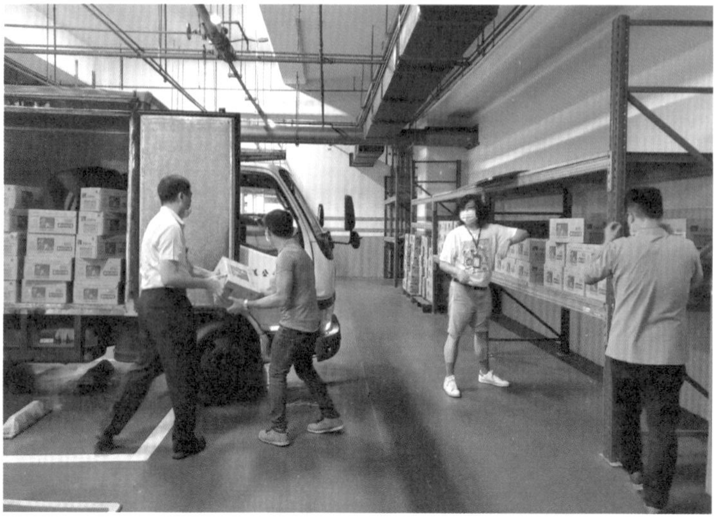

・人體堆高機，行政單位同仁充當搬運工，接力搬運。

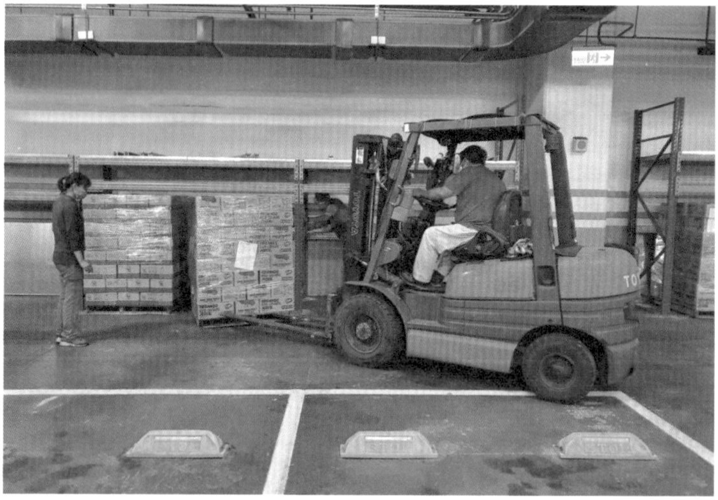

・玻璃瓶裝果汁 12000 瓶，出動堆高機並商借停車場空間才得以暫時存放。

二、與社工部（原辦理醫院捐贈業務單位）相互配合，互通資訊，使其便於辦理後續點交、開立收據及徵信事宜。

三、資材室、醫工室協助衛材與儀器送達點交，確認物品型號及使用執照等相關事項。

四、營養部協助發配大量食品物資，以及送達認證站同仁之捐贈餐點。

五、與資訊室一同規劃「外界送暖」網站平台，以利及時公布捐贈資訊，並形塑社會良善風氣。

六、駐警隊因應防疫嚴格管制院區出入口數量，不僅協助民眾上下車指引，當物資送達時也協助指揮人車，使物資能直達門口，維護民眾之行走安全。

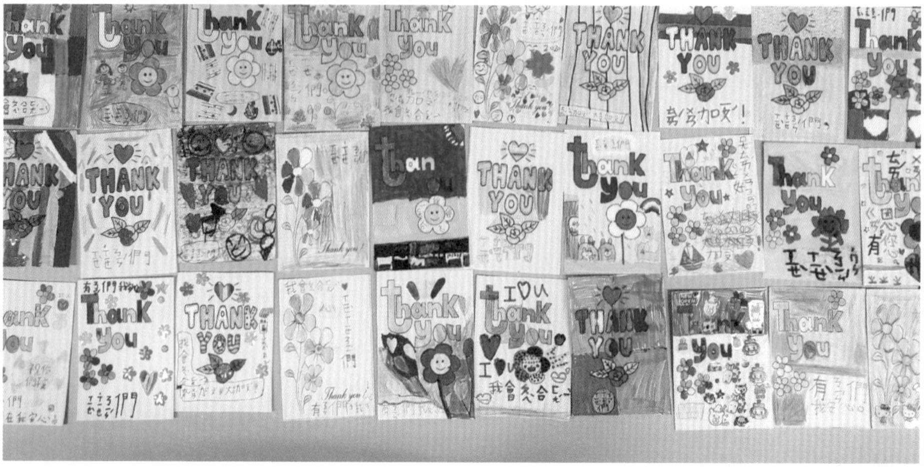

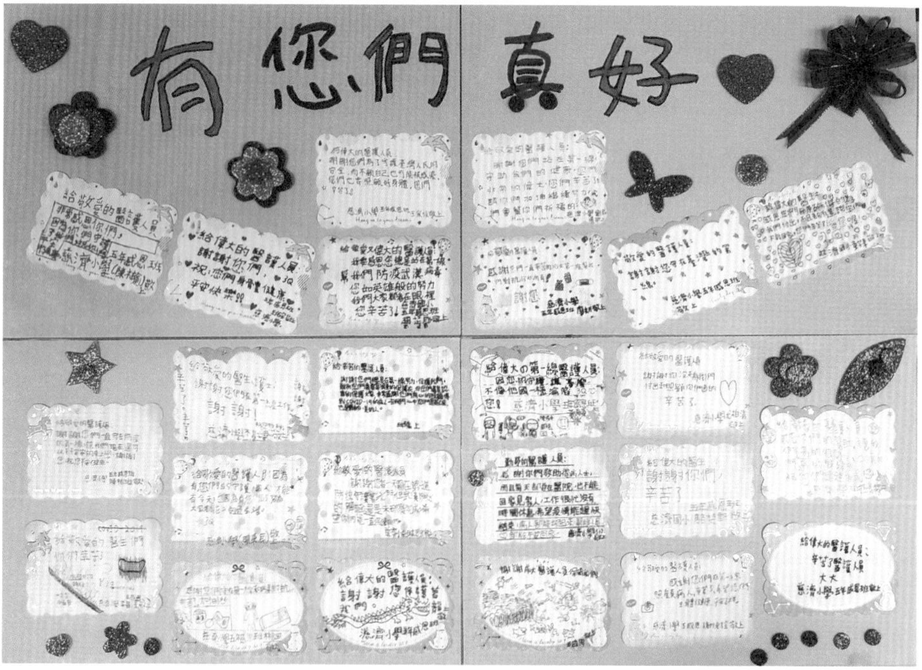

· 小小畫家們的打氣卡片及加油紙條。

兩年多、將近三年的疫情糾葛，總算是過去了！秘書室同仁在辦理防疫相關業務中，學習與協助各專業單位執行、落實抗疫工作；同時也配合使用社群媒體的功能，不斷提供資訊、配合宣導防疫觀念與作為，偕同所有投入心力的全院同仁，共同守護了既是戰疫最前線、也是防疫最後線的醫院，更守護了台南地區的廣大民眾。

〔秘書室主任—陳鵬升〕

角落裡的抗疫英雄！身處高風險環境仍堅守清消工作崗位

新冠肺炎疫情嚴重影響醫療量能，備感衝擊的莫過於醫護人員。除此之外，醫院還有一群與醫護人員同樣站在第一線、默默無聲的無名英雄——清潔人員，他們時刻處於高傳染風險的環境，執行著每天例行性的清潔消毒工作，內心的恐懼和壓力自不在話下！

為配合防疫及疫情的變化，儘量減少進出醫院的人流，避免帶來病毒細菌，院方不斷提升感染管制措施，例如：限制探病人數、嚴格執行門禁管制。但是要維持潔淨的就醫環境，則有賴於清潔人員不斷地清潔消毒，原需50名人力完成工作的住院及門診區，因疫情增加到60名。且配合週末大型疫苗施打服務，人力支援尚需增加，還得再加上環管組同仁的階段性協助，方可達成消毒工作。

成大醫院配合衛生福利部疾病管制署加強醫療機構因應COVID－19新冠肺炎之感染管制，制定院區環境清消工作規範，包括：執行院內環境清潔消毒、廢棄物清理等工作的清潔人員環境清潔標準作業程序、相關防疫機制、健康監測與管理及感染管制教育訓練等措施，以確保落實防疫的基本功。

在院內的環境清潔消毒方面，主要分成門診區與住院區兩個工作區塊：

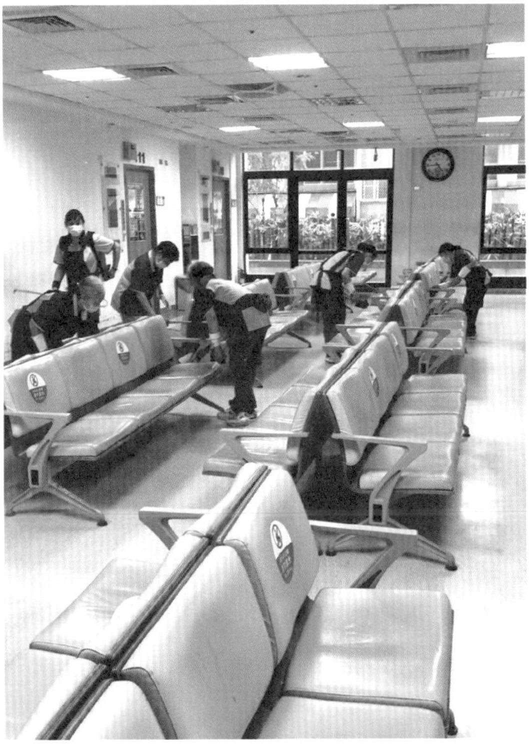

‧疫苗施打結束候診休息區座椅以酒精清潔。

一、門診區

①平常作業：

（一）公共區：包含壁飾、門窗、公廁清潔、公共走道、樓梯間等的清潔維護。

（二）設備：飲水機、公共電話、電梯、手扶梯、消防箱、滅火器等外觀清潔。

（三）各科診間、候診區：地板清潔打掃及收拾垃圾。

②疫情期間作業：除了平常需從事之清潔作業外，另增加其他工作事項如下：

（一）疫苗施打清潔消毒作業：自二〇二一年六月至二〇二二年二月，因常態性利用週末提供大型疫苗施打服務，為確保院區環境符合感管要求，在每

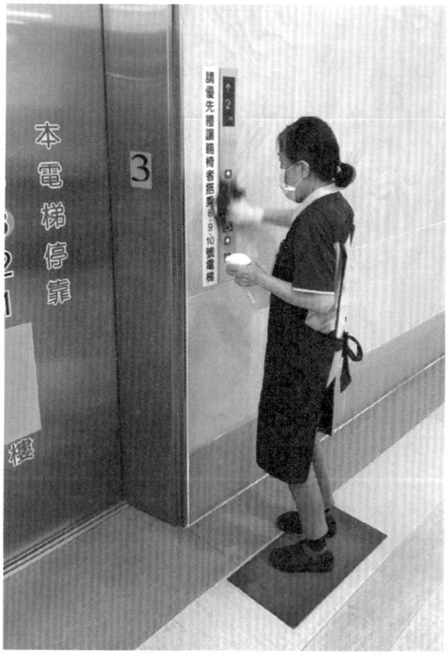

．電梯按鍵定期消毒。

次疫苗施打後，以75％濃度之酒精及1000ppm漂白水進行室內的全面消毒，包含：各樓層的繳費機、慢箋服務機面板、提款機、電梯按鍵、飲水機按鍵、電動手扶梯、各診間及公共廁所門把、批價掛號區、領藥區、抽血等候區及候診區座椅、公共電話、中

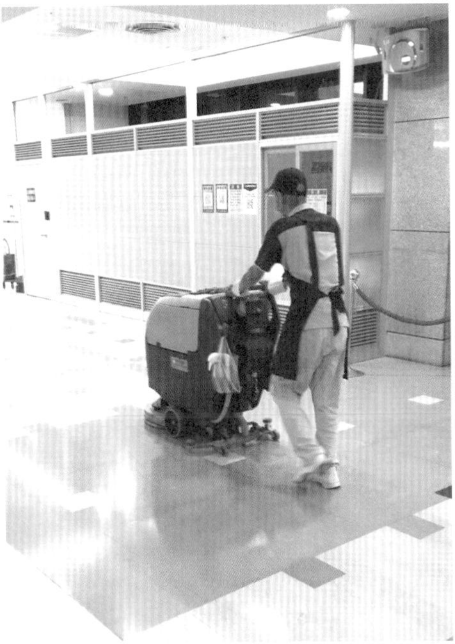

· 疫苗診結束後清潔人員於大廳以洗地機做地面清潔。

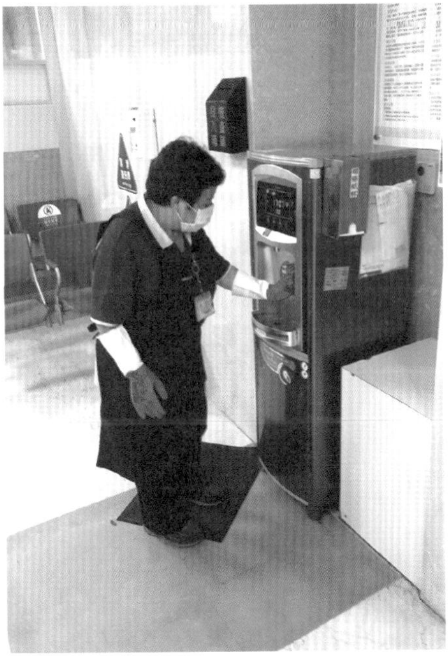

· 疫情期間清潔人員以酒精定期消毒飲水機按鍵面板。

央樓梯、垃圾桶、地板等。並於清消後由感管中心實施ＡＴＰ檢測，如有不合格處，再重新加強清潔消毒。

（二）執行戶外檢疫站暨周邊的洗手設備補充乾洗手液及洗手乳。

二、住院區

①平常作業：

（一）公共區：包含壁飾、門窗、公廁清潔、公共走道、樓梯間、候診椅等清潔維護。

（二）設備：飲水機、公共電話、電梯、手扶梯、消防箱、滅火器等外觀清潔。

②疫情期間作業：除了平常需從事之清潔作業外，另增加其他工作事項如下：

（一）配合疑似或確診後送作業：從二〇二〇年一月疫情開始，疑似或確診者以7、8、13、14號電梯後送，逾５１４人次。運送後以75％濃度之酒精及漂白水進行清潔作業。

（二）執行院區周邊及戶外檢疫站、流動公廁消毒，以及室內候診椅、手扶梯、電梯及公共廁所等消毒，並補充洗手設備的乾洗手液及洗手乳。

面對疫情接踵而來的挑戰，防疫絕不能鬆懈，更需全力投入。如同醫護人員盡心盡力照護感染者般，作為抗疫戰士一員的清潔人員也在醫院每個角落努力做好清潔消毒，盡一己之力，幫助降低任何感染的風險。

〔總務室主任－陳水旺、組長張逢杰、組員張勝翔〕

通關大小事謹慎以對，名副其實的「防疫守門員」

自一九九八年成大醫院啟用肇始，駐警隊即已成立，承擔著維護院區人、事、時、地安全的任務。時光荏苒，隨著門診大樓的完竣，陸續加入委外保全組，肩並肩全時段執行所有既定與滾動式任務交辦，努力不懈以堅守醫院的核心價值。

駐警隊與保全組均隸屬總務室，特性都是貪黑起早，更是所有任務結束收整復員的尖兵。COVID－19肆虐全球近三年的困厄，成大醫院在院長室團隊指揮若定、上下一心的氛圍下，得以全力執行中央交付任務，稱職扮演守護南台灣的醫療任務。

駐警隊與保全組在新冠疫情期間職司的任務，幾乎是全面性的，包括：

一、啟動各院區各門禁管制：涵蓋動線現勘、關閉的方式（部分為消防通道）、標示文字內容的確認、有限人力的巡簽派遣與調度、重要出入口感溫攝像儀全時戒護，以及協助全院行政人員全時門禁管制，晚上9點至隔天早上7點則皆由駐警保全負責執行。

二、天橋管制期間，調派駐警於跨越院區道路執行交管，確保人安；

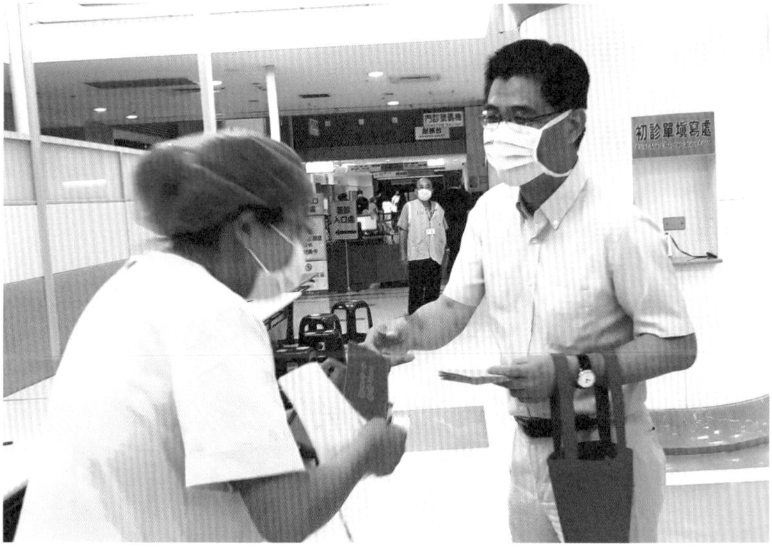

‧面對 COVID-19 肆虐，成大醫院沈孟儒院長團隊，領導全體同仁上下一心在全國醫療體系建構優質防疫典範。

對因必須受檢或重症患者急需通行天橋的民眾，派遣駐警、保全配合感管專程啟動門禁，俾利醫療順利進行。

三、急診區陪病採檢、候診與急救傷病的分流，駐警保全除與醫護穿著相同的防護裝備，仍需管理進出就醫車輛的引導與傷病搬運。

四、所有確診者（包含院與院之間的轉院，直接到達專責病房接續照護）病房移動、受檢、進出醫院

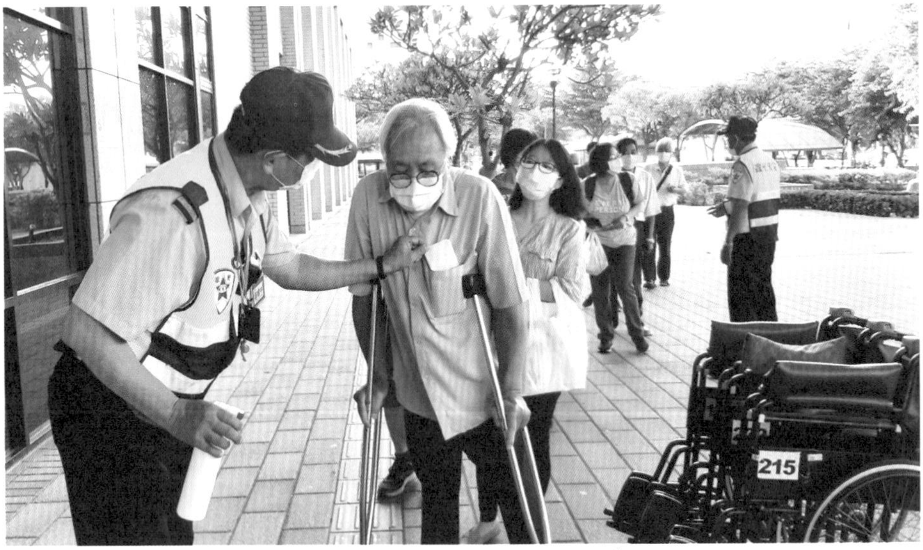

‧面對院區龐大人流魚貫進入醫院，各第一線管制服務人員，須在任務前接受一連串密接訓練，才能在龐雜的人流中快速分辨需求提供服務。

路徑的安排與專責電梯管制輸送，病床和參與人員清消等等，每接獲任務就是一次次繁複的程序與全身濕透的過程。而隨著確診數的增加，醫學中心既是國家基礎重要關鍵設施，更承擔起大部分專責病房的開設，院區的安全與病人的輸送更顯重要，每一次的啟動，駐警與保全均參與其間、絕不缺席。

五、疫苗的注射從第一劑到第三劑（追加注射），院方團隊充分合作，為市民提供快速又優質的注射任務，深獲民眾與網路的高度肯定與讚揚，實是成大醫院團隊跨科部整合的成效。駐警每次除了需調派足夠人力之外，前一天更需與醫護完成路線勘查、紅龍圍籬的擺設、高齡友善環境動線，以及安排注射後民眾可舒適休息的區域、後送就醫緊急通道等事項，都需要事前妥善的確認。有多次單日高達近萬（或破萬）人力分流、車潮，乃至陪同家屬所形成的巨量人流，駐警與保全均在有限的人力下，依循院長室團隊與總務室主任臨場指揮，圓滿達成任務。

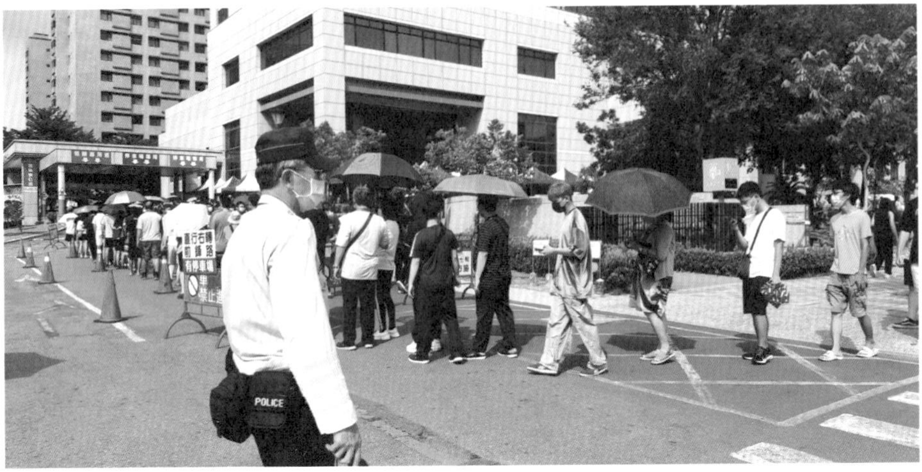

· 成大醫院假日能完成萬人疫苗注射任務，源起於領導團隊指揮精實、確實分工、凝聚向心、邁向卓越所致。

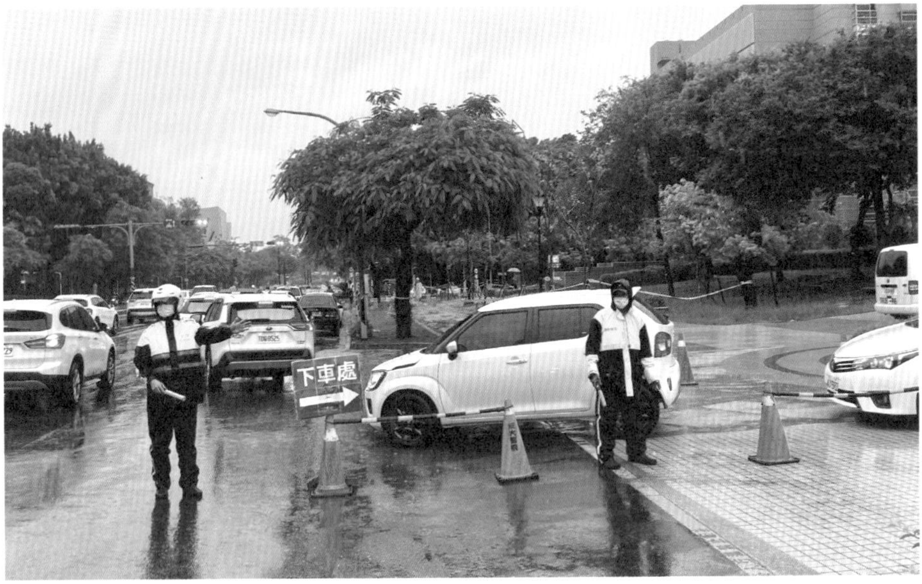

· 大規模疫苗接種，不論晴雨堅守崗位。

六、疫情方興未艾，人員離退與招募不易，加諸執勤同仁確診人力更形吃緊。但大家都相互打氣，自動加班、抽回休假單，全力投入線上防疫；只要PCR顯陰立即返院加入執勤行列。由此可展現成大醫院快樂企業體的凝聚力，也讓人看到「一個人或許走得快，但一群人可以走得久」不容小覷的團結力量。

七、疫情加諸在每位工作人員身上的滾動式任務只多不少，駐警保全所肩負的職責一如日常。但也會發生長時間防疫導致民眾或病人在院區情緒失控或肢體失序的事件，影響大眾就醫權益的狀況不一而足，此時駐警仍需以最快速度集結人力排除，確保醫療任務如常進行。

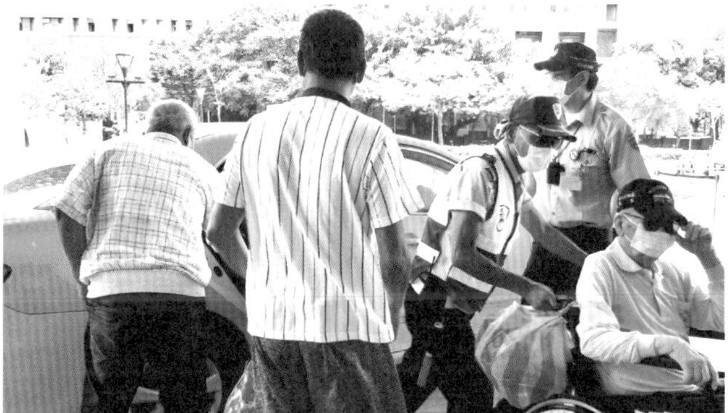

· 面對假日萬人疫苗注射，除了院內人流動線、設施光度、空調與清消設計，在友善分流更投入大量人力；駐警與保全承擔各入口車流的快速服務與疏導重要使命。

平日從事基層勞力勤務的總務室各組，在這麼長的抗疫期間，除了醫療機構本身的繁複業務外，還需應對滾動再滾動的任務調整，以及為什麼不能走天橋、為什麼二號門有管制門禁、為什麼地下室停車場不能停車等無數的外在認知與短暫疑慮。民眾所懼憚的確診風險，所有院內人員同樣都要面對，但醫院從上到下，從不厭戰，亦更不願缺席！令人有感於成大醫院人在危難驟臨時勇敢承擔、履行責任，發揮人性最高價值，持續擦亮成大醫院的招牌。

〔總務室駐警隊隊長─胡元德〕

PART 5

醫護一千天 抗疫有感

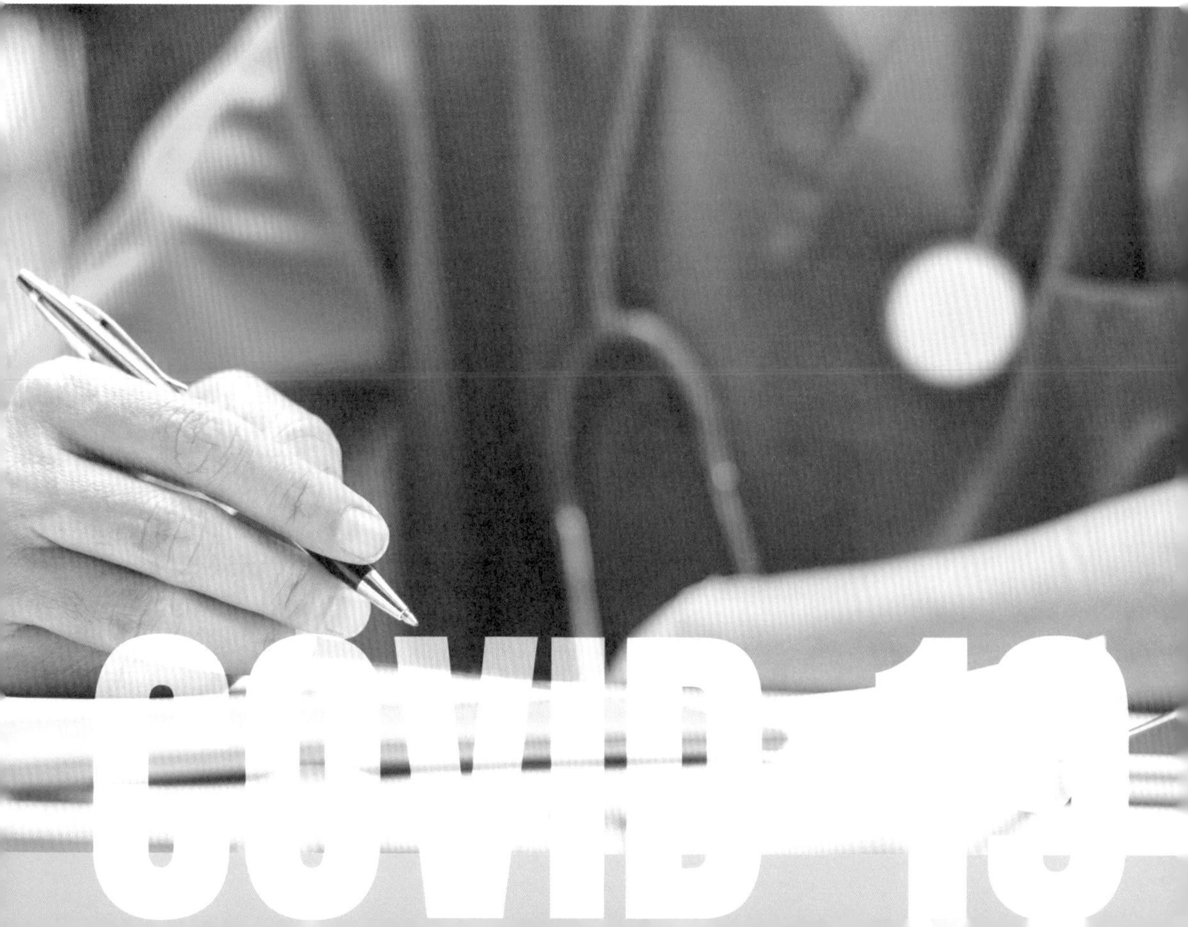

迎戰無情病毒，醫療團隊心路歷程分享

回首三年前春節過後，新冠病毒偷襲台灣、登門踏戶。所幸台灣已提高警覺、積極整備，從中央疾病管制署到地方衛生局、大型醫學中心到基層診所，均配合緊急成立之中央疫情指揮中心各項防疫措施，包括教育、交通、經濟、觀光、醫療等各個層面，影響既深又廣，全國甚至全球都受波及，堪稱百年未見的防毒大作戰！

上一波的SARS雖來勢洶洶，但屬速決型流行性疾病，來得快去得也快。儘管

COVID-19是由SARS病毒兄弟——SARS-CoV-2病毒——所引發的全球瘟疫，卻是最難纏的共存型新興傳染病。台灣面對新型病原，初期只能管制國門、阻絕境外，以口罩、洗手、保持距離等傳統感染管制方式，減少傳播風險；第一線人員為預防病毒入侵，需再加上密不透風的貼身防護裝備。

各式各樣政策、措施和規定，全是從無到有、無中生有，憑藉過去抗煞慘痛經驗；更難的是第一線醫事及公衛人員實務操作，皆是做中學、學中做，一路摸索、滾動修正。醫療公衛策略，更須因應疫情發展或疾病認知增進，迅速調整公衛定義和防疫方式，在數日到數週內做出修正。面對確診或疑似病患的醫院和公衛單位，即須迅速調整防疫戰略。

面對疫情，成大醫院由院長帶頭，每日與醫療行政主管們召開防疫晨會，腦力激盪面對一波波內外衝擊，做出應對策略；不論是急診部、藥劑部、檢驗單位、感管中心、專責病房醫護、清潔人員，到後勤工務、總務、資訊、社工、人事、主計、醫事室等等行政部門，皆無一豁免，全員參與。隨著疫情擴大，新冠巨浪席捲台灣各地，民心浮動、百業蕭條，惟有醫院專責病房，人聲鼎沸、燈火通明，與餐廳、夜市、甚至急診處等門可羅雀場景，形成強烈對比。

走過一千多個日子，隨著人類對新冠肺炎疾病的了解、多種有效疫苗普及、抗病毒藥物上市，以及病毒突變演化、社區免疫力建立、疾病治療經驗累積，終於迎來新冠病毒與人類共存紀元，中央疫情指揮中心解散，防疫措施鬆綁、甚至取消。回顧成大醫院在科學智慧防疫或守護民眾健康，均扮演重要角色，全體醫院同仁戮力同心，為南台灣構築起一道牢固防火牆，降低新冠疫情擴散與染病重症死亡威脅。同仁們將這段抗疫過程中的所見、所思、所感，藉由生動文筆留下紀錄，提醒我們珍視當下的健康可貴。

〔副院長——柯文謙〕

守住第一線！疫情下急診應變經驗傳承

在經歷近三年 COVID－19的疫情期間，以急診醫師的角度回望整個過程，最大的經驗與收穫可從幾個方面來分享：

一、醫療文化的形塑

個人因歷經二〇〇三年的 SARS，知道大規模疫情對於社會大眾、甚至醫護同仁的心理衝擊。所以在這一波疫情剛開始時便召開一次會議，跟所有急診同仁，特別是年輕的醫師們喊話，「這個疫情是我們急診醫師當仁不讓，沒有辦法去閃躲的戰役，一定要積極參與。經過這次戰役之後，將會獲得一輩子最豐碩的果實。」

此外，急診內部會定期於每週一、三、五召開會議；並讓所有急診醫師及醫護同仁分組進行，例如有些人負責急診動線管控規劃，有些人會根據不同狀況去設計每個區域應放置何種等級的防護衣及檢體、藥物治療等，假設發生感染該有哪些應變作為，都由不同的組別負責，讓整個科部能夠動起來。我想這樣的文化形塑，不管是未來碰到類似的狀況或是不同疫情，後代應該都能從中得到一些經驗。

二、系統性整合

急診在醫院是一個非常獨特的角色，必須跟不同的部門與系統做結合及協調。特別在疫情期間，需積極和各個臨床科部制定不同的COVID－19相關應變流程，例如如何開刀、如何進行電腦斷層檢查、如何做心導管，甚至家屬的心理支持等等，都有著與跨科部共通的流程。而這些流程亦發表於國際期刊上，讓台灣其他地區或其他國家也能做為參考指引，我想這意義是非常重大。

另外，有鑑於成大醫院擔負了整個大台南地區重要的一環，所以我們也踏出醫院之外，跟其他醫院、衛生局合作。尤其是救護車載送病人、到院前的緊急救護這部分，也跟消防局做了很好的結合與流程的媒合，學習到不少系統整合的經驗。

三、科技防疫

這一波疫情與以往較不同的，是科技的導入，特別是遠距科技。大家聽到遠距科技通常會想到視訊看診、病人使用平板或手機做資訊溝通，或是更深入了解病情等等。但我覺得遠距在疫情底下，已經不只是為了「縮短距離」，也包含了沒有拒絕、沒有畏懼，也就是醫院所推行的「無ㄐㄩˋ醫療」。

疫情期間，成大醫院在沈孟儒院長的規劃之下，於急診外成立戶外專責負壓照護區，因外觀建築極有條理，因此我們暱稱它為「小白宮」。然而，搭建小白宮的過程並不如想像中那麼容易，例如內部的硬體建置、如何在戶外創造出負壓環境，以及在台灣高溫潮濕環境的負壓空調下如何避免牆面冷凝等細節。當中不是只有醫療，而是要跨界與工程、工務、資訊、電工方面進行良好的結合和溝通。同時，我們也搭配使用平板、電視、無線監控生理徵象設備，掌握病人的血壓、心跳、血氧，創造出非常舒適、讓病人沒有懼怕的環境，提供最好的照護。

科技的導入，改變了我們對病人的照護方式，特別是婦幼這個比較脆弱的族群，成大醫院更是盡心盡力站在病患角度設想。

提筆至此，想到曾發生一段印象深刻的小插曲。因成大醫院肩負台南地區婦幼照護的重責大任，當有COVID－19確診病人時都會引介來到成大醫院，接觸的第一個集合點就是小白宮。有次一位孕婦被外院轉送過來，剛開始丈夫立刻向檢傷人員表明太太是確診者，善意提醒我們這是必須要防護的狀況。但過不久後，護理師又來回報丈夫再次說明他們是確診病人；過沒多久這位先生直接跑來跟我說了重複的話。一位確診病人連續通報三次，到底是怎麼回事？後來才了解到，因為醫院規劃的戶外負壓照護區環境令人感到十分舒服自在，而且工作人員均井井有條地給予照顧，以至於他誤以為我們不曉得她是確診病人，也不知道其實他們已經進入到一個可以提供良好醫療照護的環境裡了。

這波疫情起起伏伏，可能會有舒緩的一天，也許某一天會消失，但這段經驗不會消失。只有真正經歷過這個過程、打過這場戰役的人，才會懂得箇中點點滴滴；而這些辛苦付出，都會繼續累積成下一代的養分，讓我們未來在照顧病人時，能夠提供更好、更安全的醫療照護服務。

〔急診部主任－林志豪〕

身處COVID－19風暴中心，落實全人、全方位的照護服務

面對短期災難，例如風災、小規模地震等，護理部通常可以運用既有的彈性人力與物力應變，復原期相對短且容易執行，對組織的長期影響或衝擊也較少。但COVID－19疫情持續三年多，對個人而言是智能、體能與精神長期挑戰；對護理部而言，每天需依疫情變化及指揮中心決策，精確宣達防疫政策、彈性調整人力物力，並投注大量心力與防疫團隊共同規劃、執行及維繫，稍有不慎可能造成組織無效能的耗損及士氣低落。所幸成大醫院護理部一路走來，同仁皆齊心協力，終能度過此一艱難時刻。

堅守崗位，做好每個防疫環節

疫情期間，護理部以病患照護為核心，參與了全院防疫主體的動線規劃、人力規劃、物資配置、品質及現場管理，包括：

一、建置檢疫站

從帳篷區到組合屋運作，並將服務範圍擴大、分割或外展至安南果菜市場採檢。

二、建置專責一般及加護病房

隨疫情變化反覆設置、開關床、移轉病患，每一個改變都必須啟動內外資源因應。

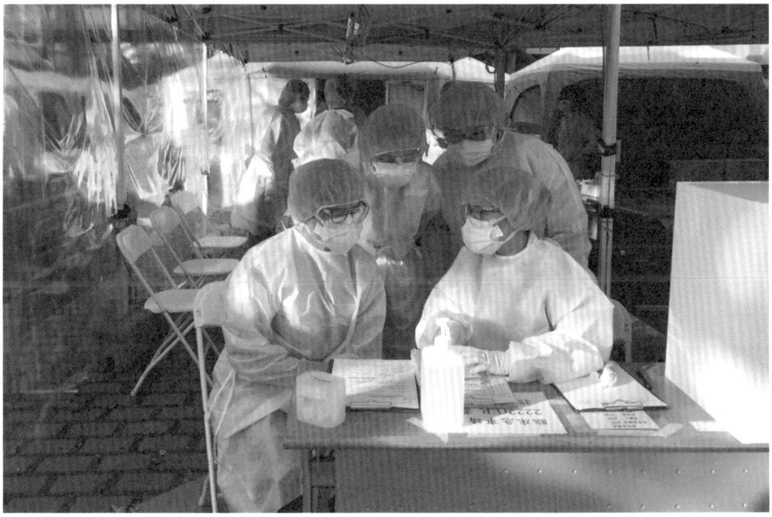

· 檢疫初期帳篷區護理師聚精會神交班。

三、疫苗接種

因應疫情初期大量的需求，假日經常需出動150至200位護理師及行政人員負責接種疫苗；而主責的督導必須事先開會規劃安全順暢動線，提供民眾一個安心安身的環境。

四、輕症居家關懷及諮詢

設置諮詢空間與24小時服務機制、建立衛教資料、與資訊室討論服務對象訊息自動回傳、協助視訊門診等。

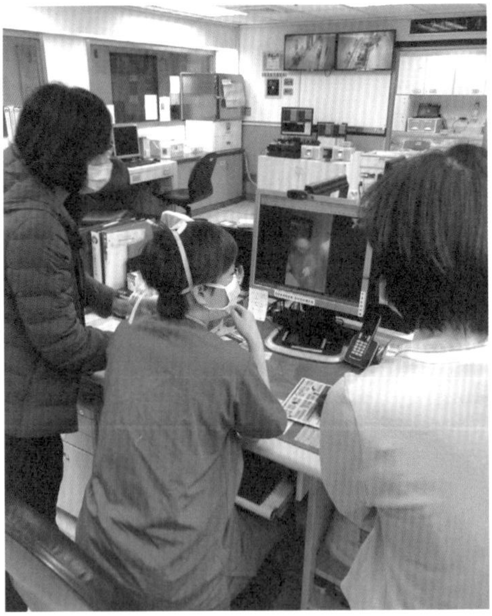

·隔離病房外的守護。

五、非專責單位及病房的全面防疫

防堵確診個案避免感染其他易受傷害病患，所有護理師及書記在未減少工作量之下，仍均投入住院及陪病的防疫措施，例如陪病家屬體溫監測與評估、篩檢登記、陪病管制、迅速且彈性因應防疫政策改變等。

前所未有的護理挑戰與應變策略

在如此複雜多元的防疫工作裡，對護理的挑戰何其大！包括：如何彈性調整組織運作模式以因應各種改變、人力該如何分責配置、如何管理變動中的常規活動等，像是為因應專責病房成立，原科別特性的病人必須住進其他不同專科屬性的病房，護理師必須在短期間獲取該專科屬性病人照護的技能，

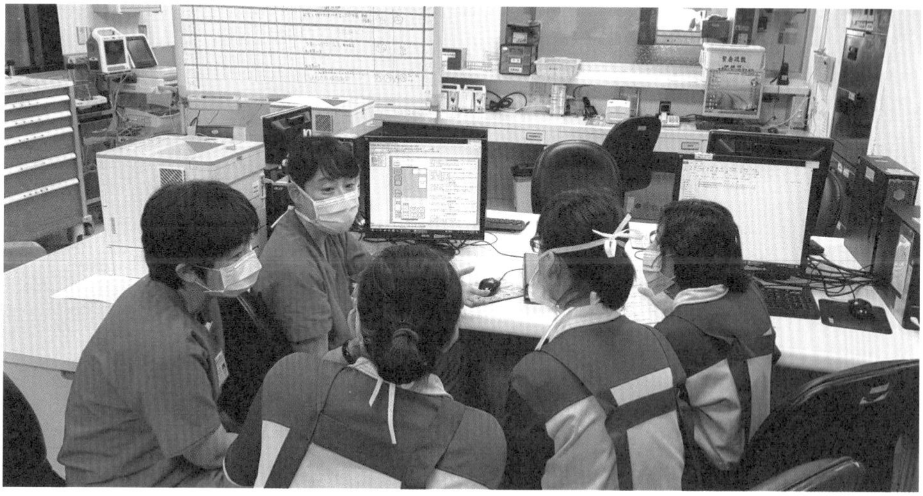

· 工作團隊行前訓練。

以安全執行照護活動，確保病患照護的品質。此外，在防疫及常規業務都重要的情況下，應如何適度分配部門資源？如何保障執業安全？除了病患照護的主要角色外，為了防疫如何承擔其他非護理專長的多元角色？

為了能穩定護理部的常態業務及迎接挑戰，首先必須確認在防疫中所擔任的角色，建立「同院一命」的共識；善用主管領導風格的長處及專長，例如：資源整合、關係管理、緊急應變及復原力，選派適當主管負責各項防疫業務，建立授權、分工及支援機制，讓各項業務得以在有效能的領導下順利推展。因應防疫訂（修）定標準流程及全面

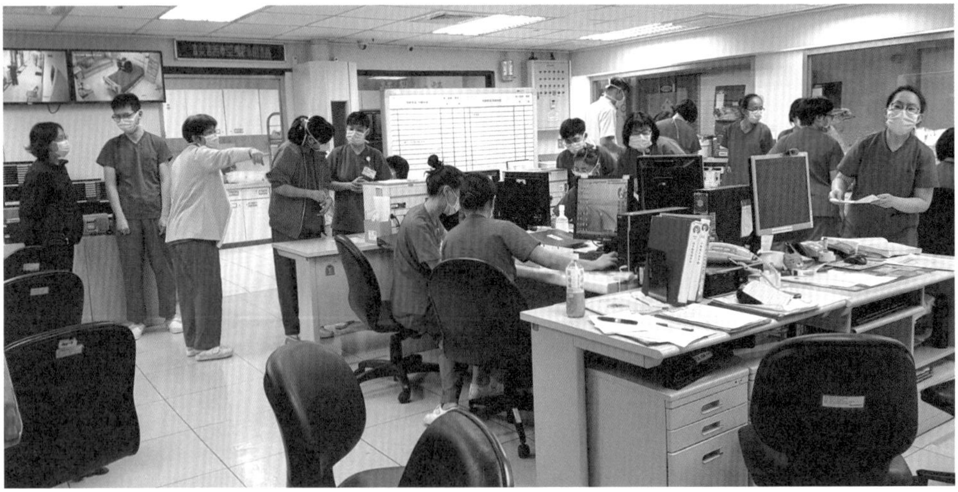

· 專責病房全體總動員。

性個人防護訓練、保障員工安全，是首要進行的工作；人力方面，全面盤點、建立即時應變及長期調控的原則及機制，則是重要的基石，唯有人力穩定、精算護病比，才能穩定核心業務品質及提供照護確診者與協助防疫的量能。也必須考慮護理師的專業經驗及意願、定期評估專責病房工作人員的適應狀況，調整工時，適時替換喘息，以維持工作士氣。

另外，在規劃新的防疫業務時，主管均加入第一線工作，全盤了解業務內容，以善用其所具備的豐富應變經驗來改善工作流程、快速建立有效的工作模式、減少

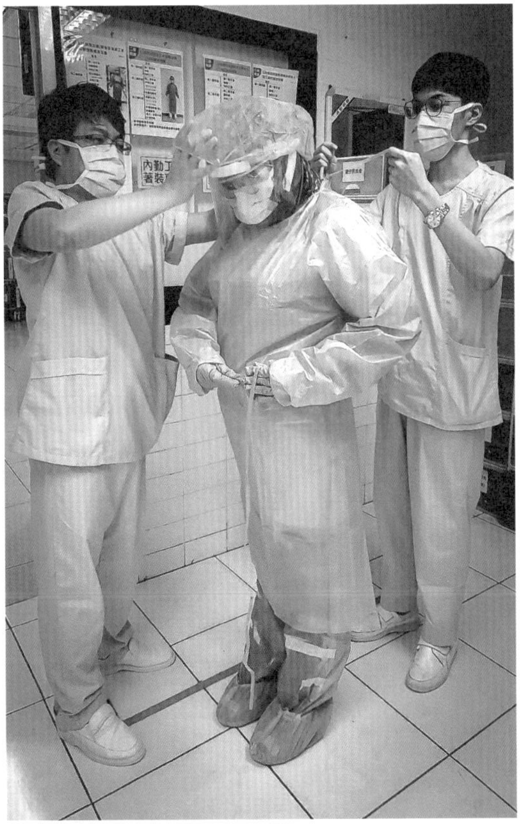

．同仁們互助合作。

嘗試錯誤的耗能。運用人力調度／派班、ＢＩ、確診護理師統計、陪病者管理等資訊系統，協助管理單位及護理部統籌運用人力。最後，是共好的作為，這不僅能在內部、也能於跨部門間建立良好的互援系統，更能強化工作效能；而工友、照服員外包廠商合作輔導模式，更是疫情中不可或缺的夥伴。

雖然疫情步入尾聲，但未來我們可能仍會面對不同的災難，集體智慧、分享決策、團隊合作與及時補位是減少損傷的重要策略。護理的角色除了重要決策的參與和執行外，由於護理過往養成訓練造就事事必須周全細緻的工作特性，因此可以在各項服務點、線、面的連結上提供協助，事先攔阻問題發生並持續精進，想方設法減少耗能耗人。上述諸多經驗可以傳承，但一切應變都需要回歸照護本質——人本關懷，使得各種作為更有意義。

（護理部主任—張瑩如）

關鍵時刻無所不在！身處前線的守護天使

二〇二〇年初，全世界面臨大規模傳染病新型冠狀病毒（Coronavirus Disease 2019, COVID－19）的威脅，而台灣鑒於二〇〇三年曾歷經嚴重急性呼吸道症候群（Severe Acute Respiratory Syndrome, SARS）的疫情，因此政府快速成立流行疫情指揮中心，並指示相關的防疫應變措施。

第一波疫情：由帳篷至檢疫站

本院擔任衛生福利部南區緊急醫療應變中心之責任醫院，第一時間成立檢疫站，有效分流 COVID－19之疑慮個案並進行後續處置，並任命感染管制中心主任為站長，護理部督導為副站長，協助臨床流程及執行面管理，成功守住南台灣疫情，並於二〇二〇年五月二十二日首次關閉檢疫站。

成大醫院首創全國之先，於二〇二〇年一月三十日於急診戶外停車場正式成立新冠肺炎臨床檢疫站（Quarantine station，簡稱 Q station），設立目標為針對有可能感染 COVID－19的病人進行篩檢，將疑似病人的就醫動線分流，避免院內感染爆發，以保護就醫民眾及醫院工作同仁的安全。因此 Q station 是本院防疫的前哨站及轉運中樞，於此負責第一線檢疫工作，工作人員經過訓練後協助病人分流，病人依不同風險評估分級，分配至不同病房接受後續治療。

初期 Q station 以帳篷搭建方式提供服務，考量民眾及工作人員之舒適性，同步於兩週內快速搭建完成組合屋，並於二月十一日正式啟用。檢疫站四面開窗，保持通風，備有空調設備於炎熱時可調節室內溫度。為達良好換氣目的，天候佳時選擇戶外採檢區採檢，天氣不佳時則可在室內使用採檢屏風採集鼻咽檢體。站內設有十八間獨立病室空間，規劃為A、B、C三區，A區為發燒篩檢區，B、C區為診療區，並設有X光檢查室；病人以風險程度分區安置，如風險高者安排於最遠端C區，靠近採檢區、遠離護理站，因國內疫情趨緩，Q station於二〇二〇年五月二十二日打烊，開設114日共計服務3320人次，協助採檢共1860人次。

第二波疫情：病毒捲土重來，檢疫站再啟

然而，由於世界各地密切交流，在沉靜了十一個月後，病毒持續突變、更具傳染性，這些適應力佳的變異株流竄全球，讓疫情更難遏止。二〇二一年五月疫情指揮中心公告新冠肺炎已擴展成為社區感染，疫情捲土重來，且走入社區化。

本院由院長室成立應變中心，下令成大醫院檢疫站二度啟用，除了維持原先的COVID-19疑慮個案的檢疫看診，也配合衛生福利部於六月四日起，針對欲住院病人

及陪病家屬進行全面核酸檢測（Polymerase Chain Reaction, PCR）。此次檢疫站看診檢疫作業因疫情趨穩，至八月五日結束，開設83日，共計服務2197人次，協助採檢共5168人次，此時檢疫站僅保留住院陪病採檢作業持續進行。

面對此一新的採檢政策，民眾因增加不便及不舒適而抱怨連連，檢疫站同仁除了需安撫民眾情緒，面對一波波未知的風險，每天工作時間需時時穿著層層的防護裝備，面罩之下尚需戴著N95加外科口罩，揮汗如雨，且無法恣意喝水、順暢呼吸，仍堅守崗位。初期規劃及擴增戶外陪病篩檢區的過程，基於設置檢疫站經驗，因此團隊運用流程再造模式，即時針對問題滾動式修正及調整，以達工作便利及安全性。在計畫實施的過程中，團隊人員實際勘查各階段作業並根據現況滾動式修正，區分為沙盤推演、正式實施、回饋修正等階段。

一、第一階段：沙盤推演

為確保戶外陪病採檢順利執行，由團隊成員與相關部門完成細部計劃沙盤推演，思考室礙問題及突發狀況。由感管師勘查戶外陪病採檢作業區配置及動線規劃，以符合感染控制原則；另人力及衛材用物盤點、相關警示指引牌，則由護理端檢疫站負責的急診督導長進行；開立檢驗單作業系統由醫事室整合門診、住院及急診病人量並新增獨立檢驗單代號，利於業務量統計，此部分由資訊護理師設置採檢資訊化流程，提供即時查詢及統計業務量。

二、第二階段：正式實施

於完成各項準備工作後，六月四日全面開始住院病人及陪病人員入院前的篩檢，服務時段為下午2點至8點，以「病人安全」、「員工防護」及「流程順暢」為原則，同時為簡化作業流程及有效即時統計業務量，使用平板電腦及Barcode掃描系統進行業務量登記；配置雙線採檢，提高服務量能，平均每位患者從病人辨識至採檢結束所需時間為1分鐘至1分半鐘，每日可服務約兩百至三百人次。現場採用醫院工務室主任改良的2.0版移動式採檢安全屏風，由醫師或專科護理師隔著安全屏風，為住院及陪病者進行鼻咽的採檢。

三、第三階段：回饋修正

戶外陪病採檢區為停車場臨時搭建而成，雖搭設帳棚可防止日曬及雨淋，但地面易因大雨積水，造成民眾及作業不便。專案小組為解決此問題，立即召集相關人員研擬解決方案，擬定達成目標：1、降低作業空間溫度並增加舒適度；2、維持防護成效；3、縮短人員工時。故於六月五日隨即運用舞台板墊高篩檢站基台，避免下雨積水，讓因病住院及陪病者在病情與疫情的雙重干擾下能夠盡量維持舒適。戶外陪病採檢區開放時間，正是溫度相對較高的時段，故除了搭設帳篷外，也增加通風設備及引進大型冰風扇讓空氣流動、減熱消暑，且每天固定上下午時段添加冰塊，讓風扇吹出的風帶有「冷」氣，結合醫院抗疫措施，與民眾攜手共度艱難。

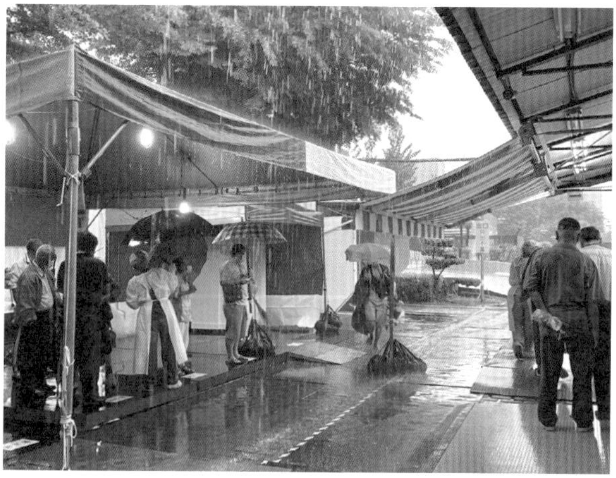

·戶外採檢站。

安南區家庭群聚感染事件：篩檢支援社區防堵

隨著疫情再起，全台陷入社區感染風暴中，並於二〇二一年六月二十七日入侵南台灣。當日台南新增八例COVID－19本土確診個案，時任院長沈孟儒接獲市政府及衛生局通知，召集相關部門緊急會議，並指示護理部張瑩如主任前往安南果菜市場設立採檢站。緊迫時刻搭建服務量能

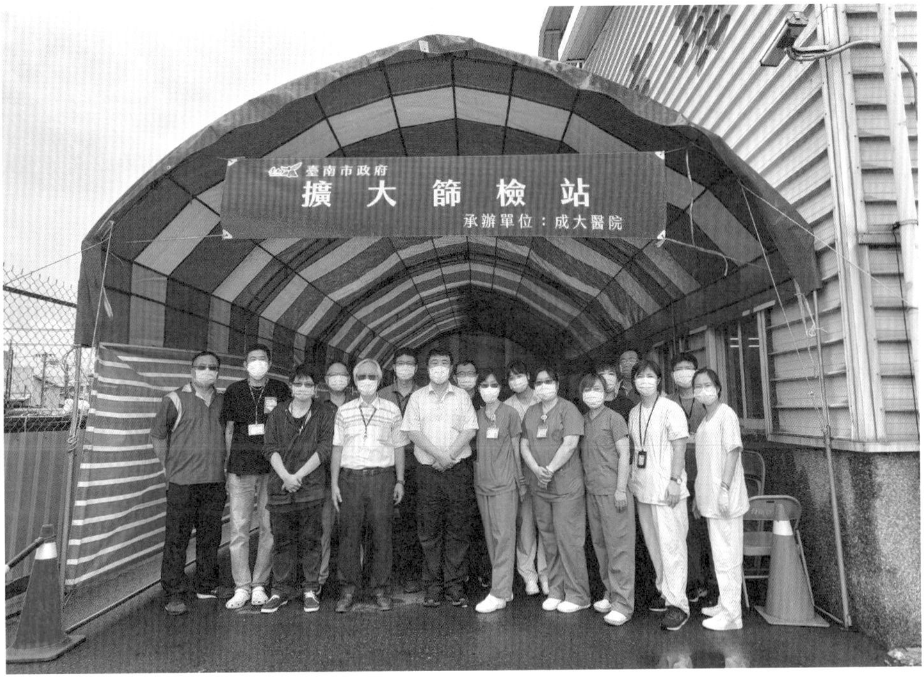

· 成大醫院團隊迅速整合各處室相關人員成立擴大篩檢站。

如此龐大的篩檢站，談何容易！但令人感動及佩服的是，成大醫院團隊迅速整合各處室相關人員，在當天傍晚完成場勘，立即準備物資及設備，並在隔日一早不畏風雨前往現場迅速布置採檢動線，且於下午一點半準時服務民眾。儘管過程中遇到許多突發事件致使流程受到干擾，但對於經歷過SARS、二〇二〇年即面對COVID－19的團隊來說，這就是緊急災難事件的面貌，僅能勇敢面對、堅毅處理。

還記得至安南果菜市場採檢時，第一天開站前篩檢站門庭若市，團隊成員立即至場外維持動線，安撫民眾不安的情緒，並讓民眾保持安全距離，同時快速製作號碼牌發放，讓民眾得知採檢順序，減緩緊張的心情。果菜市場內醫護人員穿著隔離衣在悶熱的環境中奮戰備感艱辛，後援的工務室立即備妥發電機及多台大型水冷扇提供民眾與醫護人員使用，猶如雪中送炭。戶外野戰場最難控制的就是網路資訊，第一天架設網路及資安系統遇到電源不穩及資訊處理問題，但現場資訊室同仁火速修正及架設網點，讓掛號系統不當機，也使得後續的處置流程一路順暢。

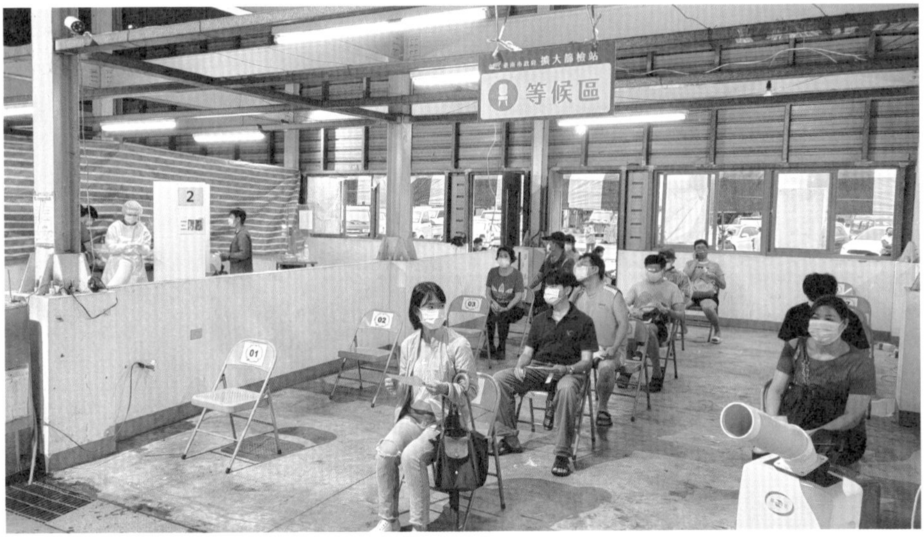

· 安南市場篩檢站等候區。

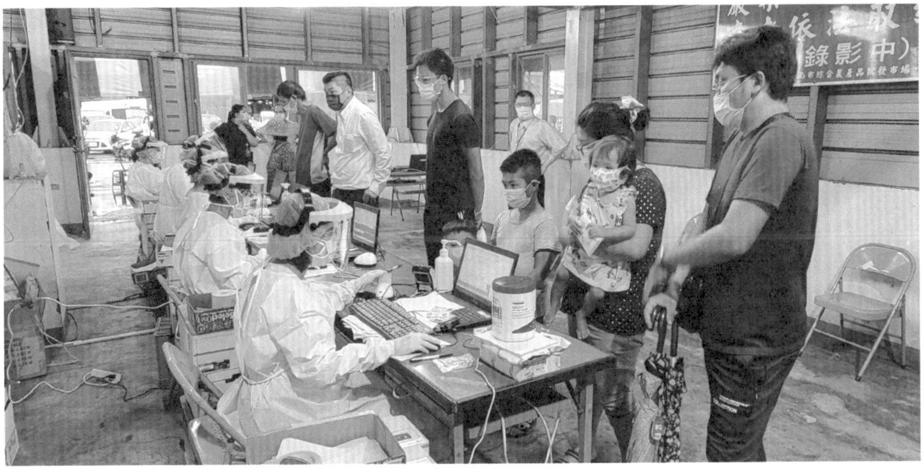

· 安南市場快閃篩檢站執行情況。

這短短兩天半的快閃站，有賴成大醫院各團隊間無縫溝通及快狠準的執行力，艱鉅的任務得以圓滿完成。護理部居中更擔任溝通、協調各團隊的角色，更感謝院長及其帶領的院長室團隊，日日在現場陪伴及鼓勵同仁奮戰，才能讓此戰役劃下完美的句點。

外展服務顯現本院面對COVID-19良好的應變能力，鑒於這兩年在院內擴展戶外陪病採檢區的經驗，讓當次外展社區採檢業務流程順暢，並累積豐富經驗能提供後續相關業務之參照標準。分析當次外展過程，本院具備下列優勢才能順利完成並達到預期成效：

一、累積經驗，蓄勢待發

身為南部疫情重要把關門戶的檢疫站，歷經設立、關閉、重啟及擴展等，累積豐富的搭建及篩檢經驗，可快速整合各處室資源並能建立良好的團隊合作模式，致使能快速進行流程規劃及迅速整備完成，讓外展業務不只流程順暢，採檢效率更是有目共睹。

二、完整培訓，精準採檢

本院護理部專師針對鼻咽採檢流程錄製了影像說明檔，需要至檢疫站支援採檢之專科護理師皆須完成課程。而當次外展業務配置之專科護理師皆為具有豐富採檢經驗之人員，方可提高採檢的準確度並降低民眾等候時間。

三、超前部署，程序模擬

於作業日前先至現場進行場地勘查，並模擬當天現況及動線流程，及時修正，以提升當天作業順暢性。

四、專人專車配送，準確檢驗

安南果菜市場距離醫院車程約15分鐘（七公里）。由於ＰＣＲ檢測需專業儀器，檢體採檢後需冰浴送檢，為使檢體能即時送達檢驗部門進行分析，因此配置專車專人於採檢後1小時內冷藏送回，確保檢體有效保存，且報告皆能於當天產出，即時掌握數據、控制感染風險。

五、超強後勤部隊，即時補貨

設有現場指揮官，隨時盤點現場物資及需求，院方後勤團隊包含衛材、資訊、工務及總務，皆設有專人專線，物資後勤到位，即時補貨。

六、無縫轉銜，阻隔社區傳播

設有篩檢陽性之作業流程，如採檢為陽性，醫院立即通報並召回陽性者進行後續治療。

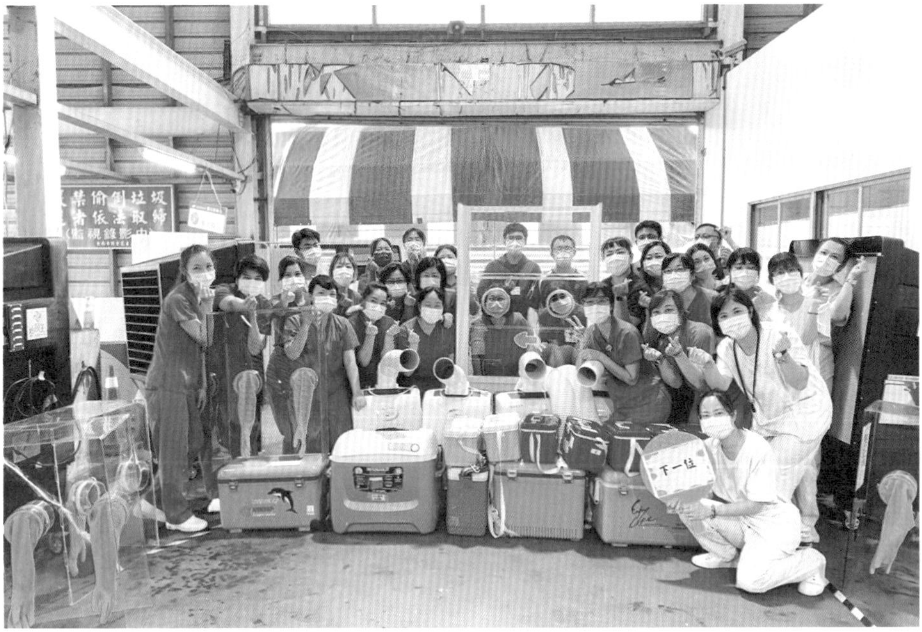

·成大醫院各團隊間無縫溝通及快狠準的執行力，艱鉅的任務圓滿完成。

因應疫情嚴峻，防疫急門診加入抗疫

將疫情阻隔境外的日子持續了許久，二〇二一年三月二十四日台南市出現確診足跡，成大醫院開始接受匡列採檢。自此，企業行號、學校、幼兒園、安親班陽性個案逐一出現，接觸者極度恐慌。檢疫站扮演著重要的檢疫角色，曾在夜間緊急召回同仁協助採檢至午夜，假日更有一波波的臨時匡列，幾乎每天都處於緊急臨時調派人力支援的狀態。被通知匡列採檢的民眾與驚慌擔憂的父母親帶著孩子不斷湧入，檢疫站同仁除了要增快採檢速度，又需動作輕柔，一邊安撫害怕的孩子，一邊回覆家屬的疑慮，等候區數度成了幼兒園。疫情嚴峻時期，不僅白天採檢，夜間民眾仍有需求，醫院徵求夜間採檢人員，故24小時皆有人專責採檢。每天採檢人數屢創新高，曾經創造一天採檢近千人的高峰。

二〇二二年五月初至七月中旬疫情緩和之前，戶外帳篷區從早到晚有大批民眾等候看診或採檢。在看到大眾的需求及擔憂後，院方為了不癱瘓急診常規業務及加速服務，五月八日先開設「防疫成人急門診」，增加急門診看診與開藥服務。然而，國內新冠肺炎疫情持續升溫，尤其幼童確診病例數不斷增加，中央流行疫情指揮中心考量提供學齡前兒童（6歲以下）優先照顧，期望醫療體系能儘速配合開設學齡前兒童就醫綠色通道（兒童防疫急門診），建立兒童專用候診動線以提供學齡前兒童相關評估、採檢與診療服務。成大醫院責無旁貸立即規劃成立兒科急門診，由院長親自帶隊視察及督軍，24小時之內即將空間、設備、人員規劃到位，於二〇二二年五月二十四

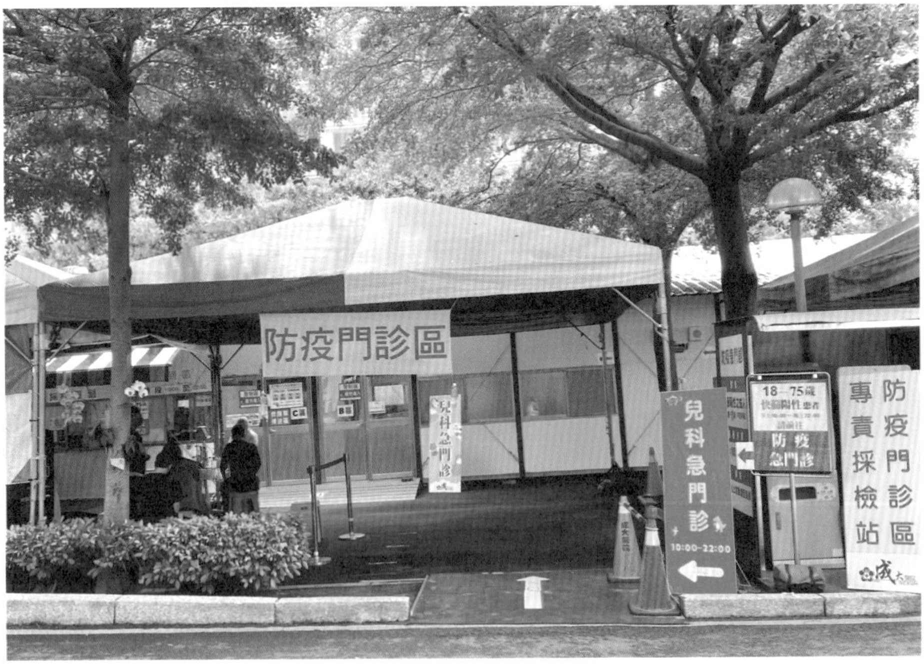

· 防疫急門診。

日開始啟動兒童急門診服務。疫情之下，每天都和時間賽跑，真的是極大挑戰。雖然整體籌備時間很短，但從專屬的批價櫃檯、看診空間、兒科診療儀器、藥局領藥、採檢空間、緊急救護設備等，完全比照急門診標準設施，讓我們能達成提供專業、便捷、友善的兒童就醫快速通道。

在服務期間，曾經有醫師看著眼前兒科急門診運作流暢的過程，不禁想起在尚未成立此兒科急門診前，急診就醫等待時間很長的景象，不僅兒童生病不舒服，連家長也是非常煎熬與疲憊。印象中有位母親焦急地抱著孩子前來就診，在護理師細心評估及醫師診療後，藥師準備處方用藥、書記協助完成批價，離院前護理師貼心叮嚀用藥及返家注意事項。這位媽媽手裡拿著剛領到的藥物，用難以置信口吻描述這是她遇過最有效率且親切的看診經驗。看著原本惆悵擔心的母親能放心微笑道謝離院，當下團隊皆有種莫名的感動，深深覺得雖然在籌備期間遇到許多挑戰、奔波及付出，但凡聽到病友、醫師的回饋後，覺得一切的努力皆值得，更感動能與醫院共同參與及完成這項有意義的任務。

整個急門診開設自五月八日至七月十日約兩個月區間，共服務５８２３人次，總共採檢量也高達2萬2907人次。

疫情持續三年，期間檢疫站歷經多次轉型，由二〇二〇年起始設立時，針對可能感染COVID-19病人進行篩檢、看診服務，至二〇二一年接續專責採檢站，延續至二〇二二年歷經嚴峻的疫情，面臨每天開站由早忙到晚、人潮不斷的匡列採檢；陽性個案暴增，為紓解急診困境，檢疫站增設急門診，不斷地修正流程及動線，從民眾檢傷、掛號、看診、領藥、採檢、繳費離院，一站式服務減少了民眾的不便及不安；工作人員穿插其間引導看診、採檢、護理指導，並快速送出檢體。至七月十一日疫情緩和後，此一急門診業務才回歸急診。而目前住院／陪病採檢業務仍持續提供服務，每天仍可看到穿著防護衣的檢疫站同仁為了府城民眾的健康默默工作著，由白天工作到晚上、由酷熱工作到寒冬，即使颱風天一樣開站，深怕民眾撲空。「歲月靜好，只是有人為您負重前行」，向檢疫站的白衣天使致敬，讓我們衷心期待雨後天晴，抗疫成功！

〔護理部督導—高尤娜、紀貞宇、陳嘉容〕

挺過一波波疫情考驗！兒科照護紀實

二〇二〇年初新冠疫情在中國延燒時，我還在英國倫敦帝國學院研究進修。當時中國疫情正急速蔓延，台灣因與中國有密切交流來往，所以快速提升防疫戒備；但遠在世界另一端的歐洲各國卻還像是沈睡的獅子，並沒有意識到可能面臨的重大危機，上班、上學等生活並沒有太大的改變及限制。

隨著義大利北部疫情逐漸失控，大量患者不僅快速消耗醫院量能，疾病死亡率更是節節攀升。歐洲多數國家三月時也開始施行嚴峻的封城，關閉學校、限制人民外出、大眾交通工具停駛、休閒娛樂設施關閉、文藝各式活動暫停，所有商店及餐廳除了超市及藥局外一律關閉。記得當時英國民眾被要求待在家中，每天只能出門一次做必要的運動或採買，除了 key workers（維持社會運作而必要的工作者，如醫護人員、警察等）以外的人都被禁止外出上班，多數人只能關在家裡，甚至久久才進超市去採買。為了維持社交距離，超市內的顧客也要進行總量管制，進超市得在門口排隊；此外，倫敦超市架上的雞蛋、麵粉、義大利麵、罐頭食品，甚至是小份量的肉品常被搶購一空，不像疫情前超市架上應有盡有，還有琳瑯滿目的種類可以選擇。

二〇二〇年三至六月間，整個英國的疫情最嚴峻，即便當時生活有諸多不便，但相較於天天呼嘯而過的救護車警笛及新聞上不斷增加的死亡數字，關在家上網工作、上學的生活反而有種亂世中的寧靜，而知福惜福、把握生活的每一個當下，便是我當時最深刻的體悟。

提早開展小兒感染線上教育課程

我在二〇二〇年六月回到台南，重新回歸成大醫院工作，當時台灣因為嚴格的邊境管制，直接從境外防堵新冠病毒，加上境內染疫個案的詳細疫調及阻絕傳播，台灣防疫相對成功，人民生活幾乎沒有受到疫情影響。這對剛從疫區回來的我來說，簡直像回到另一個平行時空中。

當然，隨著全球新冠疫情的起伏變化，台灣自然也很難一直與世界隔絕、置身事外。二〇二一年五月台灣面臨第一波大規模的社區感染，雖然多數的個案都發生在北部，但為因應疫情升溫而預備，成大醫院內開始醫護人員分艙分流工作，並取消實體的教學課程及會議，以減少人員因頻繁接觸及交叉傳染的可能。而成大醫院小兒部在疫情開始不久後，由我擔任第一場新冠病毒感染系列的線上繼續教育課程，而後接續多場針對MIS-C（兒童多器官發炎性症候群）及院內感染控制措施的線上教學活動。

雖然當時成大醫院內並無兒童新冠感染的個案，但同仁們都有著高度學習的熱忱、積極參與。此階段的線上課程不僅幫助兒科同仁們學習新冠感染相關知識，也帶入了嶄新的學習互動模式，讓疫情後的學習方法更多元、更有效率。

投入研究，了解疫苗免疫反應

隨著台灣第一波社區新冠疫情崛起，疫情指揮中心開始如火如荼地推廣醫護人員接種新冠病毒疫苗，希望透過疫苗接種快速提升醫護人員的免疫保護力，以因應接下來需要照顧大量新冠確診病人的壓力。在當時的時空背景下，不論是AstraZeneca腺病毒載體疫苗或是莫德納、BNT mRNA疫苗，都是全新、過去未曾大規模使用的疫苗技術，全世界各次族群針對這類疫苗接種後所產生的免疫保護力仍未有完整數據。當時我與小兒免疫科的謝奇璋教授討論，認為疫苗接種後早期的先天免疫系統活化（innate immune activation）對後續保護性抗體生成有重要影響，因而召募院內醫護員工及醫學生，進行疫苗免疫反應的臨床研究。

由於此一研究是要探討疫苗接種後早期的先天免疫反應，所以在研究設計上對疫苗接種後的抽血時間點相當嚴格。然而，當時台灣的疫苗貨源供給仍不穩定，導致研究受試者接種疫苗的時間一改再改，研究團隊成員無不兢兢業業地追蹤疫情走向，和受試者保持密切聯繫，一路上與時間賽跑完成收案及實驗。此研究成果（Innate Immune Responses of Vaccinees Determine Early Neutralizing Antibody Production After ChAdOx1nCoV-19 Vaccination）後續順利在二〇二二年一月發表於國際期刊《Frontiers in Immunology》（雜誌影響係數 Impact Factor: 7.56 分）上。

在國內逐步朝向全民疫苗接種以提升群體整體的保護力的過程中，兒童自然是不能缺席的族群；過往的兒童用藥或疫苗接種，因臨床試驗的複雜性及困難度高，往往都是延遲到成人的臨床試驗都完成，才會進行到兒童次族群，這次新冠疫苗的臨床試驗也不例外。

青少年接種疫苗經驗分享

因著二〇二一年五月至八月的新冠疫情，台灣的中小學及大學全數停課，改為線上教學。隨著染疫個案數的下降，學校準備重新恢復實體上課，疫情指揮中心也規劃青少年接種BNT新冠疫苗（二〇二一年九月）。那時整個社會氛圍相對保守，針對青少年接種疫苗可能引發的心肌炎有很大疑慮，因此我也接受公共電視台《南部開講》節目的錄影邀請，說明青少年疫苗接種常見的不良反應，及mRNA疫苗可能引起的心肌炎症狀；並且呼籲父母親在疫情期間，除了要準備好面對突發狀況外，也要維持平常心，不要過度恐慌焦慮，讓青少年們都接種疫苗，保護他們平安度過疫情。

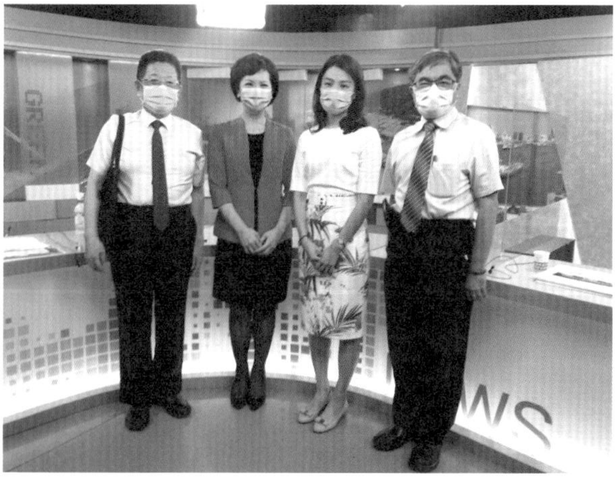

· 沈靜芬醫師（右二）接受公共電視台《南部開講》節目的錄影邀請，說明青少年疫苗接種常見的不良反應。

在新冠疫苗進入校園接種後，門診及急診陸續有許多青少年因出現不舒服反應來就診，成大醫院兒科部的同仁們也診治了不少新冠疫苗引發心肌炎的青少年患者。雖然一開始時父母親及病患本人都十分焦慮，但在整個醫療團隊詳實地診治及解釋病情後，全數病患皆順利恢復、健康出院。

所有疫苗接種相關不良反應個案中，最令人印象深刻的是一位14歲女孩。她在接種完第一劑新冠疫苗後，併發嚴重的血球吞噬症候群合併細胞激素風暴及多重器官衰竭，從麻豆新樓醫院轉診到成大醫院後便快速惡化，甚至發病第二天便使用葉克膜來維持生命跡象。由於病情相當嚴重，因此兒科部立即啟動跨專科治療團隊，並在兒童重症專責醫師王玠能教授及陳俐文醫師的帶領下齊心合力照顧病患。此外，因該病例是接種疫苗後不久所產生的極嚴重不良反應，為釐清病人血球吞噬症候群是否與BNT疫苗接種相關，及有無其他病原菌合併感染，除通報疫苗不良反應外，更透過疾病管制署防疫醫師李建德醫師及蘇韋如醫師的協助，將病人的血清及相關檢體送至疾病管制署昆陽實驗室及林口長庚實驗室，進行總體基因體學（metagenomic sequence）及anti-platelet factor 4 antibody 的檢測。

這樣跨團隊的合作及跨機構的資源分享，讓成大醫院小兒部的醫師們能無後顧之憂地照顧病人，也在檢體中確認病人是因為 Epstein-Barr（EB）病毒感染引發的血球吞噬症候群。經醫療團隊妥善謹慎照顧，病人於住院一個月後恢復健康、順利出院。此一極少見因疫苗接種後併發 Epstein-Barr 病毒血球吞噬症候群的個案，亦書寫成個案報告“Hemophagocytic Lymphohistiocytosis Following BNT162b2 mRNA COVID-19 Vaccination”，並發表於《Frontiers in Pediatrics》（雜誌影響係數 Impact Factor: 3.418分）。希望分享在地的醫療照顧經驗，提供更多人借鏡學習。

克服兒童染疫照護挑戰

全球新冠疫情不斷快速變化，加上國內疫苗涵蓋率的提升，台灣防疫政策從一開始的全面圍堵，逐漸轉變為減災（減少嚴重感染個案、住院及死亡個案）。社區群體經歷新冠病毒洗禮可能已是無法避免的過程，而這些突發的感染個案，勢必會對民眾及醫療機構造成很大影響。從二〇二二年二月開始，台南地區陸續有新冠病毒感染確診個案入住醫院專責病房，我偕同感染科研究員林亭妤醫師及黃品貞醫師專責照顧。

當時確診的兒科病患年齡都非常小（還有2個月大的小嬰兒），難以使用視訊看診評估病人狀況，所以常常要穿完整隔離衣入內評估。同時大部分陪病家人常因確診有不舒服症狀，因此常常不只是照顧小孩，往往還要提供全家照護及衛教諮商。此外，住院兒科病人常高燒合併脫水，靜脈輸液的補充極為關鍵，而針對極幼小又脫水兒童的血管留置針置放，一直都是非常困難的醫療處置；在全套防護裝備及兩至三層手套下操作更是困難重重。甚而

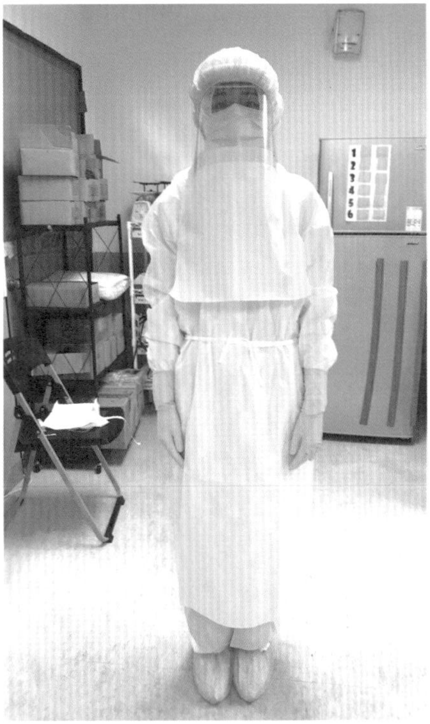

· 林亭妤醫師於 12A 專責病房。

陸續傳出幾個護理人員因打不上點滴被家屬責怪或投書的案例，後來也因此兒科啟動專責困難點滴支援團隊，協助各專責病房及急診兒科病患的血管留置針置放，才稍稍減緩團隊人員第一線照顧的壓力。

二〇二二年五月至六月期間，台灣新冠確診個案急劇攀升，急診開始湧入大量新冠感染病案，其中不乏高燒不退、脫水，甚至是出現

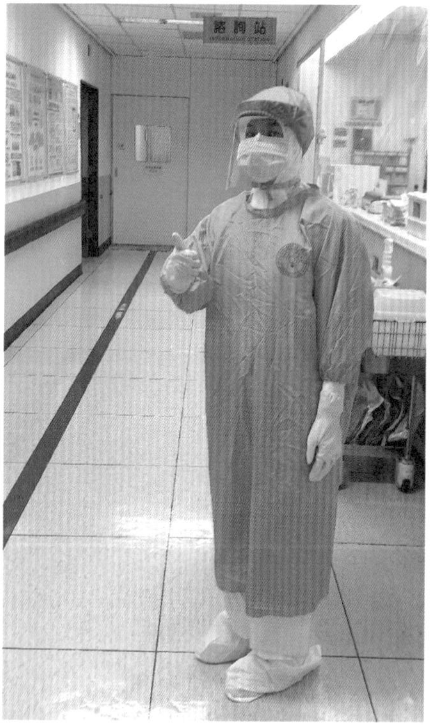

· 沈靜芬醫師於 4A 專責病房。

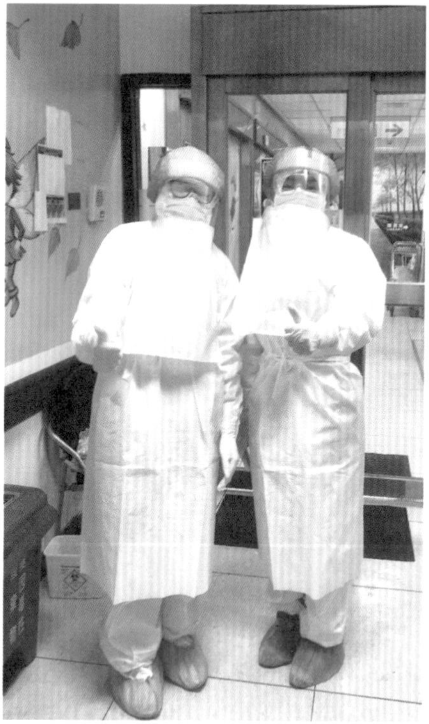

· 沈靜芬醫師與護理人員於 4C 專責病室隔離區前。

抽搐、意識狀態混亂等疑似腦炎的兒童病患。為紓緩急診大量病患的壅塞情況，我們將不同嚴重度的病患做了分流，在急診室外的區域啟動新冠病患的急門診專屬看診區，兒科部也動員所有醫師全力支援急診及急門診。

還記得那段時間，常是早上查完專責病房後，下午接著是新冠急門診，穿脫隔離衣成為家常便飯，醫院值班服也在悶熱的雙層隔離衣防

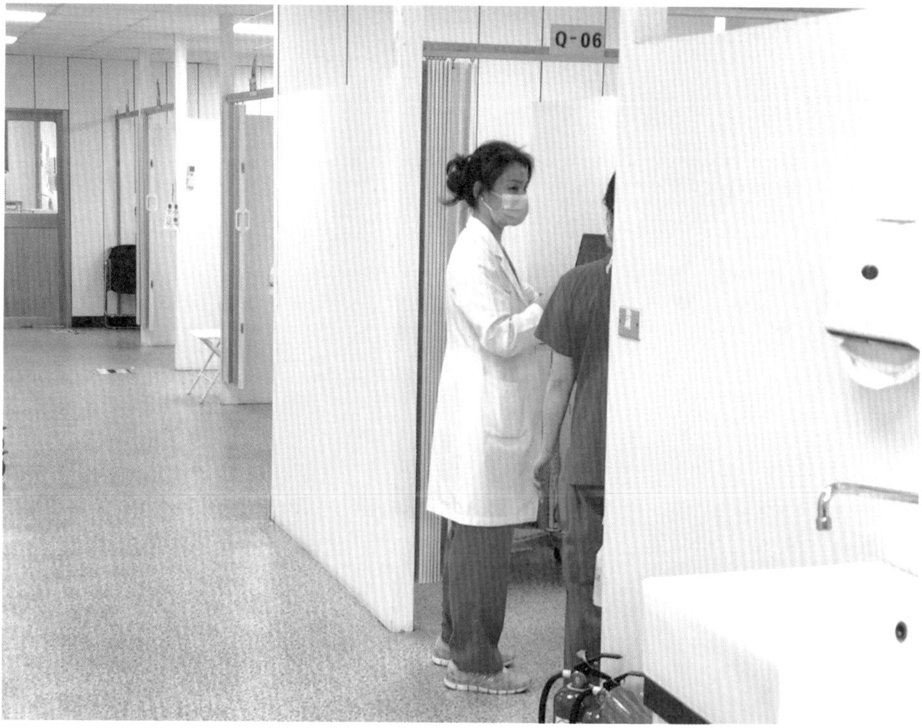

・與護理人員討論小 Q 站內的動線流程。

護下濕了又乾、乾了又濕。每天都像陀螺一樣，不停地穿梭在病房、門診、急診等醫療單位，一邊處理臨床病人，還得一邊注意不斷滾動式調整的疫情資訊及感控措施；下班得持續研讀新的知識及文獻，幾乎每個週末都準時上線參加疾管署與各醫學會合辦的新冠病診治研討會。那段疫情期間，生活沒日沒夜地忙著，工作占據了生活大部分時間。

雖然如此，每每看到頂著大太陽、抱著孩子在急診室門口焦急等待的父母，以及因高燒不退哭鬧不休的孩子，心裡依然有滿滿心疼及不捨。這樣的時刻總讓我真真實實地體會到，原來人在疾病面前是多麼渺小，面對生命我們仍要謙卑並敬重，盡我們每一個人在社會中的本分，同心協力一起度過疫情。

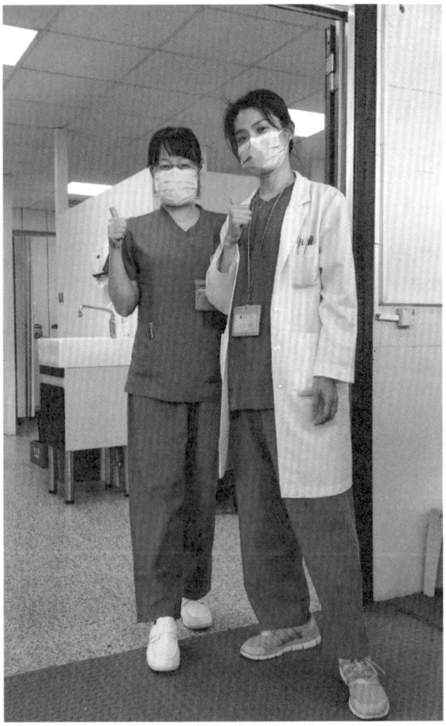

· 支援小 Q 急診。

疫情衝擊後的反思

就在疫情擴散後沒多久，兒科加護病房迎來一名新冠病毒感染併發急性壞死性腦炎的小病患。這個孩子的病情來得又兇又猛，即使用盡所有可以使用的藥物治療，最後還是不敵死神的召喚。就在那一兩個禮拜，台灣陸續傳出兒童新冠腦炎死亡的案例，不僅醫界、連一般民眾都在問：不是說

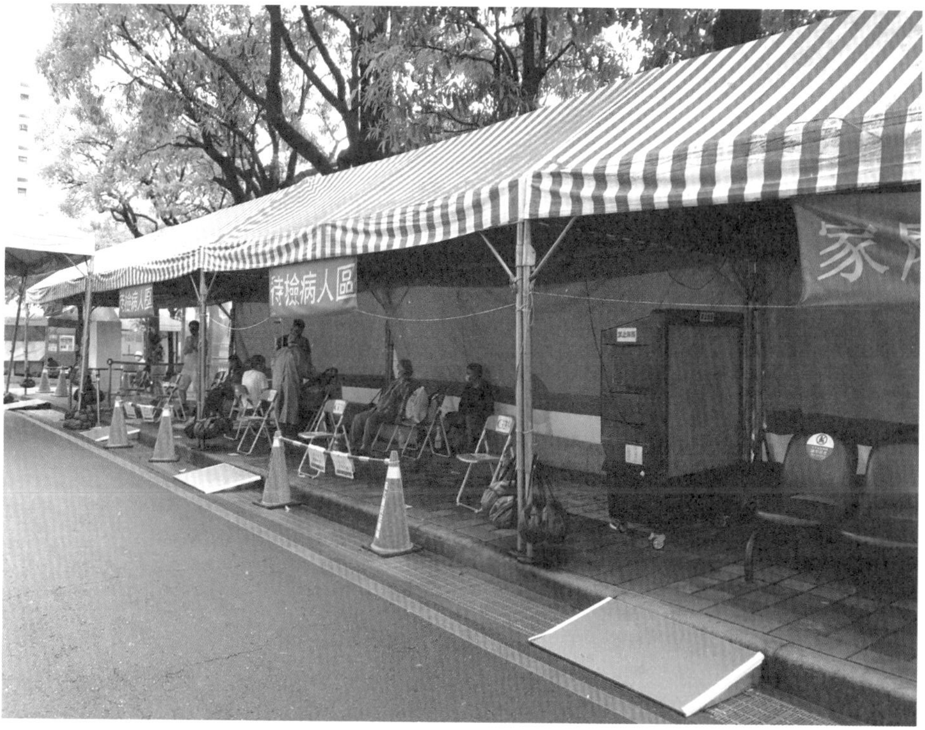

· 發燒病人戶外待診區。

Omicron在兒童的感染大多是輕症？為什麼突然又說會導致腦炎，而且快速惡化甚至死亡？雖然醫界有許多可能的致病機轉推論，但事實是人類對這個疾病都還不夠了解，也還不確定怎樣的治療才是最有效。要了解一個新興（傳染）疾病需要大量的時間及研究，不斷地抽絲剝繭，藉由一點一滴的科學證據，把整個故事拼湊起來，並找到可對應的治療方式。然而，面對這個急性壞死性腦炎，我們還知道得太少。即使在醫學進步的現今，新冠病毒再次讓我們體認到醫療中仍有許多未知及極限，惟有持續保持好奇心並用科學的精神去持續探索，才能解決問題。

二〇二二年十月，距離台灣本土疫情擴散已超過半年，我們迎來九月份開學後本土第二波疫情。雖然那時每天確診人數都還有三、五萬人，但隨著疫苗接種及自然感染後所提升的群體免疫，急診人滿為患、專責病房供不應求的窘境，相較五、六月時已緩解許多。新冠疫情的高峰已逐漸過去，台灣民眾亦習慣了新冠後的醫療形態，早台灣兩年經歷新冠疫情風暴的歐美國家幾乎也回復到疫情前的正常生活。這兩年十個月的期間，新冠疫情徹底打破我過去慣有的想法：許多原本習慣的方便舒適及理所當然，原來可以是一種奢侈；疾病所帶來的衝擊和焦慮，原來可以影響生活這麼劇烈；醫學知識的無遠弗屆，惟有實際埋首苦讀之後，才能領悟到所知仍然甚少。

在這疫情帶來的動盪不安中，要如何安身立命、找到自己在社會中的定位及角色，需要更多跳脫老我的思考，存著本心換位思考，並且有更多的愛與包容、團隊努力合作，才能走過這一哩路。希望每個人在多年後回首，面對這段時間的工作，能問心無愧地面對自己，並勿忘初衷。

〔小兒部小兒感染科醫師－沈靜芬〕

專責加護病房戰疫全紀錄！重症團隊時刻嚴陣以待、照護品質無差別

二〇二〇年一月，中國武漢的新興肺炎造成當地醫院壅塞，重症病人遽增，需要中國其他省支援醫療的消息已經傳出。二月底，義大利北部在一位嚴重到使用葉克膜的年輕肺炎病人身上驗出新冠肺炎病毒之後，每日新增數十位重症病人，當地衛生體系及醫院群緊急應變，原有720張加護病床，在三週內提升了60%；高峰時期，有1500床可使用標準侵入式呼吸器，2000床可使用非侵入式的呼吸器。三月起，歐美地區

爆發廣泛流行，各國都大量擴增專責加護病床以容納持續湧入的COVID-19重症病患，人力及設備皆有不足。

有鑑於國外重症比率高、收治需求大，本院除了以現有加護病房標準負壓病室照護病人之外，在二〇二〇年三月也根據動線管制原則擬定重症病人集中照護（cohorting）的地點，首選為呼吸加護病房（RICU）、其次為內科加護病房第一區（MICU-1）。專責加護病房的工作流程、工作人員排班、原有重症病人的照護、降載計劃、啟動新進人員的時機等議題，均進行規劃。二〇二〇年九月，衛福部派人實地訪查COVID-19重症整備時，委員留下了「兵強馬壯」的評語。

台灣有幸二〇二〇年能在邊境成功阻擋病毒，個案數目還在常規醫療體系負荷之內，該年加護病房使用標準負壓病室即足以收容確診及回國的檢疫病患。二〇二一年初，因應持續少量境外移入個案，內科加護病房第二區以兩間標準負壓病室為中心，使用4床的空間設置了COVID-19專區，可讓照護同仁有獨立的病室外工作空間和完整的除汙動線。

加開病房，守護台南也收治北病南送患者

至二〇二一年五月初台灣北部COVID－19疫情爆發，中旬時北部重症病患開始湧入各大醫院。本院加護病房加緊戒備，前一年規劃的內科加護病房第一區動線貫通工程已經完成，也開始進行專責加護病房的運作細節規劃，以及逐步開設專責加護病房的實作方案。五月二十五日，疫情指揮中心下令全台所有醫學中心需開設20床專責加護病房，成大醫院呼吸加護病房及內科加護病房第一區於隔日隨即啟動轉型，逐步清空病人、進行硬體及動線變更。期間動員所有重症單位及亞急性呼吸病房的同仁，將原有26床重症病人分別挪至內科加護病房第二區、外科加護病房與亞急性呼吸病房接手照護。眾人同心協力之下，五月二十八日隨即開設三樓專責加護病房8床，六月一日開設二樓專責加護病房15床，共計23床。

就在三樓專責加護病房開設的隔天，便入住了第一位COVID－19重症患者，是一位由新北送到嘉義居檢所照護的阿伯。這一年患者都還未接種疫苗，入住加護病房的比

例約5%至10%。當時嘉義的醫院已經收治不少轉重症的病人，並開始往台南分流。這位阿伯相當努力，使用高流速鼻導管後配合清醒俯臥，每日能超過12小時，終於避免插管使用呼吸器，順利轉到病房後出院返回北部。後續又收治了兩位台南市民，其中一位阿公總是便當只吃一半，剩下一半要留給住在專責病房的阿嬤吃，之後也順利轉至專責病房和阿嬤一起平安出院。同時2樓的專責加護病房則負責收治所有疑似COVID-19而尚待檢驗排除的患者，需要持續接收新病人，同時也要把已排除的病患挪至其他加護病房，相當忙碌。隨著疫情漸緩，七月逐步縮減床位，到八月時兩個專

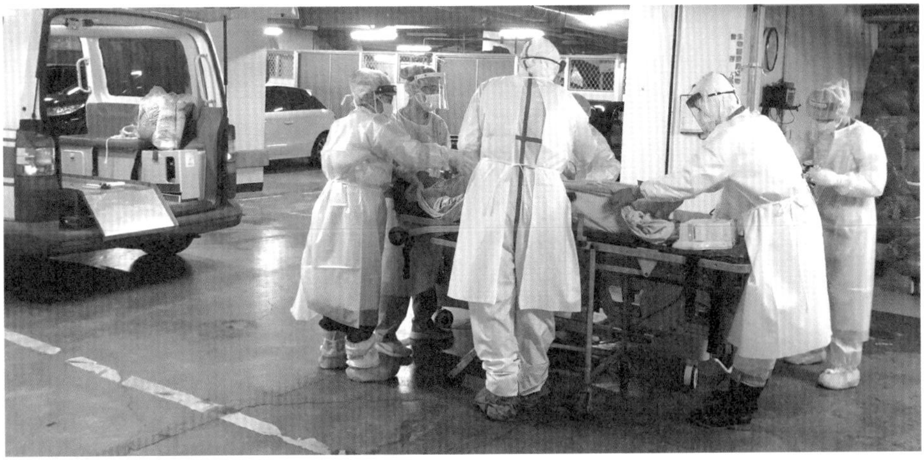

‧加護病房同仁依傳染病特殊動線至地下停車場，接收由外院轉來直接入住加護病房的重症病人。

責加護病房都恢復收治一般重症病人。

儲備未來，持續調整精進

我們知道疫情不會結束，在逐步恢復收治一般重症病人的時期，專責加護病房醫護團隊及呼吸治療室根據經驗，共同撰寫了《COVID－19專責加護病房轉型指引》一書，內容涵蓋空間配置動線規劃、空調工程、呼吸治療作業變更、資訊設備配置、工作人員溝通、病人安全監視、專屬醫療設備、物資補給、物品搬遷、照護模式變更、原本由家屬處理的事務安排、病人轉送及接收、清潔及工友的工作以及實作演練等。期望之後專責加護病房再度開設時，能減少疏漏、儘速就位。

在二〇二一年台灣COVID－19疫苗接種剛開始時，接種人數相當有限，因此中北部收治的病人重症比例不低。雖然COVID－19重症治療比起二〇二〇年的摸索階段已經大有進展，但仍有相當的死亡率，呼吸衰竭插管病人甚至超過30％，住院天數也長。

所幸疫情逐漸控制，台灣成功抵擋 Delta 變異株入侵。二〇二一下半年國人陸續接種疫苗，重症的風險開始下降。二〇二一年底 Omicron 變異株出現，重症比例較先前的變異株低；再加上能避免重症的口服藥物在二〇二二年上半抵台，可明顯減少高風險病人進展到重症住院。一方面 Omicron 的傳播力大增，很快就取代其他變異株，之前嚴守邊境不見得能持續奏效；一方面我們幾乎可以確定二〇二〇年大量重症病人癱瘓整個醫院的情況不會在台灣發生。從二〇二一年底到二〇二二年初，其他國家 Omicron 的疫情對重症醫療仍造成明顯的負荷，我們還是嚴陣以待。

本土疫情再爆發！無畏艱難持守照護使命

二〇二二年四月中，全國單日確診人數再度破千，且政策走向開放，疫情衝擊勢不可免。雖然疫苗接種率兩劑約八成、三劑約五成五，大量確診仍會導致加護病房需求大增。四月下旬北部疫情直線上升，南部跟上只需要一到兩週。四月二十七日第一位確診重症患者入住本院加護病房收治，五月入住加速，該月八日開始天天都有確診重症病人入住加護病房。有了上次的轉型經驗，三樓專責加護病房只花了兩天，在五月五日即完成開設收治病人，二樓專責加護病房也在當月九日轉換完成啟用。常規手術大幅降載，原本內科的重症病人部分移到外科加護病房繼續照護，全體加護病房工作同仁一齊努力面對疫情挑戰。

先前沒遇上的大量病人壓力測試，這一年開局就要面對了。專責加護病房團隊充分利用初期病人尚未全滿的第一週，微調各種照護工作流程，不論是病室內外及各工作區之間的無線電溝通及相互支援，物資、檢體、廢棄物的流向，各式緊急醫療處置的進行，各專科醫師及其他專業醫療工作人員在專責加護病房的運作，都花了不少功夫。由於病毒特性、疫苗接種及口服藥物的效果，該年的病人和前一年相當不同，典型的新冠肺炎不到四成；許多病人除了新冠病毒感染之外，還有其他重症需要入住加護病房，甚至有腦出血、重大外傷、臟器穿孔又同時感染COVID－19的重症病人。

經過持續溝通和修正，克服種種有形及無形的困難，各式緊急醫療處置從俯臥通氣、葉克膜、連續性血液透析、低溫治療、放射科介入性處置、氣管及消化道內視鏡檢查、緊急手術，專責加護病房中仍照常進行，不因病人確診COVID-19而使照護品質和一般重症病人有明顯落差。對照國外Omicron時期的重症病人研究報告，我們的病人年紀更大、病情較為嚴重，死亡率則和國外相近。

二〇二二年五月底，大台南地區的專責加護病房逐漸不敷需求，本院即開始規劃重症病人增加時的應變方案。六月初衛生局協請各院增開床位，本院從原本的外科加護病房劃分一塊8床的空間，緊急進行分區動線變更、空調管線更動及醫療照護人力重新配置訓練，於六月十三日啟用。且新開的床位四天之內完全住滿，避免重症病人長途轉送外縣市的風險。當

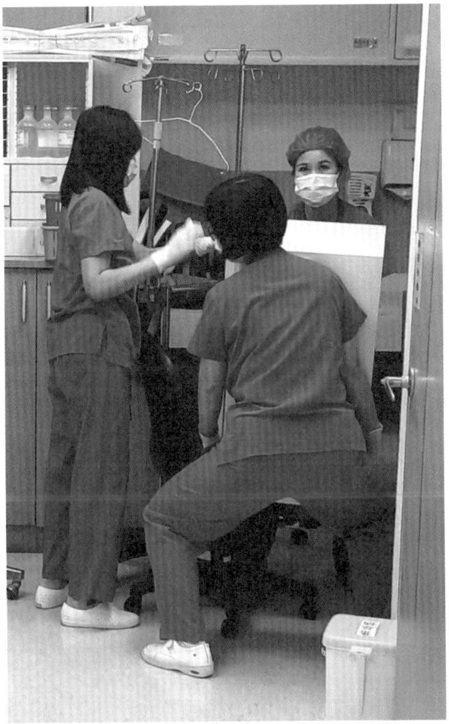

· 配合加護病房轉型動線調整，護理長搬移設備變更配置。

時本院成人專責加護病房總床數增至31床，在六月下旬曾經一度是全台成人專責加護病房最多的醫院。這段期間，本院接收外院轉入的COVID－19重症病人數十人，守護雲嘉南最後一道防線。

有些COVID－19重症病人沒辦法順利轉出加護病房，確診者遺體依法又必須儘速火化。為使家屬能到病床旁和病人道別、不留下遺憾，雖然專責加護病房的工作人員臨床業務相當繁忙，仍細心指導家屬逐一穿戴個人防護裝備進入病室，讓家屬在病人最後的時間裡給予陪伴，且將染疫風險降到最低。

有幸六月中起，台南的確診人數逐步下

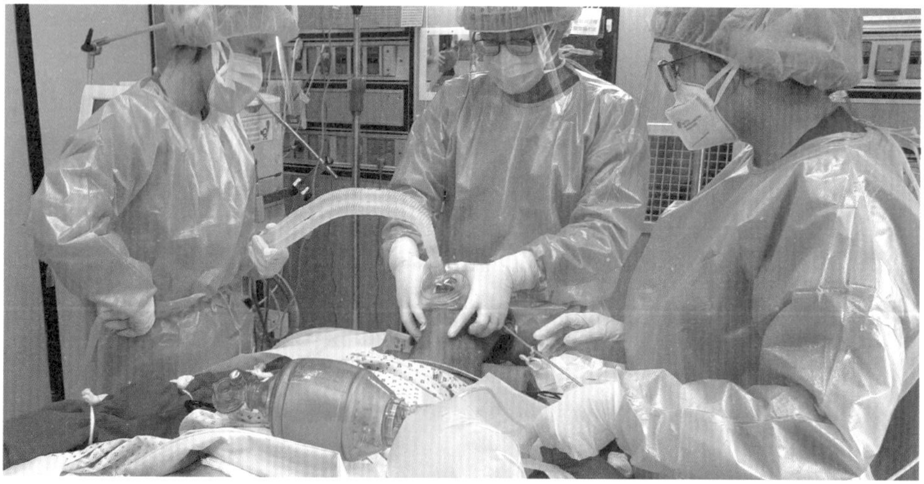

· 病人呼吸衰竭，專責重症團隊穿著個人防護裝備進行正壓給氧，以確保即將進行的氣管內插管過程順利。

降，重症病人當月底便開始減少，專責加護病房逐步縮減。但重症團隊沒有休息，必須盡快恢復日常作業，處理疫情期間因床位不足被延後的各式病人。到了八月初，留下呼吸加護病房維持專責加護病房，因應逐漸日常化的COVID－19。九月Omicron BA.5變異株崛起，儘管床位需求時有上升，重症團隊在照護上已然駕輕就熟。

專責加護病房有復歸的一天，但COVID－19重症不會消失，之後將如同其他呼吸道病毒一樣，成為下呼吸道感染及慢性心肺病惡化的常見原因之一，病人仍會因變異株流行或本身免疫力衰退而產生入住加護病房的需求。本次眾人的努力，會濃縮淬鍊為常規醫療，繼續照護未來的COVID－19重症患者。而經過二〇一五年登革熱重症、二〇一六至二〇一八年流感重症、二〇二〇至二〇二三年COVID－19的歷練，這一代的重症團隊將無懼於未來的新興傳染病。

〔感染管制中心副主任、內科部重症加護科主治醫師－謝宗達〕

安爸媽的心！高風險新生兒24小時都有兒科醫師standby

COVID－19新冠肺炎自二〇一九年起肆虐全球，既使防疫有成的台灣也於二〇二二年春天面臨每日確診人數激增的挑戰。成大醫院肩負起大學醫院的社會責任，為使確診COVID－19的孕婦及兒童獲得更完善的醫療照護，於二〇二二年五月二十日開全國之先設置「婦幼專責病房」，嬰兒病房提供15床專責病房給感染新冠肺炎／居家隔離的產婦生產的寶寶使用，提供雲嘉南縣市和大台南地區感染新冠肺炎的產婦所生之新生兒即時的醫療照護。

嬰兒病房配合醫院計劃協助成立嬰兒專責病房，病房團隊和感染管制中心針對「如何區隔非染疫嬰兒和母親染疫所生之高風險嬰兒」經過數次討論，最後促成嬰兒COVID-19專責病房改建和動線規劃，同時亦完備專責病房內錄影監視設備。嬰兒病房是很特殊的單位，雖然不是ICU，但病房內的醫護人員需要全天24小時照護病嬰，家屬並沒有在病房內陪同。即使是健康的嬰兒亦需要照顧者3至4個小時就餵奶換尿布，更遑論是有醫療需求的病嬰。因此嬰

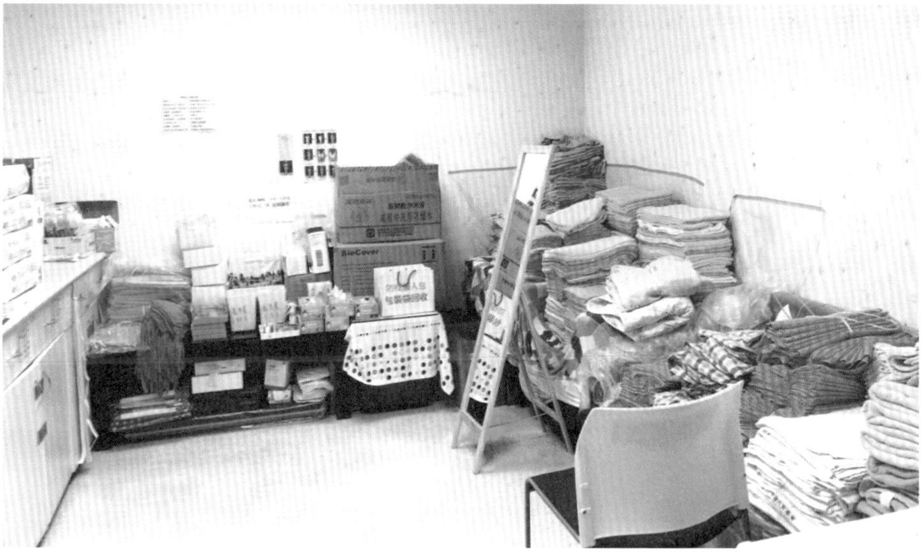

·專責病房內的著裝區，此房間原為哺乳室，疫情之下重新規劃為醫護人員進入專責病房之前的著裝空間。

兒病房的護理師接觸病人的時間很多，面對可能染疫的病嬰，負責照顧的醫護人員無疑壓力更大。身為嬰兒病房主任，我居中協調醫護人員和感染管制中心、產房、新生兒加護病房之間的溝通，更感受到團隊合作的重要性。

至二〇二二年十二月底，成大醫院COVID－19嬰兒專責病房已收治超過一百名感染 COVID－19／居家隔離產婦所生之新生兒。此病房提供每位高風險新生兒生產時有兒科醫師 standby，醫護人員於最短時間內在產房完成必要的新生兒處置後，隨即陪同新生兒回到

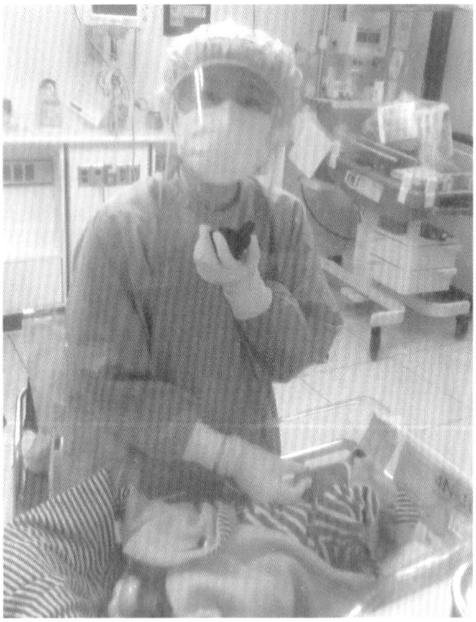

・嬰兒病房護理師照顧專責病房內的病嬰，並利用麥克風跟專責病房外的醫護人員溝通。

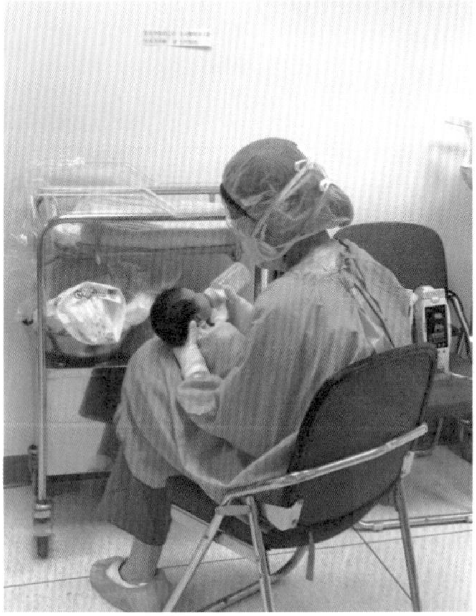

・嬰兒病房護理師身著隔離衣照顧專責病房內的病嬰。

嬰兒專責病房接受後續照護。迄今，這些高風險新生兒在醫療照顧之下未有感染新冠肺炎的案例，所有高風險新生兒皆狀況良好，順利和母親一起返家。因為成大嬰兒專責病房團隊的合作及奉獻，於新冠肺炎疫情肆虐、人心紛擾之際，帶給雲嘉南地區孕產婦和新生兒父母親莫大的安心。

醫院設立婦幼專責病房的立意良善。然而，回想設立之初，在染疫人數倍數上升、住院人數及重症人數亦倍增的龐大醫療工作之下，身著全套防護衣的醫護人員，汗水在夏日炙熱的環境中濕了又乾、乾了又濕。除了醫療工作上的壓力，更深怕自己不知道哪一天會染疫？會不會因為工作而使身邊的長輩和孩子染疫？相信每個第一線醫療人員對這些心理負擔必定心有戚戚焉。

回首新冠肺炎疫情，從一開始的人心惶惶，對比今日大家皆能侃侃而談如何面對疫情，若非大家一點一滴的付出累積，將難以看見這樣的進步。

〔嬰兒病房主任、小兒部小兒心臟科主治醫師－謝旻玲〕

提供病人更好的照護！
與疫共存的一千天照護現場

二〇〇三年三月，致命傳染病SARS由境外移入台灣；四月台北和平醫院院內感染而封院，1萬3000人隔離、356人染疫、47人死亡，其中死亡11人為醫院醫療工作人員；同年七月下旬SARS不再出現新病例。當時院內12A病房先後住了73位疑似個案後，一場名為SARS的瘟疫，謎般地結束了。

SRAS之前，12A病房骨子裡是胸腔科、感染科和內分泌科共同所在的病房，而護理部常駐的16位護理師則是它的血和肉。

ＳＲＡＳ爆發、夜黑風高時，匆匆出現幾組工人，鋸開每個病房氣窗，裝上大大鋁製長方形嵌有紫外線燈的中空管，一端抽風到建築物外、一端朝著床頭，像大象的鼻子，更像是廚房抽油煙機。接著，工人們打掉每間病房浴廁牆壁，把廁所門90度轉開朝向病室內，再把12Ａ23房和12Ａ25房兩間病房靠窗側用木板隔牆砌出內走道。工人們漏夜施工，對齊12Ａ病房外走廊，貫通醫師值班室，讓路給防疫專用單向通道；再用玻璃將護理站和走廊隔開，形成封閉式護理站。這些抽風換氣設備是負壓的雛型，穿牆開道圍城已然是開設防疫動線必要之惡。

ＳＲＡＳ之後，12Ａ病房變身感染科，每年兩次防疫演練（防護裝備穿脫、動線轉送流程），練習穿戴髮帽、Ｄ級防水隔離衣、Ｎ95口罩、防護面罩、手套等防護裝備；在前室、病室不同空間動線中，該安全脫除哪些裝備，仔細斟酌脫除過程每一個小細節。再加上各種設備的維護，年復一年地堅持，「無恃其不來，恃吾有以待之」，來自ＳＲＡＳ經驗的學習，成為面對新興傳染病信心建構的基石。

第一波：二〇二〇年一月二十二日～三月九日

二〇一九年十二月，對岸傳出不明傳染病疫情，12A病房在十二月提早舉辦常規防疫演練並增加訓練強度，緊鑼密鼓準備包括防疫物資、隔離病房用物、啟動動線、監看器、生命徵象生理監視器、各式溝通通訊設備等，以隨時應變可能來的疫情。

疫情兵臨城下，在各路專家仍爭論著病毒是以空氣氣溶膠傳播或其它形式傳播、莫衷一是且沒有疫苗防護的時候，接近農曆春節的二〇二〇年一月二十二日，護理師們開始分批放年假、人力調度兵荒馬亂中，凌晨12A病房迎來第一位疑似病例，自此揭開抗疫的序幕。

疫情開幕戰的主人翁們均為「疑似」案例，因發燒或其他住院需求的春節返台過年人士，多數病人日常生活可自理，疾病嚴重度不高。從模擬假想到照護實作，現實中會發生的遠比所知的更多，遇上窒礙難行處，也能滾動修正使流程日益順暢，一月份累計照護53人日數，直到二月八日才有「確診」病人住院。

意想不到的是二月底，中央流行疫情指揮中心為了及早篩出確診病例，祭出「社區肺炎檢疫病房」作為防堵（疫）的新政策。「肺炎檢疫」顧名思義，就是一旦評估病人X光片上「看起來毛毛水水好像是肺炎」便需住院。在二月底到三月第一週，12A病房的一側住著疑似確診病人，而靠東豐路側則是入住社區肺炎檢疫病人。「疑似就是確診」的高規防疫是工作人員零確診的金律，護理師穿著個人防護照顧高齡、臥床、中風、氣切、腫瘤各種診斷病人，翻身、拍背、抽痰和餵飯，進進出出隔離房的每一天都是責任。繁複的防護穿脫雖然耗時但不能鬆懈，此時護理部調控護理師來支援，各單位護理人力受到影響，單位間共體時艱，病人的照護業務才能順利運作。三月九日，4A病房接下「社區肺炎檢疫病房」重擔，12A病房恢復照顧疑似和確診兩類病人，二月份累計照護103人日數。

第二波：二〇二〇年三月十六日～五月二十日

春光三月，人們仍在「一罩難求」和「一片用餐隔板」下防疫。隔離房裡的疑似和確診病人族群，轉為歐美返台留學生及旅遊團員。初期解除隔離政策嚴格，需符合連續隔日三次鼻咽採檢陰性才能出院，在此條件下住院天數平均四十五天，最長達六十五天。護理師評估病人基本資料學歷等背景，了解學生遠距上課時間需求，調整給藥治療時段、不打擾學習；也經常打電話或LINE視訊溝通，送餐時送上暖心小卡片，傾聽他們想家的心事，給予更多關心以幫助他們度過隔離的孤單，真心共情學子遠渡千里卻返不了家的鬱悶。

那時確診病人常有嗅味覺喪失的症狀，有次一位病患需前往CT檢查室，是難得能踏出隔離房的機會。護理師用心安排病人父母在12A病房走道玻璃門外等候，終於在離鄉三年隔離五十幾天後，能有一次隔窗近距離鮮活地站在彼此面前，雖無法擁抱接觸，而父母的一聲「加油，我們在家等你」，再目送孩子又回隔離區的背影，真實體現「隔離有礙、有愛無礙」的情意。反思「隔離照護」對護理專業的挑戰，即使N95口罩讓我們難以調勻呼吸、穿著防護裝備總是汗流浹背，但護理師也不曾放棄要帶給病人溫暖與感動。至五月二十日最後一位住院65天確診病人出院，三至五月份累計照護367人日數。

二〇二〇年五月二十日～二〇二一年四月

二〇二〇年五月，疑似和確診病人斷續零星出現，原本臆測疫情已到盡頭，未料這病毒比所知更狡詐，海面無波，蒙面捂耳不識波峰或波谷。

五月初疫情稍緩，趕緊將病房環境清消復位，靠東豐路一側病房開始恢復收治普通感染科病人，疑似和確診病人則仍在17－22病房隔離。同時，檢視數月來的防疫歷程後，對外舉辦全院性個人防護穿脫訓練，由專科護理師和12A病房護理師協助完成練習；對內，在護理照護方面將新興傳染病照護常規流程文件化、進行TRM防疫急救演練、規劃防疫消防演練、參加品質改善PDCA活動、藏菁護理師完成全台第一篇COVID照護個案報告刊登於護理雜誌，並且再次複習病房重要的常規技術，務求能迅速正確讓12A病房護理照護走回常軌。

另外，整建準備室與治療室以擴大衛材及防疫物資儲放空間，減少取物備物來回奔波之耗損，並整修因使用漂白水消毒而腐蝕的病房走廊地板。一切努力是為能回歸常態，也為應對可能的下一波疫情。二〇二〇年五月至隔年四月以「確診與一般」模式同時運作，累計照護193人日數。

第三波：二〇二一年五月～二〇二二年六月

三月本土疫情穩定，疫苗數量不多但無人問津，12A病房身為專責病房，護理師們陸續完成第一劑接種。

溫馨母親節後，本土案例增加，疫情提升至三級警戒。五月十五日在兩天時間裡清空一般病人，開始照護「社區肺炎檢疫」病人，十萬火急地簽住院速度，被催促著辦理出院、催促著工友清床、催促著接新病人……。護理部迅速調動支援護理師到位，一時間護理站人聲鼎沸，護理師著防護衣、汗如雨下穿梭在隔離區的熟悉場景重現。直到五月二十八日第一位Delta確診病人住進來，在「分艙分流」政策下，4A病房重啟收治「社區肺炎檢疫」病人，12A病房恢復專責照護疑似和確診病人。

疫情關起、又打開，這時的國家隔離政策是安排輕症病患入住部立台南醫院（部南）。一對隔離在部南的老夫妻，後來阿公因「快樂缺氧」轉來成大醫院，也就是護理站所稱的「BY PASS」——護理師著防護裝備，搭14號電梯至地下二樓，走過一條罕有人煙的走廊，打開停車場大門等待救護車載病人來，再把病人送上12A病房。阿公孤身住到12A病房後，護理師觀察他用著氧氣鼻導管坐在床上，神情落寞，經過會談才知道阿公十分擔心老伴在部南過得如何。於是醫護透過院際協商，讓阿嬤也轉來與阿公隔離在同一病房裡。阿嬤一來徹底展現傳統女性角色，把阿公照顧得無微不至，阿公也笑逐顏開，從此不缺氧，只有金婚夫妻滿滿的快樂。

Delta疫情在六月十六日出清，接續12A病房以分艙分流方式同時收治一般感染科病及疑似和確診病人；由於確診病人人數起伏大，為使護理人力有效運用，護理師須支援其它單位，當12A病房有需求時可召回。感謝各單位的包容與照顧，對於12A病房的護理師而言，正向看待支援的壓力也是學習。二〇二一年七月至年底，確診或疑似病人零星出現，共140人日數。

二〇二二年除夕夜、適逢過年護理師分批休假時，有鑑於前一年疫情突發而倉促關床的窘境，在預排過年班時主張將12A病房預防性關床，以免影響年節醫護作業，護理部也有人力備援計畫。

除夕白班才轉出最後幾位一般病人，就接獲感管中心通知，原來安平港靠岸一艘「離岸風電海事船」採檢後發現有7名船員確診送來成大。小夜班一番人力調度，等到天濛濛亮病人整批到來，才知道船員們恰如聯合國般，有俄羅斯、巴拿馬、菲律賓、荷蘭、比利時等國籍，為避免語言隔閡導致病人姓名與床號有出入，護理師隔離衣上貼著船員姓名一一核對，個別帶入隔離病房。而支援的護理師們靈機一動，將單位原有的評估單張、隔離住院須知等，用線上軟體翻譯成病人的語言，解決入院時護理評估項目填寫的燃眉之急。接著就考驗護理師外語能力了，幸而有萬能的翻譯和雇主秘書協助，溝通雖然不容易但不致產生問題。二月二十八日，最後一位解隔離船員出院。

過完春節，12A病房「再再次」以分艙分流方式同時收治一般感染科病人及疑似和確診病人，並維持著對外支援的工作模式。二月十七日因家庭群聚之故，確診病人洪爸爸跟七歲兒子共住一間病室隔離，隔天五歲兒子確診也一併隔離；12A成人病房開始收治確診兒科病人，最小年齡3個月。兒科病房開始派駐護理師在12A病房協助兒科病人照護和訓練，護理兒科團隊製作「兒童照護黃金三角」提綱挈領，充分展現護理專業高度合作。

三月七日起放寬邊境管制，三月二十四日Omicron變異株醞釀社區感染，院方應變中心已先知卓見、下達12A病房於四月九日清空一般病人。四月十五日台灣確診破千時，12A病房每天住院從約8人緩步逐日增加，到五月六日當天小夜和大夜班共接下新病人10人次，創下有疫情以來單日入院最多的紀錄。

Omicron海嘯第一排，12A病房確診病人的族群已經由疫情初期的提供「生活」照顧，轉變為「疾病」為主的照護型態。早期隔離的是「病毒」，現在隔離的是「病人」；換句話說是內、外、婦、兒、精神、腫瘤、長期臥床、安養中心和長照轉來病人「剛好被驗出陽性」而已！

確診病人由急診直送！病人增加、複雜度增加，隔離房也和一般病房時一樣，要抽血、打針、換藥、翻身、防壓、抽痰，要送檢、做床邊腸胃鏡、插管、急救、插尿管、插胸管，送開刀……，這是隔離病房的日常。同時病人「生活」照顧還是要繼續，送餐、餵食、換藥布；有次小夜班，照服員送餐不慎打破家屬送來的兩杯手搖飲料，看護要求賠償同一牌的手搖飲料，並且要加倍奉還賠三杯，心裡雖有無奈，仍是盡力配合。

「一入隔離（區），深似海」，護理師著裝備在隔離動線裡一待四小時，不吃、不喝、怕上廁所，更無法如非疫情時期一般來去自如地穿梭在護理站和病人之間。所以，護理站需要一位總指揮場控應對各科醫師視訊查房（必須清楚每位病人的狀況）、專科護理師和放射師（要協助著裝、介紹隔離區環境）；要接聽來自急診、感控、家屬和病人的電話及護理站呼叫鈴，處理病人出院手續、聯絡防疫計程車、救護車、勤務、駐衛警和督促工友清床；更需即時回應隔離區裡夥伴的提問、物資傳遞和聯絡傳送工友送檢體，還要注意隔離區裡工作人員脫除裝備步驟是否標準等。這個關鍵角色需要護理「沉浸」，以護理照護為現實情境，運用過去訓練和經驗累積的能力來應對高度的挑戰。任務導向之下，若無身懷絕技也得像隻八爪章魚，異常忙碌。

而病人的照護不能等，護理部陸續調入支援人力，採取兩人一組的護理照護模式，12A病房護理師手把手帶著支援護理師一起進隔離房，用最短時間融入。加入12A病房就是自己人，互相理解促進夥伴關係，一起學習一起努力，只為讓病人獲得更好的照護。

五月九日擋不住疫情洶洶，原本一人一室隔離，改為兩人一室；12A病房開放床數擴增10床，續於五月二十四日盤點所有病室空間，再加開5床為35床。此時疫情只一「燒」字堪可比擬，12A病房猶置於炭火之上。護理照護模式再次修正，早先是離開「每一間」個別的病室時需在前室脫除最外層隔離衣和手套，站到病房走廊時再脫除外科口罩和腳套；此時與病房主任討論這波病人數及傳染的特性，優先考量工作人員安全，在動線管制和防護上作調整，視整個病房區為汙染區，以共同走廊為大前室（半汙染區）的概念，所有裝備在出隔離區前脫除，來達成動線管制最大程度的簡化。再加上專責照服員加入，協助無陪伴家屬病人重要的生活照顧，成為護理師最佳合作夥伴。

〔12A病房護理長－賴霈妤〕

猶如小型醫院縮影！跨專科照護挑戰大，需不斷學習累積經驗

二〇二〇年初，COVID－19疫情迅速擴散至全球多國，成大醫院秉持輕重症分流原則維護醫療量能，啟動「檢疫病房」。原為婦產科病房的4A病房迅速整備人力、物資、動線規劃，於二〇二〇年三月九日至五月七日及二〇二一年五月二十日至七月二十七日兩度轉型為「COVID－19檢疫病房」，分別收治三百三十四、一百四十七人次的社區型肺炎病人；平均每位病人停留一至兩天，經PCR核酸檢測確認為陰性者，再轉出至各病房繼續醫療照護。

二〇二二年四月二十八日，台灣本土新增確診病例首次單日破萬、達1萬1353例，成大醫院當日首開12A病房作為「COVID－19專責病房」；五月六日單日新增3萬6168例，4A病房於隔日再度轉為「COVID－19專責病房」，收治有「醫療需求」的確診及居隔病人。

此次4A「COVID－19專責病房」至十一月二十日共收治病人872人次，包括婦、兒、外、內、骨、牙、高齡等科別病人，年齡涵蓋零至93歲；收治科別同日最多達21個次專科，猶如小型醫院的縮影，工作流程及照護模式考驗著醫療團隊的應變能力及面對挑戰的調適能力。

防疫專責病房的護理整備重點

一、「工作流程」

專責病房成立之初，最先的重點是設置「安全的環境」：每間病室內物品擺設需極簡化，醫療物品在病室內放置的位置及動線的考量、進出病室的清楚標示，讓醫護及工作人員能順利完成照護。

專責病房留守在護理站的當班小組長（Leader），是專責病房的靈魂人物之一，除需了解全病房病人病況外，也需清楚每位病人的確診日（接觸日）、採檢日、解隔日，並協助其他護理師進行出院或轉出流程。

專責病房住院約七成來自急診，當班小組長需區分確診或居隔（密切接觸者），再進行床位安排，並依防

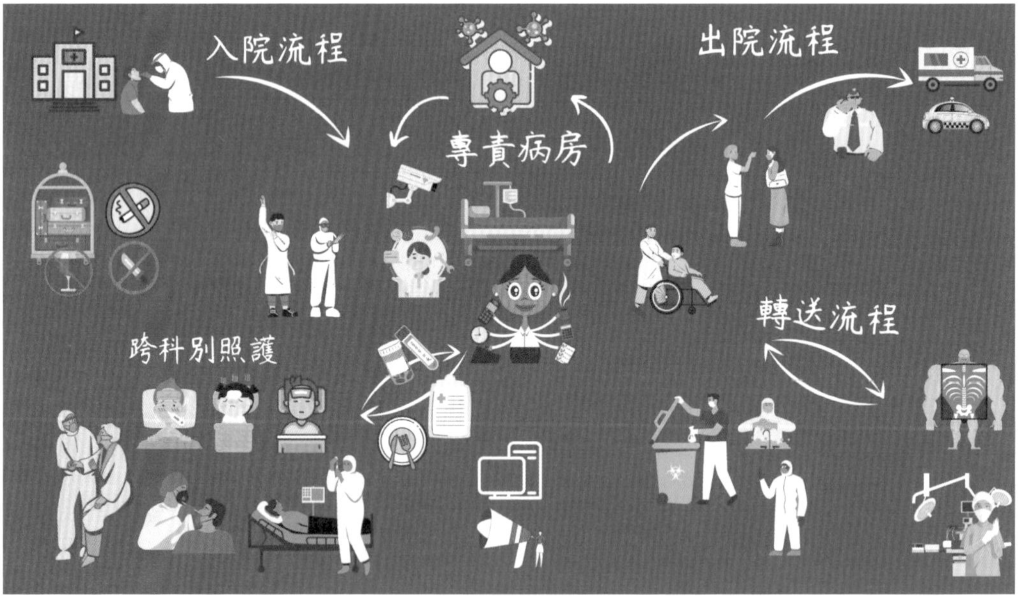

· 專責病房工作流程示意圖（4A 病房主任黃于芳醫師繪製）。

疫政策滾動式修正。每位工作人員需因應隔離病室限制，穿戴防護後進入病室內；且在醫護團隊合作下，醫護間的溝通及訊息傳達清楚，無論是急救過程與隔離病室外的溝通，或是急救插管、心外按摩、給藥及轉運等，能迅速「接收、理解、執行」。

二、「人力資源」

專責病房護理師來自各個不同科別，跨專科的照護需不斷學習累積經驗，從專責病房照護中逐漸建立「醫囑標準」、「轉運標準」、「急救標準」、「火災演練」、「照服員培訓」、「工友培訓」模式；並有「兒科特殊靜脈小組」支援困難靜脈放置，減少護理師困難靜脈留置的時數。

隔離區的高齡病人大多具有共病且病情複雜，工作人員長時間照護的體能消耗大，因此採取一護五病的照護比，與照服員分工合作以維持病人照護品質。

三、「軟硬體資源」

4A COVID－19專責病房歷經三次重大疫情變化，在軟硬體資源上藉由Wi－Fi環境提升及優化通訊設備，運用院內視訊系統，降低了隔離病室與外界的阻隔，加強訊息傳遞。亦在照護過程中的管理層面去思考未來購置的儀器設備功能需求，應再加入影像自動傳輸至病歷系統，例如：於一般病房內執行腹部超音波檢查，完成檢查後需將影像紙張列印；但在隔離病室執行此項檢查後，將紙張帶出具有傳播風險，因此可考量將來規劃添購自動傳輸影像功能的儀器設備，以因應新興傳染病未知的挑戰。此外，二〇二二年急診、專責病房區與資訊室合作討論，自動化整理收治病人的資料，打造出成大醫院COVID－19專責病房分析查詢系統，不僅提供醫護及管理者決策依據分析，也減少整理人工資料的時數，增進工作效率。資料的提供亦能使主管依業務繁忙狀況安排三班人力配置，提升管理效能。

四、「被服衛材管理」

由於是跨專科照護，因此必須儲備從幾個月大嬰兒至成人的男女衣物、尿布、寢具用物和照護員工之工作服，以及各式常用尺寸之插管或急救用物、導尿管與輸液等項目；時常檢視用物儲備量，足夠供臨床照護使用，也是專責病房學習到的課題。針對儲備數量上的管理，未來應可藉由數位化或智能化來增進管理效能。

專責病房幕後的無名後援

此外，專責病房的成立，除了仔細規劃、統籌的病房主任和護理長，以及專業的護理人員等提槍站在第一線的醫護之外，背後還有一群默默付出的無名英雄。

比方說，單位大大小小的硬體環境、物品，甚至每位人員的喜好，病房成立所需的物資領取、擺放，床位的更動與對外部單位的聯繫、借物，都需要仰賴「書記」。在疫情突然襲來、無參考經驗的情況下，書記只能透過一步步的嘗試，釐清需要補充何物、領取量多少才適合、物資如何擺放需考量醫護人員方便使用的動線內、紙本同意書應如何消毒等等。隨著每一年收住的個案屬性不同，所需的設備也不一樣，書記必須像哆啦A夢般，馬上由百寶袋中取出醫護人員當下所需的器材，同時還得考量到歸還、消毒、清潔等細節。在如此緊繃的工作環境下，書記確實扮演著神隊友的角色。

同樣在層層防護下揮汗工作的，還有工友，他們身著三層隔離衣、三層手套、頭套、鞋套、面罩，為每間病室仔細清消。因為病房內皆是確診個案，當病人出院後，病室內所有物品、使用過儀器都需要一一擦拭、以紫外線消毒，甚至將床墊翻起來擦拭；病室外的環境也會全面顧及。清潔工友們一趟進入隔離病房區的時間並不亞於醫護人員，上演濕身秀已是家常便飯，也因為他們的付出，在專責病房區工作的同仁更多了一份安心。

二〇二二年的專責病房，在原有護理人員之餘，還多了一群訓練有素的照服員，協助護理師從事餵食、翻身、更衣等照顧工作。本單位照服員不僅能將以上基本工作做到完美，亦兼具其他服務，包括：維護生理舒適的洗髮和剪髮、給予心理支持的溫馨照服員；具專科護理師背景、提供更完善照護的幹練照服員，更有可以一肩扛箱水、一肩扛棉被，還一邊說著笑話的年輕力壯照服員。照服員與護理師裡應外合的搭配、一同討論照護的重點，持續提高整體護理品質，也能使護理人員在緊繃高壓的氛圍中得到一絲絲喘息。

上述提到的同仁，大部分都沒有護理專業背景，就像電影「鋼鐵英雄」中那位不帶槍參戰的主角一般。也許他們沒有站在第一線奮勇殺敵，可是一樣身處於病毒

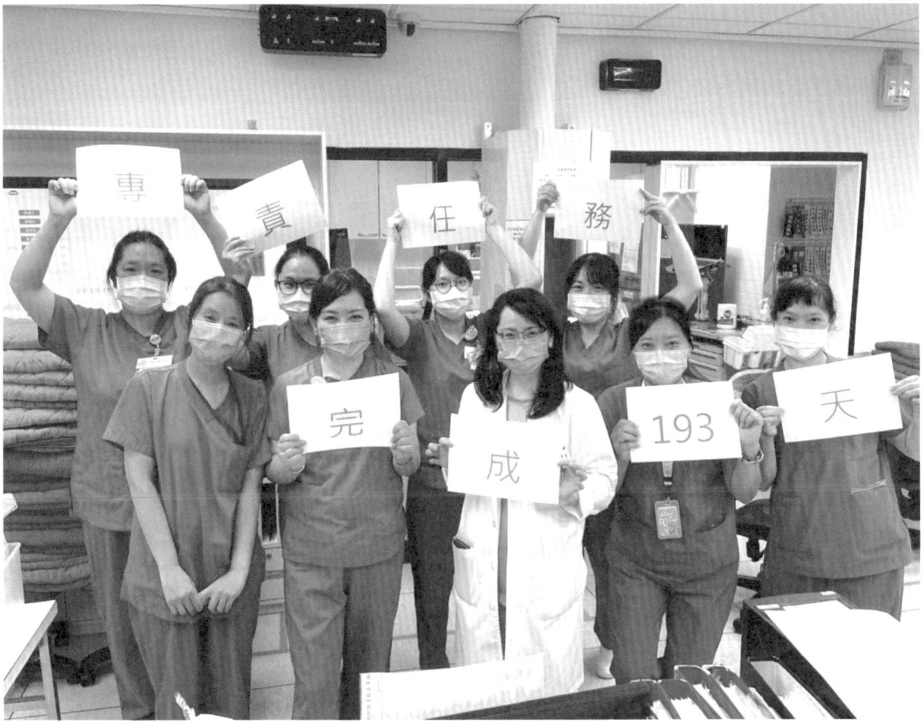

· 4A 專責病房 2022 年完成防疫 193 天任務。

圍繞的環境中、有著被感染的風險，但仍默默地支援著前線完成這場戰役，理應也配得上「英雄」二字。僅以此文章，感謝曾經支援過專責病房的所有夥伴。

經過三年專責病房的洗禮，參與照護的人員從對COVID－19病毒懷抱未知的恐懼，到逐漸了解病毒的特性及嚴重度，知道防護良好可避免感染、三劑以上疫苗的群體免疫效應有助保護同仁安全，以及即使罹患急性感染也多為類似流感的輕微症狀。漸漸地，我們已經不擔憂病毒對工作人員可能的危害，照護專注聚焦在COVID－19確診病人原有的疾病本身，並在過程中採取增添隔離防護的做法。

因應新興傳染病的戰爭，如同比爾蓋茲所說，是未來新新人類的挑戰，我們無從迴避，只能傳承寶貴的經驗，以化解可能的危機。

〔4A病房護理長－張素容〕

確診病童照護充滿各種考驗！勿忽略心理健康狀況

疫情在二〇一九年底拉開序幕，延燒兩年後，這次蔓延到兒科，燃起熊熊大火，燒起兒科照護的美麗與哀愁。

二〇二二年四月底，同仁嚴陣以待及多次練習，兒童病房迎來第一位居隔的新生兒寶寶，接著確診病童案例大量增加；對兒科護理師來說，如何在穿著多重防護、白茫茫的世界中，精準完成治療是一大挑戰。

兒童病房與其他單位不同，同區住院有確診、接受化學治療及其他非癌症病童，加上病房區的空間及動線無法切割，增添照護困境。醫護人員盡力確保自己在確診區全身而退，是對自己、對家人、對其他病童的保證和保護。同時，也要面臨其他家屬不安的聲音，例如為何會將確診及非確診的病童安置在同一病房區。

對成人科的護理師來說，照護病童是一個非常困難的議題，如：靜脈留置針的施打、藥物劑量的計算、病童病情及症狀的評估等，均與成人照護非常不同，需要跳脫以往的照護習性，也凸顯跨科照護的問題及重要性。以往兒童常常為成人單位的拒絕往來戶，但這次卻不得共同承接兒童照護，需要學習兒童的技術、評估重點及互動方式等，無形中亦增加醫護人員的壓力。為了讓成人科的護理師能快速理解兒童照護重點，我們也製作了兒童照護簡易版的單張以供參考。

過去的操練似乎只能滿足基本的照護，卻無法因應疫情帶來的變化，團隊要學習在常態照護中找到不同的解決方式，回應戰疫帶來的變化題。

確診總是那麼突然，那麼令人措手不及，帶來的不僅有病童照護，還有家庭問題。我們常面臨父母需要照護確診的病童，而健康的孩子卻無人可協助看顧；或是需要照顧健康的孩子，但卻沒人可以留院陪病；迫不得已，只能通融健康的孩子一併入住病室。但，那望向窗外的身體卻是那樣的孤單、嚮往著自由，我們能給予的只是多一些空間，提供一些小玩具，讓孩子也能在小小的病室中擁有小確幸。

除了確診病童外，更多的孩子因為同學確診而居家隔離，無法如常就學，父母也需要請假照護子女。身為健康照護人員的我們也同樣面臨這樣的困境，女兒曾經問過我：「為什麼我需要被關在房間？為什麼要挖鼻子（快篩）？為什麼不能抱抱？這又不是我的錯……。」是啊！這場戰疫並非孩子的錯，我們卻給了他們很多的限制、很多的不可以。但，是否有人可以告訴孩子這不是你的錯，然後再給他們一個大大的擁抱呢？在此場戰疫中，強調以家庭為中心的兒童照護更顯無力，孩子似乎成為疫情下的代罪羔羊，即便健康，卻也同樣失去自由。

疫情的戰火持續蔓延，隨著不同變種病毒的出現，我們沒有一個終止的時間點，也因此次的戰疫讓民眾、健康照護體系、政府部門等看到跳脫過往的生活模式，隨著疫情的趨勢，我們也需要重新修整自己的生活。

在健康照護體系中，更是需要反思照護模式的調整，特別是不知道下一次的病毒從何而來、如何傳播。此次疫情點出醫療照護量能的不足，政策與臨床間的落差等，均增加醫療人員的負荷及壓力，也加速優秀臨床醫療人員的流失。智慧醫療的照護應為一大趨勢，該怎麼透過結合生命徵象觀察、症狀處置、動線區隔等面向以提升照護效能、減少曝觸風險，都是需要再思考及強化的地方。同時，亦需要再次省思：在講求感染控制重要性時能否滿足基本的人性需求，也是另一個重要的課題。

〔4C病房護理師—陳宜彣〕

照顧確診產婦之新生兒格外提高警覺，獨立判斷及照護能力皆不可缺

疫情下的生活，有如坐在行駛於幽暗隧道裡的火車，你能看見光在前頭並也期待著，只是，這段路長得似乎沒有盡頭。

以往，「新冠肺炎」似乎是成年人及老年人的專屬，離我們這群新生兒科的專業醫療人員有著似近又遠的距離。而從二〇二二年四月開始，這一切似乎變了調。

五月二十日成大醫院成立「COVID－19婦幼專責照護」，設置專責嬰兒室暨嬰兒病房，收治確診產婦分娩的新生兒，自然產的寶寶是由嬰兒病房的護理師和一位兒科醫

師待命。對我而言，壓力最大的環節，是寶寶一出生從產房到嬰兒專責病房這一段轉運的過程。為了縮短新生寶寶與確診母親曝觸的時間，降低被感染的可能風險，當寶寶從母親體內娩出後，在未執行新生兒即刻護理的狀態下，由產房護理師迅速擦乾身體並立即放上小床後，做好簡易的保暖，快速護送回設備齊全的病房進行接續處理。

乍聽之下，與一般照護的差別似乎僅是多了一套防護設備；但執行時卻需要多付出兩倍的精力和時間，對一向是 team work 的我們，無疑是個重大的挑戰。加上寶寶在離開母親的第一時間未立即進行處置，罹患呼吸急症的風險增加，專責區護理師必須提高警覺性，才能即時發現異常的線索。因此，專責護理師除了具備照護的能力之外，必須同時也能做出獨立判斷。

而且，由於防疫措施規範隔絕了寶寶與父母，不僅無法落實親子同室，更無法親自會客，必須短暫分離；距離增加了父母的想像空間，也增加我們照護的難度。這段期間，醫療人員需與父母建立彼此的信任，從一開始，不僅要承擔因為專責病房帶來的照護壓力，還必須承受父母的焦慮、不安而衍生的抱怨。最後醫護透過不斷地傾聽、理解父母的需求，擬定、修正照護準則，達到彼此相安的平衡點。

像是藉由社群軟體每日傳遞寶寶的影像，與父母分享新生的喜悅，減少因分離而產生的不安感；也運用線上的衛教資訊，提供父母學習照顧寶寶的技巧；並錄製隔離期間母親如何安全地收集母乳的影片，透過母乳哺餵進行親子連結，讓父母對寶寶的愛不因為疫情而阻隔，親職角色的責任也不因疫情而荒廢，能得以延續。

因疫情之故，多了許多限制，原本習以為常的事情都變得十分珍貴。我們也在這當中尋找自由的最大值，無常才是日常。活在此時此刻、珍惜身邊所愛的人，盡情去體會感受生命中的酸甜苦辣，you only live once。

衷心期盼能回到疫情之前無須戴上口罩的日子，可以看見人們嘴角微微上揚的弧度與溫度。

〔BR護理師－魏敏真、護理長－林素如〕

傷痛帶來成長、經驗帶來勇氣！需不停轉換照護模式的兒科護理師

疫情延燒，如草離離，時間流轉下枯榮交替，燒不盡，得風又蓬勃生長。新冠肺炎已經成為當代生活全景，從日常生活到工作、人生規劃與娛樂休閒，無一不受其影響，無奈、無力到試圖無視再屆至無感。剛好有個機會撰文回顧這一段太久、太長的路途。

猶記得COVID－19剛問世時，在醫療環境的我們自然而然馬上開始了隔離衣穿脫、進出負壓隔離病室的演練加以因應。還清楚地記得當時看著練習過程中負壓病室燈

號紅光閃爍，開口問了身旁的同仁：「妳覺得會接到感染的病人嗎？」那時疫情還未肆虐台灣，相較於國外，我們彷彿還在另一個時空平行生活著。

時間流轉，接著醫護人員被下了出國禁令，還沒與疫情交手就被先聲制人。也是從那時候開始，最常聽到「共體時艱」這個令人有些氣悶難受卻又無法辯駁的詞彙。疫情日漸甚囂塵上，記得有同仁到專責病房支援，回來後分享當下防疫的配件及配套措施不足，甚至疫苗防護都還沒到位，那是何等的衝擊。其後隨著經驗的汲取、修正，從確診三百多例的三級警戒，到現在日漸放寬鬆綁的確診高原，每天都面臨著快速到令人窒息的變動。我們都在，從未放棄，也沒有資格喊累。

一位重症兒童的照護經驗談

接下來篩檢站與各專責病房陸續開張，兒科意識到外界的風雲變色，也深諳有一天疫情的火苗終會延燒到這裡。就這樣，在某個深夜吹響了崗哨，夜班同仁在長官陪同下連夜趕工將裝備整理、著裝區定位、初步研擬動線，也正巧下個班別便迎來了第一戰。

成人科早已在風雨滿城中防疫的相關儲備日漸完善，且因為成人科是大宗，衝擊之下相對有更多資源；而我們稍顯經驗不足，更別說第一次交手的恐懼與陌生，只能不斷思考、調整、互相幫助來完成照護。印象深刻的是，考題一次比一次進階，收治的兒科病童都是以異常神經學症狀為主，第一、二個病童病況都相對穩定，後續雖然狀況略有不同，但隨著照護治療到位，慢慢也都成功康復出院。

但滿城盡帶的風雨，終有交加厲變、風聲鶴唳變天的一刻。那天一樣是照顧確診的病童，交接時被告知孩子因為白天做檢查服用鎮靜藥還沒完全清醒，媽媽在負壓病室內陪同。我隔著病室透明的隔板，看著病童幾乎昏睡的意識狀態、軟弱的四肢跟心律不整的狀況，覺得情況不對，請同事告知醫師可能為重症前兆，並轉身準備著裝。說時遲那時快，病童生命徵象與狀態急轉直下，生理監視器警報大作，似可預見的未來如同拍攝完成的影像，不斷印刷遞疊進我的腦海、投映在眼前。

著裝完畢進到病室內時，病童已經需要急救，我和一位長期共事的同仁先獨自展開了戰役，抱著第一次面臨未知的巨大恐懼，努力配合到位，病童在壓胸後生命徵象回復，但我們知道沒有任何的時間喜悅。後來陸續有多位醫師進來放置管路、執行檢查，在各科醫師來往溝通治療方針下，我們兩人持續在病室內陪同執行多項治療與藥物，寸步不離地治療照護約3、4個小時，直到筋疲力盡。當時身著D級防護衣的我們已經在生理上到達極限，我的同仁蹲在地上、我扶著床沿喘不過氣，但治療還沒有結束。幸好告一小段落，我們用對講機說我們喘不過氣了，必須先離開病室，永遠忘不了那一刻時間、空間凝縮在自己的喘息聲中。

醫護人員在緊急醫療處置的高度壓力下穿著防疫裝備，許多醫療處置都障礙重重，仰賴的是還是醫療團隊的默契、溝通及互助。隨著病童的病況如坐雲霄飛車，在生命徵象不穩定狀態下，我無法多加思考，所做的一切只想從死神手中奪回主導權。但天不從人願，這孩子在醫療處置的極限下，最終還是當了天使。

這個照護經驗給了我相當大的衝擊。我們沒有預期這個生命進程如此快速、惡性，心裡的感受實在難以言喻；而病毒構築的巨輪還在沉重、快速地滾碾著醫療照護者的心智與病童的健康。在驚愕下沒有太多悲傷扼腕的時間與空間，只能快速汲取經驗，任何類似病症的兒童藥物治療快速到位、評估、決策，幾乎成了反射。也在這樣的狀況下，我們又迎來了更大的挑戰。

疫情下的觀察與心情點滴

心智已經打磨到極限，隨著每日染疫人數遽增，病房也開始整建，增加三間專責病房備戰，迎接下一波的嚴峻疫情。身為第一線照護人員，我們在疫情之下責無旁貸；然而，我們也僅是普通家庭的孩子，與家人同住著，心中壓力及高壓的工作環境，亦不斷地消磨及耗盡我們的心力。

除了對兒科病人的特性要十八般武藝樣樣精通外，兒科護理師還需時時轉換照護模式，可以是護理師姐姐，也可以是護理師媽媽，默默陪伴這些因確診需被隔離、與家人分開的孩童們。每每他們因思念父母哭著要找家人時，我們何嘗不想打開那扇重重的隔離門，讓父母親進入陪伴；每每他們在床上翻滾攀爬想脫逃出困籠的病床時，我們又何嘗不想讓他們依偎在父母懷裡。

自單位開立專責區後，每天都必須根據源源不絕的滾動式政策做出調整及改變，時時修正防疫動線及落實照護，深怕任何不小心或疏忽讓自己及單位夥伴們也深陷其中。我們在內耗極大的情境下，一邊繼續疫情的工作日常，一邊繼續單位原有的多專科照護。所幸期間曾接收到許多感謝的話語及團體、民眾送來加油打氣的防疫物資，成為身心俱疲時的一絲安慰與溫暖。

單位因疫情所設置的防疫區塊及設施，隨著疫情趨緩有部分已拆卸。或許硬體設備會隨著疫情消逝漸漸拆除，但我想那些因疫情而深深烙印在腦海裡的人、事、物，將永恆像刻植在心上的小疤痕般，提醒著我們仍需繼續努力過著疫情下的生活日常。

兒科是個很特別、很專業的領域，唯有自己人互相尊重，才有可能壯大並成為大家的保護傘。辛苦這麼久，不論是主治醫師、住院醫師、護理師或是各領域職類，都應該不分尊卑的一起守護兒科病患，彼此互相傾聽、溝通，為遇到瓶頸的現況增加潤滑功能，共同推動兒科照護的承軸、帶來更多往前推進的能量。也許我們不完美，也許會面臨大小衝突，但仍衷心期許成為一個能夠幫助大家成長、能夠在傷痛與挑戰下都能彼此鼓勵且正向善意溝通的環境。

這些日子以來，防疫的知識日漸完整，心智在打磨砥礪下也許更堅毅了，但只要疫情還在，還是有許多無法預測的變化跟動向存在。回憶那些來不及守護而逝去的生命都凝縮成一個一個儲存在思緒裡的故事，如今民眾生活漸漸回歸正軌，但醫護人員的挑戰還在繼續。期盼在醫療照護的路上，我們能多一點體諒及互助，別再讓共體時艱淪為口號。

〔PICU護理師－陳亭妤〕

〔後記1〕成大醫院副院長 **柯文謙**

成功抗疫——抗疫成功之路

自二〇一九年底中國武漢爆發新冠病毒感染後，台灣隨即進入高度戒備狀態，疾管署依當下所知，設立疾病篩檢通報條件，初始以阻絕境外為主要策略。警戒區域從武漢單一地區，逐步擴大到全中國區域入境者，皆被歸類為來自疾病流行區域。因針對符合通報個案定義機動調整，感管中心及第一線醫療工作人員必須快速應變，然防疫計劃仍趕不上疫情變化。這也是個人從事臨床感管工作以來，疾病通報定義修正次數最多的法定傳染病。每日下午兩點中央疫情指揮中心記者會，成為防疫規定最快速

為「以大擋小、以可見物資及動線防禦不可見病毒」，用非醫療手段爭取時間、防小犯大。

大規模疫苗接種與社區採檢，安定民心

新冠疫苗發展迅速，除國外疫苗的引入外，醫院也動員內科部與家醫部積極參與國內新冠疫苗臨床試驗，招募院內外受試者參加，協助新型疫苗開發。為善盡大學醫院社會責任，醫院在週末假期動員逾百名員工及志工，將門診大樓規劃為立體疫苗注射空間。從戶外排隊隊伍之棚架臨時搭建及風扇定點放置，提供可防曬、舒適的排隊環境；排隊入院人潮綿延，宛如參加世界巨星演唱會般。可喜的是，就診鄉親均有條不紊、依序排隊進入門診大廳報到。為了協助行動不便、坐輪椅的長者，更貼心規劃特別通道，於一樓診間完成問診、注射和觀察等所有流程。一般民眾則依紅龍柱及同仁、志工共構成的前進動線，順勢引導至診間候診；問診後亦有專人導引至可同時進行十人以上之注射區。隨後仍依單向動線，由二樓或三樓診間注射區，經門診大廳離

院。一樓大廳也精心安排鋼琴老師演奏幫助舒緩情緒，門診大樓不時傳出耳熟能詳的悠揚曲目，將無聊排隊等候的醫療場所，轉化為琴聲洋溢的「保安廳」。

為確保接種工作進行，疫苗藥劑的抽取分裝，動員藥劑部及臨床藥研所師生，從每瓶藥物小罐抽乾每滴寶貴疫苗藥液，務求疫苗資源運用達最大化。經多次疫苗團隊運作、調整人員和動線規劃，接種業務得以在保持人群間距及感染管制原則下，自早上七點四十分開門至下午四點，疫苗注射立體流水線連續運作八小時，曾創下單日逾萬名民眾接種紀錄。民眾自戶外排隊至完成接種、步出醫院，僅需十五至三十分鐘；期間多在室內移動，有別於其他縣市需在酷陽烈日、撐傘排隊，耗費一兩小時才能完成接種的情形。

此為動員逾百名各職類人員的疫苗大作戰，為台南迅速累積社區免疫，帶來民心穩定，滿足公衛預防需求。參與同仁犧牲假期，從早到晚無人喊累、沒有怨言。下午完成接種任務後，更有善後部隊——環境清潔同仁——接手、清掃擦拭民眾進出空間；緊接著感管同仁上場，對清消工作進行微生物半定量測試，力求環境善後工作確實完整，達成科學防疫的高標要求。

成大醫院不僅在院內設站接種疫苗，更外展協助台南市政府於安南果菜市場快速設立社區採檢站。從地點場勘、動線規劃、需求盤點、後勤支援及人員調度，到設備到位架設，在週六、日兩天完成準備，第三天實兵上陣。隨採檢作業開展，後勤不斷因應需求機動增援，自防護裝備、人員輪流、供電系統、網路連線等等，院內各單位協同支援；病理部檢驗同仁火速動員人力，24小時內完成檢驗及報告上傳，順利完成此一臨時的超級任務，解除市民當下對台南社區感染的焦慮。

感管防疫朝向常態化，防範微生物成新挑戰

透過這場與病毒的戰爭，深刻感受前沈院長修道士式的管理精神：自我要求、嚴守紀律中，更以科學知識做為醫院防疫軸心；各部門主管將士用命、身先士卒、解決問題；基層同仁接受任務需求做工時變動、業務調整，扛著對病毒的戒心與病患、家

屬的焦慮不安，在醫院各個角落撐起「防疫天網」，維持各類醫療作業進行。當然，歧見不可免、協商從未停，從行政到醫療的工作漏洞與規範缺口也迅速修復。

新冠疫苗、藥物與治療指引相繼問世，原先被視為新類黑死病的新冠肺炎轉化為與人共存的新冠感染，專挑嬰兒、老人、免疫低下等軟柿子族群攻擊。隨世界各地解封鬆綁，台灣也迎來「法傳降級、回歸常模」的時刻。醫院必須面臨從「單一個案，全病房篩檢疫調」高規感管防護，轉變到「不再全面篩檢疫調，標準防護照顧」的類流感病毒疾病。儘管新冠病毒仍存在於世界各地，然病毒本質已大幅蛻變，防護心態也需做調整，讓生活作息逐步復原。但是該放下多少、如何放下、多快放下，尚需溝通形成共識，再導入實務工作！

在抗疫——也是對病毒抗議——期間，醫院同仁在在出現向心力，相互扶持走過一千多個戴口罩的日子，展現革命情懷，攜手度過了這場世紀瘟疫。期待醫院同仁經歷過對抗新冠病毒的實戰風暴後，能將這些難得的感染管制內化意識於各科部門持續發酵和實際傳承。只因人類與微生物的戰爭，不會就此打住！

節尾語

〔後記2〕成大醫院副院長 **林志勝**

・「雨過天晴」、「天總是攏會光」、「最美的一張照片」！受命寫一個結尾語時，我腦中想到的是這幾個詞。

三年來的往事歷歷在目，從二〇二〇年除夕夜，院內最高階的主管親自頂著寒風，在住院大樓門外執行門禁管制；春節假期中護理部主任帶著所有護理督導長，在急診室外搭建帳篷，作為臨時發燒篩檢站；疫苗接種時，總務室主任高舉著「從這裡排隊」的看板，在門外大太陽下引導民眾……。

但在我腦中最先浮出的影像，永遠是從背影看到一位主管蹲在地上，以紅色膠帶正在貼出明天疫苗注射時的動線！這背影是最美的一張照片。

前幾天去銀行提款機領了六千元！如果不是這些努力，就可能沒有這六千元可以領用。當全球都在苦哈哈時，台灣卻因為稅收超過預期，轉發給全民每人六千元。

因為全國的共同努力，我們撐到了絕大部分的人都打了兩劑或三劑疫苗之後，才開放讓大家陸續接受這隻病毒。這期間國內的醫療系統沒有崩壞，企業、產業也沒有停業，因此能有如此傲視全球的成就。鄭智仁先生所寫的歌詞是：「窗外是長夜無邊，掩映的是悲歡的歲月，雖然暗暝是這呢久長，但是，天總是攏會光。」所幸，我們尚未感受到「長夜無邊」、「暗暝久長」，就看到亮光。

有不少的醫學中心、區域醫院、企業、機構將過去這三年的作為寫下來，有已經出書的，有即將出書的，有留為檔案的，看似有炫耀的味道，其實是重要的紀錄！因為我們知道，日、夜總是不斷循環，雨過可能天晴，但還會有下一場雨來，我們要負責任地把這一場應對記錄下來，做為下一場雨來時的借鏡。因此，這不是「結尾語」，是「節尾語」。

〔特別收錄1〕

成大醫院防疫殊榮

疫情之中，身為國立醫學中心的成大醫院，積極投入抗疫之餘，仍不忘研發教學使命，持續將照護經驗和研究成果與全球分享，三年間已發表一百四十餘篇論文（見特別收錄2）。同時也致力於品質改善，積極推動院外各類競賽擴展能見度，並藉由實際的改善成果實現團隊目標、爭取亮麗的成績，創造更好的就醫環境。

品質中心每年舉行成果發表，藉由圈隊有助於分享品質改善成果及經驗，鼓勵本院各單位組圈進行單位內及跨單位之品質改善活動。每年度團隊除了於院內進行年度成果發表外，也積極參與院外競賽，展現卓越的成績，近年醫療品質相關競賽獲獎積分也逐年提升。透過各團隊運用 QC手法、溝通協調、腦力激盪、團隊精神及發掘問題的能力，不斷精進醫療照護品質，優質的服務提升了病人及家屬的滿意度，亦贏得民眾對成大醫院的全心信賴與更大的鼓勵和支持。

在COVID-19疫情期間積極推動參賽團隊，結合科技智慧醫療人性化的技術和功能，有助於醫護工作中出現的情況和問題能立即處理、排除困難，維護安全不中斷，醫療管理不馬虎，人人都能堅守崗位，在工作上盡其所能發揮專長，而將衝擊降至最低。在此世紀大疫挑戰之下，大家齊心合作抗疫力求最高效益，防疫成績亦備受肯定。延續著這一份努力，期許未來流程能更加完備，往更好的目標邁進。

成大醫院防疫相關之改善成果列舉如下：

團隊	急診部暨本院防疫團隊
主題	急診超前部署：成醫科技防疫
重要成果	本院面對疫情運籌帷幄，以急診超前部署，應變中心落實 HICS 理論及建立指揮系統，連結國內外即時資訊，加速防疫決策。全院動員及智慧醫療優化，成立急診戶外組合屋及檢疫站，以急診防疫專區之策略守護大眾健康。成醫建立流暢的動線及精緻的科學管理，開發具智慧化的臨床決策系統、胸部 X 光人工智慧判讀肺炎系統，加速病歷管理及判讀效能，讓民眾能感受人性化的醫療服務。集結各專業優秀人才，整合科技與創新的資源，捍衛國家抵擋疫情，並參與跨國際網路防疫經驗交流，防疫成果享譽國際。應用超前部署及科技創新的抗疫策略，使成大醫院展現了頂尖的防疫國際水準與特殊貢獻。
獲獎	榮獲生策會 2020 年國家生技醫療品質獎 SNQ 國家品質標章及戰役有功獎

團隊	臨醫中心團隊
主題	自己的病歷自己填：智慧平板電腦與 AI 協助臨床決策系統在新冠肺炎檢疫站的場域驗證成果
重要成果	為縮短醫護人員詢問病史的時間，以及減少與發燒病人近距離接觸形成飛沫接觸的機會，「成大醫院智慧臨床決策系統」結合院內智慧醫療的能量，做到醫療病歷自動化：讓病患使用平板自主填寫 TOCC 等病歷資料，自動上傳到電子病歷系統。醫護人員除了能立即收到相關資料外，決策系統也能進一步分析並做出臨床決策，簡化整體檢疫站流程與提高通報與病患分流精準性。
獲獎	榮獲醫策會 2020 年醫療品質獎智慧醫療競賽 佳作暨智慧醫療標章及醫務管理學會 2021 年台灣健康照護品質競賽機構組病人流 銀獎

團隊	護理部團隊
主題	「溫心 i 護」在 COVID-19 風暴下應用物聯網裝置預警醫療人員體溫異常降低院內群聚感染
重要成果	國立成功大學研究團隊與科技廠商共同研發之「溫心智慧手環」，用以連續監測體表溫度和心率，透過即時且大量之民眾生理指標監測資料，經由數學演算建立體表溫度變化模型，可即時且有效預測個體健康不適情形並提前預警，隨時掌握生理狀況，發生異常徵狀時也能及早處理。藉著持續優化防疫物聯網系統以真正落實社區防疫，避免傳染病對於個人、醫院、社會及經濟造成重大傷害。
獲獎	榮獲醫策會 2020 年醫療品質獎智慧醫療競賽 智慧醫療標章

團隊	急診部團隊
主題	COVID-19 抗疫站鳴槍起跑：急診門禁管理品質改善專案
重要成果	因應 COVID-19 疫情發展，進行全面性的門禁管理改革，旨在建立完善的急診門禁管理模式，並落實監督及管理。 過程中凝聚改善共識，以資訊化門禁管理全面革新，整合急診團隊、駐警隊、資訊室、工務室、醫事室及總務室等跨領域團隊合作力量。 建立急診門禁管理的安全作業模式，適用於急診緊急與特殊醫療工作環境，達到整體資源整合及共同管理目標。
獲獎	榮獲中衛中心 2020 年台灣持續改善活動海報發表評選 佳作

團隊	門診部團隊
主題	優化成大醫院 COVID-19 採檢流程
重要成果	配合政府推動防疫措施，團隊積極改善 COVID-19 篩檢環境、設備及流程，讓採檢者快速完成篩檢，針對高風險病人，如外籍移工、居家檢疫及居家隔離者，一到採檢區便立刻引導至負壓隔離室，減少對外傳染風險。此外也建構了完整的設備及採檢流程讓民眾更為便利，相對也能增加採檢人數，增加院方額外營收，達到三贏目的。
獲獎	榮獲中衛中心 2021 年台灣持續改善活動海報發表評選 優等

團隊	家醫部團隊
主題	COVID-19 疫苗醫囑開立效能之改善
重要成果	為了在疫情期間於短時間內為大量民眾施打疫苗、盡快提升疫苗覆蓋率，本院結合各科室組成跨領域團隊，針對 COVID-19 疫苗醫囑開立提出改善方案。最終由改善前的一百六十八秒大幅下降至五十三秒，不僅提升醫師操作的滿意度，改善醫囑開立的效能，更達成社會的期望與要求。
獲獎	榮獲院內舉辦第十八屆科部品管成效海報競賽 佳作

團隊	社區健康照護中心、復健部、成大工設系團隊
主題	後疫情、新健康：運用智慧健促服務系統提升社區衰弱長者健康照護品質
重要成果	疫情導致各地健康促進活動受到影響，團隊規劃一種新型長照服務模式「智慧健促服務系統」導入社區長照服務據點。系統透過擷取低雜訊之表面肌電訊號智慧輔具，來偵測各式肌群在訓練時的活動情況，並且透過結合能引起高齡者共鳴之歷史文化產物及復古舊風格為設計推出復健遊戲。能夠評估高齡長者衰弱狀況，以智慧化精準切割步態週期技術，建構出現今臨床復健評估需求的步態數據資料庫，藉由「遊戲化、客製化、智慧化」達到精準的復健健促服務。
獲獎	榮獲醫策會 2022 年醫療品質獎智慧醫療競賽 智慧醫療標章

〔特別收錄2〕

成大醫院研究發表

所謂「知己知彼，百戰不殆」，面對二〇二〇年新冠疫情來襲，成大醫學中心同仁全力備戰，透過了解新興傳染病致病機轉、臨床診斷／照護／治療、降低交互感染風險，乃至醫護人員心理層面探討，皆為能掌握新興傳染病的應對原則、保護自己、嘉惠人群。

本論文集收錄二〇二〇至二〇二二年上半年間，運用 PubMed 資料庫以COVID-19或 SARS-CoV-2 為關鍵字檢索，羅列一百四十七篇由本院同仁發表之期刊論文。除了文獻回顧探討、臨床案例報告、綜合數據統計分析以外，亦包含有助於臨床實務的防疫發明，例如：以雨傘骨架與輕便雨衣為發想，研發「戰疫型防護罩」，降低醫護人員在執行會產生氣溶膠的醫療處置時感染之風險；以「自己病歷自己填」為理念，「降低交叉感染」、「電子病歷資訊整合」、「臨床決策系統輔助診斷」三大策略為構思，研發「COVID-19智慧醫療臨床決策輔助系統」，縮短民眾就醫流程，並運用大數據與人工智慧，協助醫師迅速判斷肺部X光報告，使本院更進一步邁向智慧醫療。鑒於二〇二二年初猴痘疫情構成COVID-19大流行期間的新威脅，同仁也不忘關注猴痘疫情動向，綜述危險因素、臨床表現、治療和預防等最新資訊提供醫療人員參考。

感謝同仁於繁忙的臨床業務中，仍抽出時間將臨床經驗整合、具體化，且不吝公開分享，提供同一陣線的醫療人員能了解新與傳染病的參考方向，從容應對未來疫情的變化。

論文標題	作者群	期刊名／卷期頁碼	發表年	發表單位
[Nursing Education Strategies During the COVID-19 Epidemic]	Hsieh HY, Hsu YY, Ko NY(柯乃熒), Yen M(顏妙芬).	Hu Li Za Zhi. 2020 Jun;67(3):96-101	2020	護理部
[Nursing Experience of Caring for a Patient With COVID-19 During Isolation]	Hsu TC(許藏菁), Wu CC, Lai PY, Syue LS, Lai YY(賴怡因), Ko NY(柯乃熒).	Hu Li Za Zhi. 2020 Jun;67(3):111-119	2020	護理部、感染管制中心、內科部
A case of COVID-19 and pneumonia returning from Macau in Taiwan: Clinical course and anti-SARS-CoV-2 IgG dynamic	Lee NY(李南瑤), Li CW(李佳雯), Tsai HP(蔡慧頻), Chen PL(陳柏齡), Syue LS(薛伶珊), Li MC(李明吉), Tsai CS(蔡進相), Lo CL(羅景霳), Hsueh PR, Ko WC(柯文謙).	J Microbiol Immunol Infect. 2020 Jun;53(3):485-487	2020	內科部、病理部
A Protection Tent for Airway Management in Patients With COVID-19 Infection	Fang PH(方品惠), Lin YY(林于淵), Lin CH(林志豪).	Ann Emerg Med. 2020 Jun;75(6):787-788	2020	急診部
A Review of Treatment of Coronavirus Disease 2019 (COVID-19): Therapeutic Repurposing and Unmet Clinical Needs	Chen PL(陳柏齡), Lee NY(李南瑤), Cia CT(謝宗達), Ko WC(柯文謙), Hsueh PR.	Front Pharmacol. 2020 Nov 17;11:584956	2020	內科部
An American' s perspective living through COVID-19 in Taiwan	Hughes MW, Liu PY(劉秉彥).	J Formos Med Assoc. 2020 Dec;119(12):1884-1885	2020	內科部
Anxiety and Suicidal Thoughts During the COVID-19 Pandemic: Cross-Country Comparative Study Among Indonesian, Taiwanese, and Thai University Students	Pramukti I, Strong C, Sitthimongkol Y, Setiawan A, Pandin MGR, Yen CF, Lin CY, Griffiths MD, Ko NY(柯乃熒).	J Med Internet Res. 2020 Dec 24;22(12):e24487	2020	護理部
Application of an Artificial Intelligence Trilogy to Accelerate Processing of Suspected Patients With SARS-CoV-2 at a Smart Quarantine Station: Observational Study	Liu PY(劉秉彥), Tsai YS(蔡依珊), Chen PL(陳柏齡), Tsai HP(蔡慧頻), Hsu LW, Wang CS, Lee NY(李南瑤), Huang MS(黃睦翔), Wu YC(吳芸喬), Ko WC(柯文謙), Yang YC(楊宜青), Chiang JH, Shen MR(沈孟儒).	J Med Internet Res. 2020 Oct 14;22(10):e19878	2020	內科部、影像醫學部、病理部、家醫部、婦產部

論文標題	作者群	期刊名／卷期頁碼	發表年	發表單位
Arguments in favour of remdesivir for treating SARS-CoV-2 infections	Ko WC(柯文謙), Rolain JM, Lee NY(李南瑤), Chen PL(陳柏齡), Huang CT, Lee PI, Hsueh PR.	Int J Antimicrob Agents. 2020 Apr;55(4):105933.	2020	內科部
Assessing the application of a pseudovirus system for emerging SARS-CoV-2 and re-emerging avian influenza virus H5 subtypes in vaccine development	Huang SW, Tai CH, Hsu YM, Cheng D, Hung SJ, Chai KM, Wang YF, Wang JR(王貞仁).	Biomed J. 2020 Aug;43(4):375-387.	2020	病理部(校部兼任)
Asymptomatic carrier state, acute respiratory disease, and pneumonia due to severe acute respiratory syndrome coronavirus 2 (SARS-CoV-2): Facts and myths	Lai CC, Liu YH, Wang CY, Wang YH, Hsueh SC, Yen MY, Ko WC(柯文謙), Hsueh PR.	J Microbiol Immunol Infect. 2020 Jun;53(3):404-412	2020	內科部
Biosafety in the preparation and processing of cytology specimens with potential coronavirus (COVID-19) infection: Perspectives from Taiwan	Chen CC, Chi CY(齊嘉鈺).	Cancer Cytopathol. 2020 May;128(5):309-316	2020	小兒部
Changes in Sex Life among People in Taiwan during the COVID-19 Pandemic: The Roles of Risk Perception, General Anxiety, and Demographic Characteristics	Ko NY(柯乃熒), Lu WH, Chen YL, Li DJ, Chang YP, Wu CF, Wang PW, Yen CF.	Int J Environ Res Public Health. 2020 Aug 11;17(16):5822	2020	護理部
Cognitive, Affective, and Behavioral Constructs of COVID-19 Health Beliefs: A Comparison Between Sexual Minority and Heterosexual Individuals in Taiwan	Ko NY(柯乃熒), Lu WH, Chen YL, Li DJ, Chang YP, Wang PW, Yen CF.	Int J Environ Res Public Health. 2020 Jun 15;17(12):4282	2020	護理部
Combining Point-of-Care Diagnostics and Internet of Medical Things (IoMT) to Combat the COVID-19 Pandemic	Yang T, Gentile M, Shen CF(沈靜芬), Cheng CM.	Diagnostics (Basel). 2020 Apr 16;10(4):224	2020	小兒部

論文標題	作者群	期刊名／卷期頁碼	發表年	發表單位
Confidence in coping with COVID-19 and its related factors among the public in Taiwan	Li DJ, Ko NY(柯乃熒), Chen YL, Wang PW, Chang YP, Yen CF.	Psychiatry Clin Neurosci. 2020 Nov;74(11):608-610	2020	護理部
COVID-19 and healthcare workers: emerging patterns in Pamplona, Asia and Boston	Fan-Yun Lan(藍凡耘), Alejandro Fernandez-Montero, Stefanos N Kales	Occupational Medicine, Volume 70, Issue 5, July 2020, Pages 340–341	2020	職業與環境醫學部
COVID-19 in long-term care facilities: An upcoming threat that cannot be ignored	Lai CC, Wang JH, Ko WC(柯文謙), Yen MY, Lu MC, Lee CM, Hsueh PR; Society of Taiwan Long-term Care Infection Prevention and Control.	J Microbiol Immunol Infect. 2020 Jun;53(3):444-446	2020	內科部
COVID-19 symptoms predictive of healthcare workers' SARS-CoV-2 PCR results	Lan FY(藍凡耘), Filler R, Mathew S, Buley J, Iliaki E, Bruno-Murtha LA, Osgood R, Christophi CA, Fernandez-Montero A, Kales SN.	PLoS One. 2020 Jun 26;15(6):e0235460	2020	職業與環境醫學部
COVID-19-Related Factors Associated with Sleep Disturbance and Suicidal Thoughts among the Taiwanese Public: A Facebook Survey	Li DJ, Ko NY(柯乃熒), Chen YL, Wang PW, Chang YP, Yen CF, Lu WH.	Int J Environ Res Public Health. 2020 Jun 22;17(12):4479	2020	護理部
COVID-19-related information sources and psychological well-being: An online survey study in Taiwan	Ko NY(柯乃熒), Lu WH, Chen YL, Li DJ, Wang PW, Hsu ST, Chen CC, Lin YH, Chang YP, Yen CF.	Brain Behav Immun. 2020 Jul;87:153-154	2020	護理部
COVID-19-Related Information Sources and the Relationship With Confidence in People Coping with COVID-19: Facebook Survey Study in Taiwan	Wang PW, Lu WH, Ko NY(柯乃熒), Chen YL, Li DJ, Chang YP, Yen CF.	J Med Internet Res. 2020 Jun 5;22(6):e20021	2020	護理部
Current diagnostic tools for coronaviruses-From laboratory diagnosis to POC diagnosis for COVID-19	Wang YC, Lee YT, Yang T, Sun JR, Shen CF(沈靜芬), Cheng CM.	Bioeng Transl Med. 2020 Aug 13;5(3):e10177	2020	小兒部

論文標題	作者群	期刊名／卷期頁碼	發表年	發表單位
Effective block by pirfenidone, an antifibrotic pyridone compound (5-methyl-1-phenylpyridin-2[H-1]-one), on hyperpolarization-activated cation current: An additional but distinctive target	Chang WT, Ragazzi E, Liu PY(劉秉彥), Wu SN.	Eur J Pharmacol. 2020 Sep 5;882:173237	2020	內科部
Effects of universal masking on Massachusetts healthcare workers' COVID-19 incidence	Lan FY(藍凡耘), Christophi CA, Buley J, Iliaki E, Bruno-Murtha LA, Sayah AJ, Kales SN.	Occup Med (Lond). 2020 Oct 21:kqaa179	2020	職業與環境醫學部
Extra-respiratory manifestations of COVID-19	Lai CC, Ko WC(柯文謙), Lee PI, Jean SS, Hsueh PR.	Int J Antimicrob Agents. 2020 Aug;56(2):106024	2020	內科部
Fighting COVID-19: A quick review of diagnoses, therapies, and vaccines	Shih HI(施欣怡), Wu CJ, Tu YF(杜伊芳), Chi CY(齊嘉鈺).	Biomed J. 2020 Aug;43(4):341-354	2020	急診部、小兒部
Gene signatures of SARS-CoV/SARS-CoV-2-infected ferret lungs in short- and long-term models	Liu HL, Yeh IJ, Phan NN, Wu YH, Yen MC, Hung JH, Chiao CC, Chen CF, Sun Z, Jiang JZ, Hsu HP(徐慧萍), Wang CY, Lai MD.	Infect Genet Evol. 2020 Nov;85:104438	2020	外科部
Global epidemiology of coronavirus disease 2019 (COVID-19): disease incidence, daily cumulative index, mortality, and their association with country healthcare resources and economic status	Lai CC, Wang CY, Wang YH, Hsueh SC, Ko WC(柯文謙), Hsueh PR.	Int J Antimicrob Agents. 2020 Apr;55(4):105946	2020	內科部
Home Sample Self-Collection for COVID-19 Patients	Liao WT, Hsu MY, Shen CF(沈靜芬), Hung KF, Cheng CM.	Adv Biosyst. 2020 Oct 1:e2000150	2020	小兒部
Hospital Emergency Management of Emerging Infectious Disease using Instant Communication Technology	Lin CH(林志豪), Hsieh CC(謝志嘉), Chi CH(紀志賢).	Prehosp Disaster Med. 2020 Aug;35(4):465-466	2020	急診部

論文標題	作者群	期刊名／卷期頁碼	發表年	發表單位
Management of acute coronary syndrome in patients with suspected or confirmed coronavirus disease 2019: Consensus from Taiwan Society of Cardiology	Li YH(李貽恒), Wang MT, Huang WC, Hwang JJ.	J Formos Med Assoc. 2020 Jul 13;120(1):78-82.	2020	內科部
Mortality rate of acute kidney injury in SARS, MERS, and COVID-19 infection: a systematic review and meta-analysis	Chen YT, Shao SC, Lai EC(賴嘉鎮), Hung MJ, Chen YC.	Crit Care. 2020 Jul 16;24(1):439	2020	藥劑部(兼任藥師)
Multicenter evaluation of two chemiluminescence and three lateral flow immunoassays for the diagnosis of COVID-19 and assessment of antibody dynamic responses to SARS-CoV-2 in Taiwan	Chen SY, Lee YL, Lin YC, Lee NY(李南瑤), Liao CH, Hung YP, Lu MC, Wu JL, Tseng WP, Lin CH, Chung MY, Kang CM, Lee YF, Lee TF, Cheng CY, Chen CP, Huang CH, Liu CE, Cheng SH, Ko WC(柯文謙), Hsueh PR, Chen SC.	Emerg Microbes Infect. 2020 Dec;9(1):2157-2168	2020	內科部
Multidisciplinary care of epidermolysis bullosa during the COVID-19 pandemic-Consensus: Recommendations by an international panel of experts	Murrell DF, Lucky AW, Salas-Alanis JC, Woodley DT, Palisson F, Natsuga K, Nikolic M, Ramirez-Quizon M, Paller AS, Lara-Corrales I, Barzegar MA, Sprecher E, Has C, Laimer M, Bruckner AL, Bilgic A, Nanda A, Purvis D, Hovnanian A, Murat-Sušić S, Bauer J, Kern JS, Bodemer C, Martin LK, Mellerio J, Kowaleski C, Robertson SJ, Bruckner-Tuderman L, Pope E, Marinkovich MP, Tang JY, Su J, Uitto J, Eichenfield LF, Teng J, Aan Koh MJ, Lee SE, Khuu P, Rishel HI, Sommerlund M, Wiss K, Hsu CK(許釗凱), Chiu TW, Martinez AE.	J Am Acad Dermatol. 2020 Oct;83(4):1222-1224	2020	皮膚部

論文標題	作者群	期刊名／卷期頁碼	發表年	發表單位
No Reduction of ST-segment Elevation Myocardial Infarction Admission in Taiwan During Coronavirus Pandemic	Li YH(李貽恒), Huang WC, Hwang JJ; Taiwan Society of Cardiology.	Am J Cardiol. 2020 Sep 15;131:133-134	2020	內科部
Olfactory Bulb Atrophy in a Case of COVID-19 with Hyposmia	Liang YC(梁祐誠), Tsai YS(蔡依珊), Syue LS(薛伶珊), Lee NY(李南瑤), Li CW(李佳雯).	Acad Radiol. 2020 Nov;27(11):1649-1650	2020	內科部
Point-of-Care RNA-Based Diagnostic Device for COVID-19	Yang T, Wang YC, Shen CF(沈靜芬), Cheng CM.	Diagnostics (Basel). 2020 Mar 18;10(3):165	2020	小兒部
Potential Trends of Point-of-Care Diagnostics-The Next Generation of the Laboratory Diagnosis	Lin SW, Shen CF(沈靜芬), Cheng CM.	Diagnostics (Basel). 2020 Sep 30;10(10):774	2020	小兒部
Reply to Rapid on-site evaluation and the COVID-19 pandemic	Chen CC, Chi CY(齊嘉鈺).	Cancer Cytopathol 2020 Dec;128(12):910-912	2020	小兒部(國衛院合聘醫師)
SARS-CoV-2 and COVID-19	Sheng WH, Ko WC(柯文謙), Huang YC, Hsueh PR.	J Microbiol Immunol Infect. 2020 Jun;53(3):363-364	2020	內科部
Severe acute respiratory syndrome coronavirus 2 (SARS-CoV-2) and coronavirus disease-2019 (COVID-19): The epidemic and the challenges	Lai CC, Shih TP, Ko WC(柯文謙), Tang HJ, Hsueh PR.	Int J Antimicrob Agents. 2020 Mar;55(3):105924	2020	內科部
Subjective Deterioration of Physical and Psychological Health during the COVID-19 Pandemic in Taiwan: Their Association with the Adoption of Protective Behaviors and Mental Health Problems	Wang PW, Ko NY(柯乃熒), Chang YP, Wu CF, Lu WH, Yen CF.	Int J Environ Res Public Health. 2020 Sep 18;17(18):6827	2020	護理部

論文標題	作者群	期刊名／卷期頁碼	發表年	發表單位
Tackling challenges in care of Alzheimer's disease and other dementias amid the COVID-19 pandemic, now and in the future	Mok VCT, Pendlebury S, Wong A, Alladi S, Au L, Bath PM, Biessels GJ, Chen C, Cordonnier C, Dichgans M, Dominguez J, Gorelick PB, Kim S, Kwok T, Greenberg SM, Jia J, Kalaria R, Kivipelto M, Naegandran K, Lam LCW, Lam BYK, Lee ATC, Markus HS, O' Brien J, Pai MC(白明奇), Pantoni L, Sachdev P, Skoog I, Smith EE, Srikanth V, Suh GH, Wardlaw J, Ko H, Black SE, Scheltens P.	Alzheimers Dement. 2020 Nov;16(11):1571-1581	2020	神經部
The Coronavirus Disease 2019 Pandemic in Taiwan: An Online Survey on Worry and Anxiety and Associated Factors	Lu WH, Ko NY(柯乃熒), Chang YP, Yen CF, Wang PW.	Int J Environ Res Public Health. 2020 Oct 30;17(21):7974	2020	護理部
The Outcome and Implications of Public Precautionary Measures in Taiwan-Declining Respiratory Disease Cases in the COVID-19 Pandemic	Hsieh CC(謝至嘉), Lin CH(林志豪), Wang WYC, Pauleen DJ, Chen JV.	Int J Environ Res Public Health. 2020 Jul 6;17(13):4877	2020	急診部
Work-related COVID-19 transmission in six Asian countries/areas: A follow-up study	Lan FY(藍凡耘), Wei CF, Hsu YT, Christiani DC, Kales SN.	PLoS One. 2020 May 19;15(5):e0233588	2020	職業與環境醫學部
A seroprevalence study of COVID-19 at a campus in southern Taiwan	Li MC(李明吉), Lee NY(李南瑤), Tsai WL(蔡瑋倫), Ko WC(柯文謙).	J Microbiol Immunol Infect 2021 Oct;54(5):1008-1010	2021	內科部、病理部
Addressing Vaccine-Induced Immune Thrombotic Thrombocytopenia (VITT) Following COVID-19 Vaccination: A Mini-Review of Practical Strategies	Chen PW(陳柏偉), Tsai ZY, Chao TH(趙庭興), Li YH(李貽恒), Hou CJ, Liu PY(劉秉彥).	Acta Cardiol Sin 2021 Jul;37(4):355-364	2021	內科部

論文標題	作者群	期刊名／卷期頁碼	發表年	發表單位
Ambient temperature and subsequent COVID-19 mortality in the OECD countries and individual United States	Christophi CA, Sotos-Prieto M, Lan FY(藍凡耘), Delgado-Velandia M, Efthymiou V, Gaviola GC, Hadjivasilis A, Hsu YT, Kyprianou A, Lidoriki I, Wei CF, Rodriguez-Artalejo F, Kales SN.	Sci Rep 2021 Apr 22;11(1):8710	2021	職業及環境醫學部
Anosmia and olfactory tract neuropathy in a case of COVID-19	Li CW(李佳雯), Syue LS(薛伶珊), Tsai YS(蔡依珊), Li MC(李明吉), Lo CL(羅景霳), Tsai CS(蔡進相), Chen PL(陳柏齡), Ko WC(柯文謙), Lee NY(李南瑤).	J Microbiol Immunol Infect 2021 Feb;54(1):93-96	2021	內科部、影像學部
Asia-Pacific perspectives on the COVID-19 pandemic	Pawankar R, Thong BY, Tiongco-Recto M, Wang JY(王志堯), Abdul Latiff AH, Thien F, Oh JW, Kamchaisatian W, Rengganis I, Udwadia ZF, Dhar R, Munkhbayarlakh S, Narantsetseg L, Le Pham D, Leung TF, Zhang L; APAAACI COVID-19 Working Group.	Allergy 2021 Sep;76(9):2998-2901	2021	小兒部
Association between SARS-CoV-2 infection, exposure risk and mental health among a cohort of essential retail workers in the USA	Lan FY(藍凡耘), Suharlim C, Kales SN, Yang J.	Occup Environ Med 2021 Apr;78(4):237-243	2021	職業與環境醫學部
Challenges of SERS technology as a non-nucleic acid or -antigen detection method for SARS-CoV-2 virus and its variants	Sitjar J, Liao JD, Lee H, Tsai HP(蔡慧頻), Wang JR(王貞仁), Liu PY(劉秉彥).	Biosens Bioelectron 2021 Jun 1;181:113153	2021	病理部、內科部

論文標題	作者群	期刊名／卷期頁碼	發表年	發表單位
Challenges of Using Instant Communication Technology in the Emergency Department during the COVID-19 Pandemic: A Focus Group Study	Kuo YS(郭郁欣), Lu CH(呂建欣), Chiu PW(邱柏惟), Chang HC(張鴻傑), Lin YY(林于淵), Huang SP(黃紹朋), Wang PY, Chen CJ, Lin IC, Tang JS, Chang YH(張櫻馨), Chang RH, Lin CH(林志豪).	Int J Environ Res Public Health 2021 Nov 26;18(23):12463	2021	急診部
Community Outbreak Moderates the Association Between COVID-19-Related Behaviors and COVID-19 Fear Among Older People: A One-Year Longitudinal Study in Taiwan	Kuo YJ, Chen YP, Wang HW, Liu CH(劉介修), Strong C, Saffari M, Ko NY(柯乃熒), Lin CY(林宗瑩), Griffiths MD.	Front Med (Lausanne) 2021 Dec 17;8:756985	2021	高齡醫學部、護理部、臨醫中心(兼任醫學研究人員)
Comparing Fear of COVID-19 and Preventive COVID-19 Infection Behaviors Between Iranian and Taiwanese Older People: Early Reaction May Be a Key	Pakpour AH, Liu CH(劉介修), Hou WL, Chen YP, Li YP, Kuo YJ, Lin CY, Scarf D.	Front Public Health 2021 Sep 23;9:740333	2021	高齡醫學部
Comparison of COVID-19 mitigation and decompression strategies among homeless shelters: a prospective cohort study	Hsu YT, Lan FY(藍凡耘), Wei CF, Suharlim C, Lowery N, Ramirez A, Panerio-Langer J, Kawachi I, Yang J.	Ann Epidemiol 2021 Dec;64:96-101	2021	職業及環境醫學部
Cover the Patients' Mouths While Obtaining Nasopharyngeal Specimens	Kao CL(高嘉隆), Hong MY(洪明原), Chi CH(紀志賢).	Ann Emerg Med. 2021 Jan;77(1):135-136	2021	急診部
COVID-19 and asthma, the good or the bad?	Wang JY(王志堯), Pawankar R, Tsai HJ, Wu LS, Kuo WS.	Allergy. 2021 Feb;76(2):565-567	2021	小兒部
COVID-19 Severity and Neonatal BCG Vaccination among Young Population in Taiwan	Su WJ, Chang CH, Wang JL(王竣令), Chen SF, Yang CH.	Int J Environ Res Public Health 2021 Apr 18;18(8):4303	2021	內科部
COVID-19 Vaccine Effectiveness in a Diverse Urban Health Care Worker Population	Iliaki E, Lan FY(藍凡耘), Christophi CA, Guidotti G, Jobrack AD, Buley J, Osgood R, Bruno-Murtha LA, Kales SN.	Mayo Clin Proc 2021 Dec;96(12):3180-3182	2021	職業與環境醫學部

論文標題	作者群	期刊名／卷期頁碼	發表年	發表單位
COVID-19-Related Variables and Its Association with Anxiety and Suicidal Ideation: Differences Between International and Local University Students in Taiwan	Ahorsu DK, Pramukti I, Strong C, Wang HW, Griffiths MD, Lin CY(林宗瑩), Ko NY.	Psychol Res Behav Manag 2021 Nov 15;14:1857-1866	2021	臨醫中心(兼任醫學研究人員)
De-isolation criterion of real-time PCR test in patients with COVID-19: Two or three consecutive negative nasopharyngeal swabs?	Syue LS(薛伶珊), Hung YP, Li CW(李佳雯), Tsai CS(蔡進相), Chen PL(陳柏齡), Li MC, Lee NY(李南瑤), Ko WC(柯文謙).	J Microbiol Immunol Infect 2021 Feb;54(1):136-138	2021	內科部
Development and Application of Human Coronavirus Protein Microarray for Specificity Analysis	Du PX, Chou YY, Santos HM, Keskin BB, Hsieh MH, Ho TS(何宗憲), Wang JY(王志堯), Lin YL, Syu GD.	Anal Chem 2021 Jun 1;93(21):7690-7698	2021	小兒部
Development of flexible electrochemical impedance spectroscopy-based biosensing platform for rapid screening of SARS-CoV-2 inhibitors	Kiew LV, Chang CY, Huang SY, Wang PW(王姵雯), Heh CH, Liu CT, Cheng CH, Lu YX, Chen YC, Huang YX, Chang SY, Tsai HY, Kung YA, Huang PN, Hsu MH, Leo BF, Foo YY, Su CH, Hsu KC, Huang PH, Ng CJ, Kamarulzaman A, Yuan CJ, Shieh DB(謝達斌), Shih SR, Chung LY, Chang CC.	Biosens Bioelectron 2021 Jul 1;183:113213	2021	口腔醫學部
Evolving virulence? Decreasing COVID-19 complications among Massachusetts healthcare workers: a cohort study	Lan FY(藍凡耘), Filler R, Mathew S, Iliaki E, Osgood R, Bruno-Murtha LA, Kales SN.	Pathog Glob Health 2021 Feb;115(1):4-6	2021	職業與環境醫學部
Exploring teachers' risk perception, self-efficacy and disease prevention measures during the outbreak of 2019 novel coronavirus disease in Taiwan	Tang JS, Chen CL, Lin CH(林志豪), Feng JY.	J Infect Public Health 2021 Mar;14(3):358-364	2021	急診部
Fear of COVID-19 and religious coping mediate the associations between religiosity and distress among older adults	Asgari Ghoncheh K, Liu CH(劉介修), Lin CY, Saffari M, Griffiths MD, Pakpour AH.	Health Promot Perspect 2021 Aug 18;11(3):316-322	2021	高齡醫學部

論文標題	作者群	期刊名／卷期頁碼	發表年	發表單位
Gene signatures and potential therapeutic targets of Middle East respiratory syndrome coronavirus (MERS-CoV)-infected human lung adenocarcinoma epithelial cells	Wu YH, Yeh IJ, Phan NN, Yen MC, Hung JH, Chiao CC, Chen CF, Sun Z, Hsu HP(徐慧萍), Wang CY, Lai MD.	J Microbiol Immunol Infect 2021 Oct;54(5):845-857	2021	外科部
Gut Dysbiosis during COVID-19 and Potential Effect of Probiotics	Hung YP, Lee CC(李青記), Lee JC(李仁傑), Tsai PJ(蔡佩珍), Ko WC(柯文謙).	Microorganisms 2021 Jul 28;9(8):1605	2021	內科部、臨醫中心、病理部(校部兼任)
Highlighting the Concepts of Local Exhaust Ventilation in Negative-Pressure Rooms	Kao CL(高嘉隆), Hong MY(洪明原), Chi CH(紀志賢).	Ann Emerg Med 2021 Apr;77(4):466-467	2021	急診部
Human Surfactant Protein D Binds Spike Protein and Acts as an Entry Inhibitor of SARS-CoV-2 Pseudotyped Viral Particles	Hsieh MH, Beirag N, Murugaiah V, Chou YC, Kuo WS, Kao HF, Madan T, Kishore U, Wang JY(王志堯).	Front Immunol 2021 May 14;12:641360	2021	小兒部
In vitro diagnostics of coronavirus disease 2019: Technologies and application	Lai CC, Wang CY, Ko WC(柯文謙), Hsueh PR.	J Microbiol Immunol Infect. 2021 Apr;54(2):164-174	2021	內科部
Internet addiction and psychological distress among Chinese schoolchildren before and during the COVID-19 outbreak: A latent class analysis	Chen IH, Chen CY, Liu CH(劉介修), Ahorsu DK, Griffiths MD, Chen YP, Kuo YJ, Lin CY, Pakpour AH, Wang SM.	J Behav Addict 2021 Sep 15;10(3):731-746	2021	高齡醫學部
Learning From Each Other in the Management of Natural Disaster and COVID-19 Pandemic: A Case Study in Taiwan	Wang HW, Chen GW, Lee WL, You SH, Li CW(李佳雯), Jang JH, Shieh CL.	Front Public Health 2021 Dec 9;9:777255	2021	內科部
Letter to the editor: More data on vaccine efficacy/effectiveness of COVID-19 vaccines against asymptomatic SARS-CoV-2 infection	Chen YW(陳斐文), Ko WC(柯文謙).	Euro Surveill 2021 Sep;26(35):2100826	2021	內科部

論文標題	作者群	期刊名／卷期頁碼	發表年	發表單位
Management of Irrational Self-Purchase of Hydroxychloroquine During the COVID-19 Pandemic: Experiences From the Largest Healthcare System in Taiwan	Shao SC, Lai EC(賴嘉鎮), Chen YH, Chan YY, Chen HY.	J Patient Saf. 2021 Jan 1;17(1):e43-e44	2021	藥劑部
Mandatory mask-wearing policy and universal anti-viral treatment mitigate influenza outbreaks during the COVID-19 pandemic	Wu HJ, Ko NY(柯乃熒), Lin WL(林文亮), Ko WC(柯文謙), Lee NY(李南瑤), Chen PL(陳柏齡).	J Microbiol Immunol Infect. 2021 Feb;54(1):117-119	2021	護理部、藥劑部、內科部
Measurement Invariance of the Drivers of COVID-19 Vaccination Acceptance Scale: Comparison between Taiwanese and Mainland Chinese-Speaking Populations	Yeh YC, Chen IH, Ahorsu DK, Ko NY(柯乃熒), Chen KL, Li PC, Yen CF, Lin CY, Griffiths MD, Pakpour AH.	Vaccines (Basel) 2021 Mar 22;9(3):297	2021	護理部
Mechanical Complications of Acute Myocardial Infarction during the COVID-19 Pandemic	Lin TW(林鼎圍), Tsai MT(蔡孟達), Wu HY, Roan JN(阮俊能), Luo CY(羅傳堯).	Acta Cardiol Sin. 2021 Jan;37(1):114-116	2021	外科部
Molnupiravir-A Novel Oral Anti-SARS-CoV-2 Agent	Lee CC(李青記), Hsieh CC(謝至嘉), Ko WC(柯文謙).	Antibiotics (Basel) 2021 Oct 23;10(11):1294	2021	臨醫中心、急診部、內科部
Novel signaling pathways regulate SARS-CoV and SARS-CoV-2 infectious disease	Cheng LC, Kao TJ, Phan NN, Chiao CC, Yen MC, Chen CF, Hung JH, Jiang JZ, Sun Z, Wang CY, Hsu HP(徐慧萍).	Medicine (Baltimore) 2021 Feb 19;100(7):e24321	2021	外科部
Ocular Manifestations after Receiving COVID-19 Vaccine: A Systematic Review	Lee YK(李昱達), Huang YH(黃奕勛).	Vaccines (Basel) 2021 Nov 27;9(12):1404	2021	眼科部
Rehabilitation programs for patients with COronaVIrus Disease 2019: consensus statements of Taiwan Academy of Cardiovascular and Pulmonary Rehabilitation	Cheng YY, Chen CM, Huang WC, Chiang SL, Hsieh PC(謝佩君), Lin KL, Chen YJ, Fu TC, Huang SC, Chen SY, Chen CH, Chen SM, Chen HS, Chou LW, Chou CL, Li MH, Tsai SW, Wang LY, Wang YL, Chou W.	J Formos Med Assoc 2021 Jan;120(1 Pt 1):83-92	2021	復健部

論文標題	作者群	期刊名／卷期頁碼	發表年	發表單位
Reply to letter to the editor revascularization strategy in patients with acute ST-elevation myocardial infarction amid COVID-19 pandemic	Li YH(李貽恒), Wang MT, Huang WC, Hwang JJ.	J Formos Med Assoc 2021 Jan;120(1 Pt 3):774-775	2021	內科部
Review of oral ulcerative lesions in COVID-19 patients: A comprehensive study of 51 cases	Wu YH(吳昱學), Wu YC, Lang MJ, Lee YP, Jin YT, Chiang CP.	J Dent Sci 2021 Oct;16(4):1066-1073	2021	口腔醫學部
Safety and immunogenicity of CpG 1018 and aluminium hydroxide-adjuvanted SARS-CoV-2 S-2P protein vaccine MVC-COV1901: interim results of a large-scale, double-blind, randomised, placebo-controlled phase 2 trial in Taiwan	Hsieh SM, Liu MC, Chen YH, Lee WS, Hwang SJ, Cheng SH, Ko WC(柯文謙), Hwang KP, Wang NC, Lee YL, Lin YL, Shih SR, Huang CG, Liao CC, Liang JJ, Chang CS, Chen C, Lien CE, Tai IC, Lin TY.	Lancet Respir Med 2021 Dec;9(12):1396-1406	2021	內科部
SARS-CoV-2 antibody seroprevalence after the first wave among workers at a community healthcare system in the Greater Boston area	Bruno-Murtha LA, Osgood R, Lan FY(藍凡耘), Buley J, Nathan N, Weiss M, MacDonald M, Kales SN, Sayah AJ.	Pathog Glob Health 2021 Jul;115(5):331-334	2021	職業及環境醫學部
Severe acute respiratory syndrome coronavirus (SARS-CoV)-2 infection induces dysregulation of immunity: in silico gene expression analysis	Wu YH, Yeh IJ, Phan NN, Yen MC, Liu HL, Wang CY, Hsu HP(徐慧萍).	Int J Med Sci. 2021 Jan 1;18(5):1143-1152	2021	外科部
Sociodemographic risk factors for coronavirus disease 2019 (COVID-19) infection among Massachusetts healthcare workers: A retrospective cohort study	Lan FY(藍凡耘), Filler R, Mathew S, Buley J, Iliaki E, Bruno-Murtha LA, Osgood R, Christophi CA, Fernandez-Montero A, Kales SN.	Infect Control Hosp Epidemiol 2021 Dec;42(12):1473-1478	2021	職業與環境醫學部
The Determinants of Telehealth Provision: Empirical Evidence from OECD Countries	Wang F, Wang JD(王榮德).	Int J Environ Res Public Health 2021 Aug 5;18(16):8288	2021	職業及環境醫學部

論文標題	作者群	期刊名／卷期頁碼	發表年	發表單位
The impact of COVID-19 on the research and educational environment in Taiwan -forewarned is forearmed	Chang WT, Hughes MW, Liu PY(劉秉彥).	J Formos Med Assoc 2021 Jan;120(1 Pt 3):776-778	2021	內科部
The impact of COVID-19 preventative measures on airborne/droplet-transmitted infectious diseases in Taiwan	Lai CC, Chen SY, Yen MY, Lee PI, Ko WC(柯文謙), Hsueh PR.	J Infect. 2021 Mar;82(3):e30-e31	2021	內科部
The Prevalence of Post-traumatic Stress Disorder Symptoms, Sleep Problems, and Psychological Distress Among COVID-19 Frontline Healthcare Workers in Taiwan	Lu MY, Ahorsu DK, Kukreti S, Strong C, Lin YH, Kuo YJ, Chen YP, Lin CY, Chen PL(陳柏齡), Ko NY, Ko WC(柯文謙).	Front Psychiatry 2021 Jul 12;12:705657	2021	內科部
The S Protein of SARS-CoV-2 Injures Cardiomyocytes Indirectly through the Release of Cytokines Instead of Direct Action	Chang WT, Lin YW, Chen ZC, Liu PY(劉秉彥).	Acta Cardiol Sin 2021 Nov;37(6):643-647	2021	內科部
Validating Insomnia Severity Index (ISI) in a Bangladeshi Population: Using Classical Test Theory and Rasch Analysis	Mamun MA, Alimoradi Z, Gozal D, Manzar MD, Broström A, Lin CY(林宗瑩), Huang RY, Pakpour AH.	Int J Environ Res Public Health 2021 Dec 25;19(1):225	2021	臨醫中心(兼任醫學研究人員)
Willingness of Taiwan's Healthcare Workers and Outpatients to Vaccinate against COVID-19 during a Period without Community Outbreaks	Kukreti S, Lu MY(呂美雲), Lin YH, Strong C, Lin CY, Ko NY(柯乃熒), Chen PL(陳柏齡), Ko WC(柯文謙).	Vaccines (Basel) 2021 Mar 12;9(3):246	2021	感染管制中心、護理部、內科部
A case of acquired hemophilia A and bullous pemphigoid following SARS-CoV-2 mRNA vaccination	Fu PA, Chen CW, Hsu YT(許雅婷), Wei KC, Lin PC, Chen TY.	J Formos Med Assoc 2022 Sep;121(9):1872-1876	2022	內科部
A Lateral Flow Immunoassay Coupled with a Spectrum-Based Reader for SARS-CoV-2 Neutralizing Antibody Detection	Huang RL, Fu YC, Wang YC, Hong C, Yang WC, Wang IJ, Sun JR, Chen Y, Shen CF(沈靜芬), Cheng CM.	Vaccines (Basel) 2022 Feb 10;10(2):271	2022	小兒部

論文標題	作者群	期刊名／卷期頁碼	發表年	發表單位
A multitope SARS-CoV-2 vaccine provides long-lasting B cell and T cell immunity against Delta and Omicron variants	Wang CY, Hwang KP, Kuo HK, Peng WJ, Shen YH, Kuo BS, Huang JH, Liu H, Ho YH, Lin F, Ding S, Liu Z, Wu HT, Huang CT, Lee YJ, Liu MC, Yang YC(楊宜青), Lu PL, Tsai HC, Lee CH, Shi ZY, Liu CE, Liao CH, Chang FY, Chen HC, Wang FD, Hou KL, Cheng J, Wang MS, Yang YT, Chiu HC, Jiang MH, Shih HY, Shen HY, Chang PY, Lan YR, Chen CT, Lin YL, Liang JJ, Liao CC, Chou YC, Morris MK, Hanson CV, Guirakhoo F, Hellerstein M, Yu HJ, King CC, Kemp T, Heppner DG, Monath TP.	J Clin Invest 2022 May 16;132(10):e157707	2022	高齡醫學部
A Network Analysis of the Fear of COVID-19 Scale (FCV-19S): A Large-Scale Cross-Cultural Study in Iran, Bangladesh, and Norway	Lecuona O, Lin CY(林宗瑩), Rozgonjuk D, Norekvål TM, Iversen MM, Mamun MA, Griffiths MD, Lin TI, Pakpour AH.	Int J Environ Res Public Health 2022 Jun 2;19(11):6824	2022	臨醫中心(兼任醫學研究人員)
An integrated microfluidic platform featuring real-time reverse transcription loop-mediated isothermal amplification for detection of COVID-19	Jhou YR, Wang CH, Tsai HP(蔡慧頻), Shan YS(沈延盛), Lee GB.	Sens Actuators B Chem 2022 May 1;358:131447	2022	病理部、外科部
Antibody Profiling in COVID-19 Patients with Different Severities by Using Spike Variant Protein Microarrays	Su WY, Du PX, Santos HM, Ho TS(何宗憲), Keskin BB, Pau CH, Yang AM, Chou YY, Shih HC, Syu GD.	Anal Chem 2022 May 3;94(17):6529-6539	2022	小兒部
Association between Fibrinogen-to-Albumin Ratio and Prognosis of Hospitalized Patients with COVID-19: A Systematic Review and Meta-Analysis	Hung KC, Huang YT(黃彥達), Chang YJ, Yu CH, Wang LK, Wu CY, Liu PH, Chiu SF, Sun CK.	Diagnostics (Basel) 2022 Jul 10;12(7):1678	2022	外科部

論文標題	作者群	期刊名／卷期頁碼	發表年	發表單位
Association of Prognostic Nutritional Index with Severity and Mortality of Hospitalized Patients with COVID-19: A Systematic Review and Meta-Analysis	Hung KC, Ko CC, Wang LK, Liu PH, Chen IW, Huang YT(黃彥達), Sun CK.	Diagnostics (Basel) 2022 Jun 21;12(7):1515	2022	外科部
Associations between fear of COVID-19, dental anxiety, and psychological distress among Iranian adolescents	Tofangchiha M, Lin CY(林宗瑩), Scheerman JFM, Broström A, Ahonen H, Griffiths MD, Tadakamadla SK, Pakpour AH.	BDJ Open 2022 Jun 27;8(1):19	2022	臨醫中心 (兼任醫學研究人員)
Associations between vaccination and quality of life among Taiwan general population: A comparison between COVID-19 vaccines and flu vaccines	Lin CY(林宗瑩), Fan CW, Ahorsu DK, Lin YC(林裕晴), Weng HC, Griffiths MD.	Hum Vaccin Immunother 2022 Jun 9:2079344	2022	臨醫中心 (兼任醫學研究人員)、復健部
Biomarkers during COVID-19: Mechanisms of Change and Implications for Patient Outcomes	Chen CH, Lin SW, Shen CF(沈靜芬), Hsieh KS, Cheng CM.	Diagnostics (Basel) 2022 Feb 16;12(2):509	2022	婦產部
Carbohydrate Ligands for COVID-19 Spike Proteins	Lee YK, Chang WC(張文秋), Prakash E, Peng YJ, Tu ZJ, Lin CH, Hsu PH, Chang CF.	Viruses 2022 Feb 6;14(2):330	2022	病理部
Continued effectiveness of COVID-19 vaccination among urban healthcare workers during delta variant predominance	Lan FY(藍凡耘), Sidossis A, Iliaki E, Buley J, Nathan N, Bruno-Murtha LA, Kales SN.	BMC Infect Dis 2022 May 12;22(1):457	2022	職業及環境醫學部
COVID-19 associated with concomitant mucormycosis and aspergillosis	Lai CC, Wu CJ(吳綺容), Lee YC, Liu WL.	J Microbiol Immunol Infect 2022 Apr;55(2):353-354	2022	內科部 (國衛院合聘醫師)
Development of SARS-CoV-2 variant protein microarray for profiling humoral immunity in vaccinated subjects	Ho TS(何宗憲), Du PX, Su WY, Santos HM, Lin YL(林雅嵐), Chou YY, Keskin BB, Pau CH, Syu GD.	Biosens Bioelectron 2022 May 15;204:114067	2022	小兒部

論文標題	作者群	期刊名／卷期頁碼	發表年	發表單位
Effects of a healthy lifestyle intervention and COVID-19-adjusted training curriculum on firefighter recruits	Lan FY(藍凡耘), Scheibler C, Hershey MS, Romero-Cabrera JL, Gaviola GC, Yiannakou I, Fernandez-Montero A, Christophi CA, Christiani DC, Sotos-Prieto M, Kales SN.	Sci Rep 2022 Jun 23;12(1):10607	2022	職業與環境醫學部
Electromagnetically-driven integrated microfluidic platform using reverse transcription loop-mediated isothermal amplification for detection of severe acute respiratory syndrome coronavirus 2	Tsai YS, Wang CH, Tsai HP(蔡慧頻), Shan YS(沈延盛), Lee GB.	Anal Chim Acta 2022 Aug 1;1219:340036	2022	病理部、外科部
Estimating US Earnings Loss Associated with COVID-19 Based on Human Capital Calculation	Wang F, Wang JD(王榮德).	Int J Environ Res Public Health 2022 Jan 17;19(2):1015	2022	職業與環境醫學部(特聘專家)
Evaluating the immediate and delayed effects of psychological need thwarting of online teaching on Chinese primary and middle school teachers' psychological well-being	Chen IH, Chen XM, Liao XL, Zhao KY, Wei ZH, Lin CY(林宗瑩), Gamble JH.	Front Psychol 2022 Aug 16;13:943449	2022	臨醫中心(兼任醫學研究人員)
Evaluation of Transplacental Antibody Transfer in SARS-CoV-2-Immunized Pregnant Women	Shen CJ, Fu YC, Lin YP, Shen CF(沈靜芬), Sun DJ, Chen HY, Cheng CM.	Vaccines (Basel) 2022 Jan 10;10(1):101	2022	小兒部
Examining the validity of the drivers of COVID-19 vaccination acceptance scale using Rasch analysis	Fan CW, Chen JS, Addo FM, Adjaottor ES, Amankwaah GB, Yen CF, Ahorsu DK, Lin CY(林宗瑩).	Expert Rev Vaccines 2022 Feb;21(2):253-260	2022	臨醫中心(兼任醫學研究人員)
Fear of COVID-19 and its association with mental health-related factors: systematic review and meta-analysis	Alimoradi Z, Ohayon MM, Griffiths MD, Lin CY(林宗瑩), Pakpour AH.	BJPsych Open 2022 Mar 21;8(2):e73	2022	臨醫中心(兼任醫學研究人員)

論文標題	作者群	期刊名／卷期頁碼	發表年	發表單位
Gender Differences in the Associations Between Physical Activity, Smartphone Use, and Weight Stigma	Xu P, Chen JS, Chang YL, Wang X, Jiang X, Griffiths MD, Pakpour AH, Lin CY(林宗瑩).	Front Public Health 2022 Mar 29;10:862829	2022	臨醫中心 (兼任醫學研究人員)
Hemophagocytic Lymphohistiocytosis Following BNT162b2 mRNA COVID-19 Vaccination	Lin TY(林亭妤), Yeh YH(葉芸瑄), Chen LW(陳俐文), Cheng CN(鄭兆能), Chang C(張珍), Roan JN(阮俊能), Shen CF(沈靜芬).	Vaccines (Basel) 2022 Apr 8;10(4):573	2022	小兒部、病理部、外科部
How to Evaluate COVID-19 Vaccine Effectiveness-An Examination of Antibody Production and T-Cell Response	Fu YC, Su YS, Shen CF(沈靜芬), Cheng CM.	Diagnostics (Basel) 2022 Jun 6;12(6):1401	2022	小兒部
Immunogenicity and safety of homologous and heterologous ChAdOx1-S and mRNA-1273 vaccinations in healthy adults in Taiwan	Kang CM, Lee NY(李南瑤), Lin CH, Hsu YS, Chang YC, Chung MY, Lee YF, Tseng WP, Wu JL, Chen SY, Lu MC, Ko WC(柯文謙), Lee PI, Hsueh PR.	J Clin Virol 2022 Jun;150-151:105156	2022	內科部
Innate Immune Responses of Vaccinees Determine Early Neutralizing Antibody Production After ChAdOx1nCoV-19 Vaccination	Shen CF(沈靜芬), Yen CL, Fu YC, Cheng CM, Shen TC, Chang PD, Cheng KH(鄭光雄), Liu CC(劉清泉), Chang YT(張育誌), Chen PL(陳柏齡), Ko WC(柯文謙), Shieh CC(謝奇璋).	Front Immunol 2022 Jan 25;13:807454	2022	小兒部、病理部、內科部
Interleukin-6 Test Strip Combined With a Spectrum-Based Optical Reader for Early Recognition of COVID-19 Patients With Risk of Respiratory Failure	Wang YC, Lin SW, Wang IJ, Yang CY, Hong C, Sun JR, Feng PH, Lee MH, Shen CF(沈靜芬), Lee YT, Cheng CM.	Front Bioeng Biotechnol 2022 Feb 15;10:796996	2022	小兒部
Item Response Theory Analysis of the Fear of COVID-19 Scale (FCV-19S): A Systematic Review	Alimoradi Z, Lin CY(林宗瑩), Ullah I, Griffiths MD, Pakpour AH.	Psychol Res Behav Manag 2022 Mar 8;15:581-596	2022	臨醫中心 (兼任醫學研究人員)

論文標題	作者群	期刊名／卷期頁碼	發表年	發表單位
Motors of COVID-19 Vaccination Acceptance Scale (MoVac-COVID19S): Evidence of Measurement Invariance Across Five Countries	Chen IH, Wu PL, Yen CF, Ullah I, Shoib S, Zahid SU, Bashir A, Iqbal N, Addo FM, Adjaottor ES, Amankwaah GB, Ahorsu DK, Griffiths MD, Lin CY(林宗瑩), Pakpour AH.	Risk Manag Healthc Policy 2022 Mar 10;15:435-445	2022	臨醫中心(兼任醫學研究人員)
Oral dexamethasone for COVID-19 patients at the initial recognition of hypoxia: Can an early dose herald a better outcome?	Lo CL(羅景霳), Syue LS(薛伶珊), Ko WC(柯文謙).	J Microbiol Immunol Infect 2022 Feb;55(1):170-171	2022	內科部
Oral Nirmatrelvir/Ritonavir Therapy for COVID-19: The Dawn in the Dark?	Hung YP, Lee JC(李仁傑), Chiu CW, Lee CC(李青記), Tsai PJ(蔡佩珍), Hsu IL, Ko WC(柯文謙).	Antibiotics (Basel) 2022 Feb 9;11(2):220	2022	內科部、臨醫中心、病理部(兼任醫檢師)
Psychological Distress and Protective Behaviors During the COVID-19 Pandemic Among Different Populations: Hong Kong General Population, Taiwan Healthcare Workers, and Taiwan Outpatients	Chung GK, Strong C, Chan YH, Chung RY, Chen JS, Lin YH, Huang RY, Lin CY(林宗瑩), Ko NY.	Front Med (Lausanne) 2022 Feb 15;9:800962	2022	臨醫中心(兼任醫學研究人員)
Psychometric evaluation of fear of COVID-19 Scale (FCV-19S) among Chinese primary and middle schoolteachers, and their students	Chen IH, Chen CY, Zhao KY, Gamble JH, Lin CY(林宗瑩), Griffiths MD, Pakpour AH.	Curr Psychol 2022 Jan 5:1-17	2022	臨醫中心(兼任醫學研究人員)
Pyostomatitis vegetans following coronavirus disease 2019 vaccination in a patient with ulcerative colitis	Hou PC, Huang HY(黃信畬), Lee JY(李玉雲), Hsu CK(許釗凱).	J Dermatol 2022 Aug;49(8):e285-e286	2022	皮膚部

論文標題	作者群	期刊名／卷期頁碼	發表年	發表單位
Qualitative impact assessment of COVID-19 on the pedagogical, technological and social experiences of higher education students in Taiwan	Morgan C, Tsai MC(蔡孟哲), Hsu CE, Chow HW, Guo HR(郭浩然), Lee MH.	Educ Inf Technol (Dordr) 2022 Mar 12:1-25	2022	小兒部、職業及環境醫學部
Real-Time Internet of Medical Things System for Detecting Blood Leakage during Hemodialysis Using a Novel Multiple Concentric Ring Sensor	Hu HW, Liu CH, Du YC, Chen KY, Lin HM, Lin CC(林宙晴).	Sensors (Basel) 2022 Mar 3;22(5):1988	2022	神經部
Respiratory etiological surveillance among quarantined patients with suspected lower respiratory tract infection at a medical center in southern Taiwan during COVID-19 pandemic	Huang CP, Tsai CS(蔡進相), Su PL(蘇柏嵐), Huang TH(黃堂修), Ko WC(柯文謙), Lee NY(李南瑤).	J Microbiol Immunol Infect 2022 Jun;55(3):428-435	2022	內科部
Risk of SARS-CoV-2 Infection Among Essential Workers in a Community-Based Cohort in the United States	Wei CF, Lan FY(藍凡耘), Hsu YT, Lowery N, Dibona L, Akkeh R, Kales SN, Yang J.	Front Public Health 2022 May 17;10:878208	2022	職業及環境醫學部
Strategies maintaining hospice and palliative care quality during COVID-19 pandemic in Taiwan	Lee PH, Peng JK, Chang HC, Huang PS, Wu CY, Hsu SH, Weng YC, Tu CY, Lee JH, Chiu GL(邱智鈴), Tsai JS.	BMJ Support Palliat Care 2022 Aug ;12:e469-e471.	2022	護理部
Susac Syndrome Following COVID-19 Vaccination: A Case Report	Chen PJ(陳柏睿), Chang YS(張義昇), Lim CC, Lee YK(李昱逵).	Vaccines (Basel) 2022 Feb 25;10(3):363	2022	眼科部
Synergistic Action of Immunotherapy and Nanotherapy against Cancer Patients Infected with SARS-CoV-2 and the Use of Artificial Intelligence	Gupta T, Debele TA, Wei YF, Gupta A, Murtaza M, Su WP(蘇文彬).	Cancers (Basel) 2022 Jan 2;14(1):213	2022	腫瘤醫學部
Synergistic surface-enhanced Raman scattering effect to distinguish live SARS-CoV-2 S pseudovirus	Sitjar J, Xu HZ, Liu CY, Wang JR(王貞仁), Liao JD, Tsai HP(蔡慧頻), Lee H, Liu BH, Chang CW.	Anal Chim Acta 2022 Feb 8;1193:339406	2022	病理部

論文標題	作者群	期刊名／卷期頁碼	發表年	發表單位
The Motors of COVID-19 Vaccination Acceptance Scale (MoVac-COVID19S): Measurement Invariant Evidence for Its Nine-Item Version in Taiwan, Indonesia, and Malaysia	Pramukti I, Strong C, Chen IH, Yen CF, Rifai A, Ibrahim K, Pandin MGR, Subramaniam H, Griffiths MD, Lin CY(林宗瑩), Ko NY.	Psychol Res Behav Manag 2022 Jun 29;15:1617-1625	2022	臨醫中心(兼任醫學研究人員)
The occurrence of and risk factors for developing acute critical illness during quarantine as a response to the COVID-19 pandemic	Tsai CS(蔡進相), Huang TH(黃堂修), Su PL(蘇柏嵐), Chen CZ(陳炯睿), Chen CW(陳昌文), Ko WC(柯文謙), Lee NY(李南瑤).	J Formos Med Assoc 2022 Jan;121(1 Pt 1):81-88	2022	內科部
Psychometric properties of the Fear of COVID-19 Scale: A response to de Medeiros et al. "Psychometric properties of the Brazilian version of the Fear of COVID-19 Scale (FCV-19S)"	Lin CY(林宗瑩), Griffiths MD, Pakpour AH.	Curr Psychol 2022 Jan 6:1-2	Epub ahead of print	臨醫中心(兼任醫學研究人員)
A Case Report of Posttransplant Lymphoproliferative Disorder After AstraZeneca Coronavirus Disease 2019 Vaccine in a Heart Transplant Recipient	Tang WR(湯文睿), Hsu CW(許哲瑋), Lee CC(李家騏), Huang WL(黃維立), Lin CY(林佳瀅), Hsu YT(許雅婷), Chang C(張珍), Tsai MT(蔡孟達), Hu YN(胡祐寧), Hsu CH(許志新), Chen PL(陳柏齡), Chow NH(周楠華), Roan JN(阮俊能).	Transplant Proc 2021 Sep 30:S0041-1345(21)00682-5	in press	病理部、外科部、影像醫學部、內科部
Monkeypox: An emerging global threat during the COVID-19 pandemic	Lai CC, Hsu CK, Yen MY, Lee PI, Ko WC(柯文謙), Hsueh PR.	J Microbiol Immunol Infect 2022 Aug 5:S1684-1182(22)00102-5	in press	內科部
Trend in healthcare-associated infections due to vancomycin-resistant Enterococcus at a hospital in the era of COVID-19: More than hand hygiene is needed	Fukushige M, Syue LS(薛伶珊), Morikawa K, Lin WL(林文亮), Lee NY(李南瑤), Chen PL(陳柏齡), Ko WC(柯文謙).	J Microbiol Immunol Infect 2022 Aug 7:S1684-1182(22)00114-1	in press	內科部、藥劑部

悅讀健康系列 HD3191

新冠啟示錄
——成大醫院抗疫紀實

總 策 劃／李經維
文字整理／鄭碧君
選 書／林小鈴
責任編輯／梁瀞文

行銷經理／王維君
業務經理／羅越華
總 編 輯／林小鈴
發 行 人／何飛鵬
出 版／原水文化出版、華雲數位股份有限公司
台北市民生東路二段 141 號 8 樓
電話：02-2500-7008 傳真：02-2502-7676
網址：http://citeh2o.pixnet.net/blog E-mail：H2O@cite.com.tw
發 行／英屬蓋曼群島商家庭傳媒股份有限公司城邦分公司
台北市中山區民生東路二段 141 號 2 樓
書虫客服服務專線：02-25007718；02-25007719
24 小時傳眞專線：02-25001990；02-25001991
服務時間：週一至週五上午 09:30-12:00；下午 13:30-17:00
讀者服務信箱 E-mail：service@readingclub.com.tw
劃撥帳號／ 19863813；戶名：書虫股份有限公司
香港發行／香港灣仔駱克道 193 號東超商業中心 1 樓
電話：852-2508-6231 傳眞：852-2578-9337
電郵：hkcite@biznetvigator.com
馬新發行／城邦（馬新）出版集團
41, Jalan Radin Anum, Bandar Baru Sri Petaling,
57000 Kuala Lumpur, Malaysia.
電話：603-9056-3833 傳眞：603-9057-6622
電郵：cite@cite.com.my

美術設計／鄭子瑀
印 刷／卡樂彩色製版印刷有限公司

初 版／ 2023 年 6 月 20 日
定 價／ 500 元
ISBN 978-626-7268-38-4（平裝）
ISBN 978-626-7268-43-8（EPUB）

國家圖書館出版品預行編目資料

新冠啟示錄：成大醫院抗疫紀實 / 李經維總策劃；成大醫院團隊合著；文字整理 .
-- 初版 . -- 臺北市：原水文化出版：英屬蓋曼群島商家庭傳媒股份有限公司
城邦分公司發行 , 2023.06
面； 公分 . --（悅讀健康系列；HD3191）
ISBN 978-626-7268-38-4（平裝）

1.CST: 國立成功大學醫學院附設醫院 2.CST: 嚴重特殊傳染性肺炎
3.CST: 傳染性疾病防制

412.471 112008989